シリーズ【看護の知】

しびれている身体で生きる

坂井志織

日本看護協会出版会

はじめに

　看護師だった私が病院を辞め、研究の道に向かうことになったのは、ある患者さんとの出会いと別れがあったからである。

　私は新卒からの5年間を、総合病院の脳神経外科病棟で過ごした。そこには、くも膜下出血や脳出血、脳梗塞などの病気をもったさまざまな回復過程にある患者が入院していた。私たち"7東病棟"の看護師は、人工呼吸器や微量点滴・ドレーン管理といったSCUレベルの術後急性期の管理から、遷延性意識障害の方への生活援助、さらには回復期にある方の歩行訓練・嚥下訓練など多岐にわたるケアを担っていた。患者の約8割が運動障害を抱えており、清潔・食事・排泄・移動などすべてにおいて昼夜を問わず、"動けないこと・できないこと"への援助が必要だった。その一方で、運動障害がない患者やADLが自立した患者は、私たちの目に「幸運な患者」「治った患者」として映るようになっていた。

　手術のために入院した村中さん（仮名）は、看護師3年目で初めて担当した脳腫瘍の患者さんだった。脳神経外科領域で最も大きな手術の一つである脳腫瘍摘出術は、全身麻酔下で行われるため身体への侵襲が大きく、加えて脳という極めてデリケートな部分に術操作を行うため手術のあと脳浮腫が出現しやすい。頭蓋骨内で脳に浮腫が起こると圧迫によってその機能が阻害され、生命を脅かす危険な事態にもつながるため、看護師には術後の患者をしっかりと観察できる力が求められる。

　このような経過に加えて、病態によっては化学療法や放射線治療も併用される脳腫瘍患者の手術は、術前オリエンテーションに始まり、術後の管理、回復期〜社会復帰まで、担当看護師が患者とともに歩む道のりは長い。その伴走での経験が私を研究活動に導くライフワークの始まりになるとは、当時は思いもしなかった。

　村中さんの手術は予定どおりに行われ、無事成功した。しかし腫瘍の摘出部位が脳幹部に近いこともあり、脳浮腫に加えて意識障害や小脳失調、嚥下障害など複数の症状から誤嚥性肺炎を併発した。やがて自発呼吸が困難になった村中さんは気管挿管し人工呼吸器を使用する状態が長引き、つ

いには気管切開をせざるを得なくなった。意識障害と高熱が続いて衰弱も激しく、主治医はこの1週間が山場だと家族に告げた。村中さんはまさに生死の境をさまよっていた。

ご家族は仕事帰りに面会に訪れては、さまざまな機器につながれた意識のない村中さんの傍にじっと座っていた。私はその日の体調について説明したり、着替えのお礼やねぎらいの言葉をかけ、短い時間だったがベッドサイドで一緒の時を過ごした。今思えば、そのとき私も半分は村中さんの家族になっていたのかもしれない。

主治医に山場だと言われてから数日がたつと、熱が下がり次第に肺炎が改善していった。だんだんと目を開けるようになってきた村中さんは、人工呼吸器につながれた自分の様子に気づいて両目を見開き、驚いた表情を見せるようになった。そして発熱が落ち着くと、機器類を外してほしいとジェスチャーで訴えるようにもなった。

しばらくすると、呼吸状態も安定し気管切開部分から人工呼吸器が取り外された。久しぶりに話し始めた村中さんだったが、「ちょんまげの人がいた」など辻褄の合わない発言が続いた。不穏状態もあり典型的なせん妄状態であった。人工呼吸器がとれて大きな山場を越えたと思いほっとしていたら、次の山がきたという感じだった。

私たちは日中の刺激を多くするなど、せん妄を改善するためにさまざまな工夫をした。また、長期臥床による筋力低下で歩行ができなくなっていたので、すぐにリハビリが開始された。当初は車いすや廊下の手すりにつかまり、やっと歩いていた村中さんだったが、しばらくすると一人での歩行も可能になった。心配された嚥下機能も回復し、食事もむせることなく一人で食べられるようになり、私はご家族と一緒に心からその回復を喜んだ。

「治らない」しびれ

しばらく経ったある日、村中さんが渋い顔でナースステーションに来て、「腕がしびれる。だるい」と訴えた。少し前から症状が出ていたという。手術

操作による神経損傷や頸椎症が疑われたが、いずれも検査で否定された。

　担当看護師だった私は、主治医に患者の様子を伝え、内服薬や湿布、鎮痛成分入りの軟膏など効果が期待できそうなものを処方してもらい反応を見ながら試していった。いずれの方法も、村中さんは使い始めこそは「楽になったような気がする」と言っていたが決定的な改善には結びつかず、しびれの訴えは続いた。

　私たち看護師は何かできることはないかと、温めたり冷やしたり、マッサージをしたり、村中さんとともに思いつく限りを試してみた。しかし、何をどのようにしてもしびれが完全になくなることはなく、村中さんの訴えにも諦めが混じるようになってきた。解決の糸口が見つからず、八方塞がりだった。

　入院から約4カ月後、社会復帰ができるまでに身体機能が回復していた村中さんは、しびれの完治を目指して温泉治療施設を併設するリハビリ病院に転院していった。

　その頃、私たち看護師は村中さんのケアに行き詰まりや関わりづらさを感じていた。しびれの訴えを医師に伝え、処方や他科受診などの調整を図ろうとしても医師からは「治らない」と言われ、医師と村中さんとの板挟み状態になっていた。また、日々変わる村中さんの訴えの内容や、その回数が増えていくことに困惑もしていた。そして何より看護師として症状軽減のためにどうすることもできないつらさを感じていた。

　村中さんが転院したとき複雑な気持ちで見送ったことを今でも覚えている。医学的には「治らない」しびれの完治を望む村中さんが、その後に直面するかもしれない失望を想像すると、何とも言えない漠然とした不安を抱いた。しかし同時に、しびれの訴えから解放された安堵感も入り混じっていた。

　村中さんのことは、その後もずっと気になっていた。新しい病院でどうされているだろう？ しびれはよくなっているだろうか……。すると、1カ月ほどたって村中さんから病棟に手紙が届いた。元気にやっていることや、しびれの症状が改善している気がするということ、そして私への温かいメッセージもあり心から安堵した。

◉ 警察からの電話

　やがてリハビリ病院を退院した村中さんは、私たちの病院の脳神経外科外来に通院するようになった。麻酔科のペインクリニックで神経ブロック治療や内服加療などさまざまな治療を受けたが、しびれは思うような改善につながらなかった。週に1回、麻酔科で治療を受けたあと病棟に立ち寄り、顔見知りの看護師を探して、しびれが治らないことをいつも訴えていた。そして数カ月後に麻酔科での治療が一通り終了した日、今後も治療を続けるかどうか医師と話し合い、村中さんは治療を終了することになった。

　ちょうどその日、麻酔科外来を担当していた看護師が私だった。転院から半年以上ぶりに会った村中さんは、悲痛な面持ちでしびれが治らないことを話し、「最後に坂井さんに会えてよかった」と寂しそうな笑顔を浮かべて去って行った。ガランとした待合室で、会計をひとりポツンと待っていた村中さんの様子は、その場を去りがたいようであり、声をかけてもらうのを待っているようにも見えた。私はまだ治療中だった他の患者のところに戻りながら、「"最後"ってなんだか変だな。"今日は会えてよかった"ならわかるけど。でも治療の最後の日っていうことかな」と、何か引っかかりを感じながらも残りの業務にあたっていた。それが月曜日のことだった。

　金曜日の夕方5時に外来が終了し、病棟に戻ろうとしたそのとき、電話が鳴った。警察からだった。村中さんが"しびれを苦にして"という内容の遺書を残し自死したので、事件性の確認のため病状を確認したいという連絡だった。

　私はその知らせに大きく動揺し、同時に先日村中さんと会った際の様子や別れ際の言葉が頭の中によみがえってきた。「あのとき、もう何かを決意されていたのだろうか……」「"最後"とは"最期"という意味だったのか……」「おかしいと感じたのに、どうして私は声をかけられなかったんだろう……」。さまざまな思いが渦巻き、その日は自宅にまっすぐ帰ることができなかった。病棟では皆がその事実を知っていたが話題に上がることはなかった。触れてはいけないことのように重い空気が流れ、私もその事実をなかなか受け入れられなかった。そして、村中さんが抱えていた苦悩に気づけなかったこと

への自責の念と罪悪感が、心の中に澱のように静かに残っていった。

　仕事を続けながら、「いつかまた村中さんのような患者さんに出会ったとき何ができるだろう。このままでは、しびれをもつ患者さんのケアに携わることができない……」という考えが頭をよぎるようになった私は、病院や大学の図書館で、しびれに関するテキストや医療の専門雑誌、研究論文などを探しては読むようになった。しかし先行研究は少なく、限られた文献のなかに並ぶ「受容」や「慣れ」という言葉も、それがどのように受容できたり慣れたりするのか詳細はどこにも見つけられなかった。私は「これはもう、自分でやるしかない」と思うようになった。何もしないままでいたら、村中さんに会わせる顔がない。病院を辞め、大学院の修士課程に進学した。2004年の春だった。

● 現象学的な探求

　本書では、こうして始まった10年以上にわたる私のしびれに関する研究成果から、「しびれている身体」で生きる経験というものに現象学的な記述で迫ることを目指している。もしかすると、この現象学という言葉は「難解だ」というイメージを引き連れてくるかもしれない。だが読者の皆さんには、まずは経験そのものの記述を、そしてそこに現れる患者の語りや様子を私とともに感じてほしい。

　一つひとつのエピソードは、臨床やそれぞれの家庭で目にする馴染み深いありふれた日常の一場面かもしれない。あまりに見慣れすぎていて見逃していたこと、医療者としての思い込みが見えなくしていたもの、聞こえていたのに聴いてはいなかった患者の声、そうしたものごとに含まれる意味をあぶり出すのが現象学の視点の取り方であり“記述”なのだ。

　私には、研究過程を通してハッとさせられることが幾度もあった。その瞬間ごとに新たな「見え」が拓かれ、発見へとつながる。そしてこの発見こそが現象学的な記述であると言えば、この本がぐっと皆さんに近づいてくるはずだ。また、研究方法などの詳細については「付章」として巻末にまとめた。私がどのようにしびれという事象に接近していったのか。その歩み自体も現象学的

な探求スタイルの一つである。方法論に関心のある方はぜひご覧いただきたい。

　第一部は「しびれ」についての確認から始めている。それは私の問題意識がどのように生まれてきたのかということとも重なる。本書の重要なスタンスである"しびれを感覚障害と見なすのではなく、その手前に立ち返ること"を、読者と共有することがここでのねらいだ。まず医学的定義としてのしびれがどのようなものであるかを確認し、次に患者が経験しているしびれについて村中さんの事例を検討した。それによって"しびれのケア"とは何をすることなのか、問題の所在を定めた。

　第二部では「しびれている身体で生きる経験」を、3名のフィールドノーツの分析を通して描いている。最初に述べておくと、3名がしびれをきたす元になった疾患は、中枢神経障害という点では同じであるが、病名はそれぞれ脊髄損傷、頸椎症、脳出血と異なっている。本書は類型化を目指すものではなく、しびれている身体を描くことにより、その記述に触発された読者それぞれの場でケアが展開されることを期待しているのである。先取りになるが、病名による違いはしびれている身体という点において大きな問題ではなく、むしろ経験の本質をあぶり出すための多面的な役割を担っている。

　最後の第三部は「しびれている身体への接近」として、しびれている身体の記述をもとに、彼らがどのような世界を経験して、どのような時間を生きているのかを考察した。そしてこれを踏まえて「ケアを拓く—しびれをともに捉える」では、本書なりのしびれのケアの視点を提示した。

2019年5月　坂井 志織

目次

はじめに————2

I プロローグ
——しびれの見方を問い直す　　　　　　II

1 しびれとは————12
2 医学的定義にみるしびれ————13
3 疾患としびれ————14
4 しびれの言説————15
5 現象学の視点から————19
6 しびれという感覚から、しびれている身体へ————22

II しびれている身体で生きる経験　　　　25

中身が違う人みたい〜江川さんの経験————28
1 知らない"自分のからだ"に出会う————30
2 しびれに意外に支配される生活————47
3 変わらなかったしびれ————76

何をしていても気持ちが悪い〜中山さんの経験————91
1 表現しづらさの成り立ち————92
2 身体のゆらぎ、現れの変容————103
3 治る─治らない————114

たまに立たないとこわい〜藤田さんの経験————127
1 他人みたいなからだ————129
2 身体の現れと、生活世界の変容————149
3 「変わんない」の成り立ち————177

III しびれている身体への接近　187

しびれている身体で生きる⋯⋯⋯190
　　1　しびれている身体⋯⋯⋯190
　　2　しびれている身体で生きる〜生活世界の変容⋯⋯⋯205
　　3　しびれている身体で生きられた時間⋯⋯⋯210
ケアを拓く——しびれをともに捉える⋯⋯⋯221
　　1　しびれている身体を伝える⋯⋯⋯221
　　2　評価ではなく、関心を寄せる⋯⋯⋯223

付章　227
——現象学的看護研究

I　現象学と現象学的アプローチ⋯⋯⋯228
II　フィールドワークという方法への接近⋯⋯⋯230
III　具体的な方法と手順⋯⋯⋯233
IV　方法論の検討⋯⋯⋯248
V　看護学への寄与⋯⋯⋯251

［解説］ケアを生み出す、現象学の実践 ——**西村ユミ**⋯⋯⋯256

　　あとがき⋯⋯⋯260

執筆者紹介

坂井 志織（さかい・しおり）

首都大学東京 健康福祉学部成人看護学 助教

1998年：日本赤十字看護大学卒業
2005年：日本赤十字看護大学修士課程修了（看護学）
2016年：首都大学東京人間健康科学研究科
　　　　博士後期課程修了（看護学）
2017年より現職

大学卒業後、都内総合病院脳神経外科病棟で看護師
として勤務。臨床3年目に担当した患者が、退院後にし
びれを苦に自死したことを知り、当時ほとんどなされてい
なかったしびれについての看護研究に取り組む。しびれ
や高次脳機能障害など一見すると病いがわかりづらい・
伝わりづらい患者の経験を、記述的に示し新たな理解
やケアをつくることをライフワークとしている。

シリーズ［看護の知］は、学術論文として言語化されたすぐれた看護の実践知を、
その分野の研究者だけでなく、現場で働く看護職や一般の人々など幅広い層の方に
手に取って読んでいただけるよう、読み物として再構成したものです。
本書の元となった学位論文は下記から閲覧できます。

論文情報
坂井志織
「しびれている身体で生きる経験とその意味：回復期にある中枢神経障害患者に注目して」
2016年度首都大学東京健康福祉学部人間健康科学研究科博士論文
http://hdl.handle.net/10748/7716
「他人みたいなからだを生きる─中枢神経障害患者のしびれている身体の経験」
日本看護科学会誌, 第37巻, pp132-140, 2017.
「つながりにくい時間─しびれている身体で生きられた時間」
臨床実践の現象学, 第1巻, pp1-14, 2018.

I

プロローグ
――しびれの見方を問い直す

1 しびれとは

　本書では、「神経障害」や「感覚異常」という明確に定義された医学用語ではなく、「しびれ」という表現を一貫して用いている。それは患者の経験を探求するという基本姿勢から、患者が語る言葉を大切にしたいからというのが第一の理由である。しかし、それだけではない。患者らの経験を表すには「しびれ」でなければならないということに、研究を進めていく中で確信したからである。

　しびれという語は、医療現場でも日常生活においても、ごく自然にしばしば登場している。生活においては"正座の後に足がしびれた""腕枕をしたら手がしびれた"や、"感動してしびれた"など感情表現としても用いられている。医療の場でも、例えば歯科医が患者に"麻酔をしたからしびれてきます"と言ったり、診察場面で"しびれはありますか"と尋ねたり等々。こうしてあらためて見てみると、医療者にも生活者にも馴染みの言葉になっていることがわかる。なぜか。その起源にヒントがある。しびれという語は、室町時代にはすでに使われていた記録があり、日本では日常語・慣用語として長く使われてきたという背景がある[1]。医学用語が先にあり、からだの症状に当てはめられるのではなく、むしろ生活に馴染んでいる、帰納的に生じ使われている言葉である。このことが、しびれという語の定義づけを難しくしている側面もあるだろう。医学事典を見てみると、しびれは「感覚過敏(hyperesthesia)や異常感覚、感覚鈍麻(hypoesthesia)、ときに運動障害をも意味する日常語で、本来医学用語ではないが、感覚過敏や異常感覚の場合に用いることが多い」[2]と定義されており、過敏と鈍麻という正反対の状態や、複数の意味を含みもつ語であることがわかる。

　他方で、学術論文においてしびれを扱う場合には、どの状態のことを扱っているのか問われることが多い。調査研究などにおいて、条件を等しく設定しランダムサンプリングを行う場合や、質的研究でも経験の類型化やパターンなどを明らかにしたい場合には、条件の一つとして定義づけは必要だろう。一方、本書では、一つの意味に定義づけられない性格をもつ「しびれ」という語を、

患者が用いていることにも意味があると考える。すなわち、患者にとっても、自身の症状が医学用語と1対1対応で表現できるものとして、経験されてはいないということが推測される。これらのことから、患者の経験を明らかにすることに主眼をおく本書では、患者の経験をあらかじめ示されている医学用語に当てはめるのではなく、患者が語っていた「しびれ」という語を用いていく。また、結果記述を通して、患者がなぜ「しびれ」という語を用い表現しているのかも、示していくことにもなる。

2 医学的定義にみるしびれ

　しびれと痛みは切り分けて説明することが難しい。多くの医学書・医学系雑誌では、「しびれや痛みは、感覚受容器から末梢神経、脊髄上行路を経由し、大脳へ至る感覚伝導路のいずれかの部位における異常興奮によって起こる」と説明されている。この異常興奮は、さらに三つに分類がなされる。感覚鈍麻、感覚過敏、アロディニア（allodynia）などのその他の異常感覚である。

　感覚鈍麻は、その語の通り刺激に対して弱く感じるときに用いられる。生理学的には、末梢神経の障害により神経軸索の変性や興奮性の低下、脱髄などによって神経伝路が低下し生じると説明される。感覚過敏はその逆であり、わずかに触れただけでも強い反応を示す状態である。こちらは、感覚神経の自然発火によって、しびれや痛みなどの自発性異常感覚が生じると考えられている。最後に、その他の異常感覚の一つであるアロディニアを例に挙げる。アロディニアは、通常痛みを起こさない程度の刺激によって生じる痛みとして説明される。例えば、触れる・わずかな冷温刺激が痛みを起こす状態であり、感覚過敏との区別のためにアロディニアという語が用いられるようになった。

　英語においても状況は似ている。英語では、numbnessがしびれに相当する。ICD10（国際疾病分類第10版）では、皮膚の感覚障害に分類されている。分類されているものを見ると、anesthesia（感覚脱失）や paresthesia（錯覚感・知覚異常）やdysesthesia（異常感覚）、hypoesthesia（知覚鈍麻）も含まれている。

　このように、医学的定義においても明確に断定し分類することが困難である

ことが、しびれの特徴であり、診断や治療における難しさにつながっていると言える。

3 疾患としびれ

しびれを呈する疾患は多岐にわたる。大別すると、中枢神経障害と末梢神経障害に分けられる。中枢神経障害では、脳卒中や脊髄損傷、多発性硬化症、さらには腰椎椎間板ヘルニアなどの整形外科疾患に起因するものがある。末梢神経障害では、糖尿病やHIVの進行に伴い生じるものや、がん化学療法副作用によるものがある。各疾患のしびれの発症率は、経験的には高いことが知られている。しかし、麻痺のように重症度や割合を数値化して測定することも、採血データとして示すこともできないため、統計的資料はなく、実態把握においても難しさがある。

このようなさまざまな疾患で生じるしびれであるが、本書では、末梢神経障害ではなく、中枢神経障害によるしびれに焦点を当てている。その理由について、簡単に述べておきたい。中枢神経障害によるしびれは不可逆的であり、薬剤による症状のコントロールが図りづらいという特徴がある。一方、末梢神経障害については、CIPNであれば、薬剤投与を中止することで症状の減退が可能であったり、漢方を事前投与することで症状の出現を緩和できるなど、マネジメントが可能である[3-5]。糖尿病やHIVでは、末梢神経障害が進行していくことで、感覚が失われることや、肢体切断に至るなど別の側面が出現してくる。中枢神経障害によるしびれは不可逆であるゆえに、ある一定時期を過ぎると、症状の進行も軽減もほとんどない状態となる。そのような病態としての"症状固定"が示される一方で、先行研究[6,7]では、患者が何年経っても強弱を伴ってしびれを経験したり、気になったりならなかったりすることが明らかになっている。このことから、しびれを訴える者は、病態として示されている経時変化とは異なる経験をしていることが推察される。しびれの経験にはこのような特徴があることを確認し、先の議論を進めていきたい。

❖1——Chemotherapy-Induced Peripheral Neuropathy: 以下CIPNとする。

しびれの言説

　次いで、教科書等で示され、臨床でも定着しているしびれについての見方を、村中さんの事例と照らし検討し、本書での見方を示す。

▄▄▄ 変幻性：誰の視点か

　麻痺など運動障害は発症から半年経過すると、それ以上良くなったり悪くなったり変化しない、いわゆる症状固定すると言われている。他方で、しびれは常態化が困難な変幻性という特徴があるとされている。この変幻性について、村中さんの事例を振り返りながら考えてみたい。

　村中さんが最初にしびれを訴えた頃は、「段々良くなってくると、このこと（しびれ）も気になってきますね」と語っていた。それまでの村中さんは、術後合併症により生命の危機的状態にあった。それを脱してからも、筋力低下、食事、呼吸など生活に必要な動作一つひとつに大きな努力を要していた。そのような状態にあっては、たとえしびれていたとしても、それ自体には注意が向かず、むしろ背後に退いていたと言える。そのため、「しびれが気になる」のではなく「しびれも気になる」と、あくまで複数ある気になることの一つとして表現されていた。それが、他の症状が次第に改善していくに従い、相対的にしびれのことも意識に浮かび上がるようになってきたと考えられる。

　このことは、しびれの特徴として挙げられる変幻性について再考する必要性を示す。変幻性とは、誰のどのような視点を含んでいるのだろうか。当時、私たち病棟看護師は日々変わる村中さんのしびれの訴えや、罨法や薬の効果等が同一ではないことに困惑を覚えていた。その困惑の背後には、"症状は状況によって変化するものではなく、刺激―反応のような生理学的な因果関係に基づき変化する"という見方が、無自覚に働いていたように思う。果たして、私たちの身に起きることは、因果関係だけですべて説明できるのだろうか。

　村中さんの経過を見てみると、しびれの変幻性に対する新たな視点への示唆が見えてくる。村中さんは会社からリストラを仄めかされたとき、手のしびれ

15

がつらいと言いながらも、動きはよくなっているから、治る可能性があるのではないかとポジティブに受け止めていた。また、主治医が村中さんの訴えに応じ、新たな薬を処方したときには、効果があるという肯定的な評価が聞かれたが、翌日にはダメだと語っていた。ここからは、症状が生理学的な側面だけではなく、医療者や社会との関係性の中で、ある意味を持って経験されていたことがわかる。医学的には、状況によって症状が変化するというのは不定愁訴と捉えられ、その人の訴えに信憑性がないと見做される。一方で、患者の経験に忠実に考えると、しびれに対する「変幻性」という表現自体が、事実を適切に言い当てていない可能性がある。生理学的な因果関係を前提に、患者に起きていることを外部から観察した結果が変幻するということであり、患者経験としては変幻していたわけではないだろう。にもかかわらず、変幻性という言葉を当てて見てしまうことが、患者が「わかってもらえない」と感じる、しびれが伝わらない経験を形作る一側面になっていたと考えられる。ここには、患者を全人的に捉える必要性を理解しながらも、無自覚に生理学的な因果関係が働いてしまう、医療者の実践や研究の形式があることがわかる。

▰▰▰▰しびれは主観的症状なのか

　冒頭で述べたように、しびれは中枢神経障害だけではなく、整形外科疾患や糖尿病性末梢神経障害、がん領域ではCIPNとしても出現している。各領域で研究が行われているが、それらの多くがしびれを主観的な症状であり、患者にしかわからない私秘的なものとして定義している。私自身も、研究に取り組み始めたばかりの頃は、同様の定義をしており、疑いをもつことさえなかった。今思えば、教科書等に書いてあることはゆるぎない真実だと思っていたのだろう。

　なぜ、しびれは主観的で私秘的な症状だと見做されるのだろうか。その理由の一つは、他者が経験しているしびれのわからなさであり、共有のしづらさにあると思われる。さらに、主観的であると見做される背景には、数値化できないと客観的ではないという実証科学的な考え方が潜んでいる。しびれなども、量的研究や臨床での介入の評価のために用いられる質問紙で「ビリビリ」「ジンジン」といったオノマトペを示し、数値化し評価しようとする動きもある。介入

評価という視点においては、数値化して共有することの重要性は高い。一方で、数値化だけでは見落としてしまう側面がしびれにはある。患者らは、「表現がむずかしい。なんて言ったらいいんだろう」と語ることが多い。表現における難しさを含みもつため、質問紙で数値化する際に削ぎ落とされてしまったり、語れることだけを、つまり自覚されていることだけを扱うような方法では、接近が難しいことがわかる。このような形で評価すると、そこに表れないものは主観的で私秘的なものとして扱われてしまう。だが、しびれが主観的で私秘的なものだとすると、私たち看護師や患者に関わる医療者、家族が悩むこともないだろう。悩みが生じるのは、患者のしびれのつらさや苦悩がある水準でわかっているからではないか。

　では、それはどのような場面で生じているのだろうか。印象的なエピソードがある。修論の結果内容の確認のために、研究参加者に会った場面だった。私はA4サイズの紙をホチキス留めしたものを手渡し、確認を依頼した。それを手に取り、1ページ目を読み終え次のページに移ろうとした時だった。右手で紙をめくろうとしていたが、1枚だけすくい上げめくることができない。どうしたのだろうかとその様子を見守っていると、「右手がしびれているから紙をめくることができない」のだと説明してくれた。また、「手が動いているのにめくれないのは、傍から見たらとてもおかしな様子に映るだろう」とも語り、しびれているからめくれないと説明するのも私がしびれのことを知っており、そのことに関心をもっている人だからだとも語っていた。このように、何か違和感を覚えさせる様子がそこにあり、私たちの関心が向かう。その向けられている眼差しに促され、しびれが語られる。上記の場面では、このようなしびれの伝わり方が見て取れ、"患者の主観的な症状"とは言い切れない在り様が確認できる。

■■■■関係性の中で方向づけられるしびれ

　また、このエピソードは"しびれを訴える"相手が重要であることを示している。先の患者は、私がしびれのことを知っているから語ったと言い、村中さんも

❖2──マクギル疼痛質問票（MPQ：McGill pain questionnaire）：主観的な痛みを客観的に評価するために、1975年にMelzackによって開発された。1-20群に分類され、痛みを表現する言葉など形容詞が配置されており、全体の合計点で評価する。和訳されたものは、日本では使いにくいとされているが、患者の痛みの種類や特性を知る上では有用である[8]。

同様に、外来受診後に病棟看護師を訪ね、村中さんの中でこの人に訴えたいという相手に、しびれが治らないことを訴えていた。本書の予備調査においては、これと逆のことも経験した。調査に入りたての頃、病棟には"しびれがひどく、身の置き所もないようで関わりが難しい"とされている方がいた。常にしびれの訴えがあるという話だったが、初対面の私にはしびれのことは一言も話さないということがあった。患者らは、誰彼かまわずしびれを訴えていたわけではなく、関係性の中で、つまり宛先を選んでしびれを訴えていたと考えられる。

　以上のことから、しびれの経験を考える際には、場や相手などとの関係性にも着目していく必要があることがわかる。つまり、しびれという症状だけに焦点をあてるのではなく、表現される場・されない場も含めて記述することが、しびれの経験の特徴を明らかにすることにつながると言える。

　では、その関係性の中にいる私たち医療者は、しびれを訴える患者にどのように関わっているのだろうか。予備調査でも、理学療法士や作業療法士がマッサージなどを実施して、その後にしびれが軽減したか否か尋ねている場面をしばしば見かけた。他方で、しびれそのものや、それをどのように感じているかを、患者に尋ねている場面はあまり見かけなかった。私自身の臨床を振り返ってみても、急性期においては、しびれの変化が状態を見極める一つの指標になるため頻繁に尋ねていたが、回復期になると積極的に尋ねることは少なくなったように思う。また、評価という点では、VASなどのスケールが用いられ、日々の変化や内服後の変化を尋ねられ、患者は自らのしびれを数値化して答える習慣を次第に身につけていく。

　発症後の急性期から回復期リハビリにおける、このような医療者の関わり方が、患者のしびれの経験を方向づけていた可能性もあったのではないか。つまり、「薬を使うと症状が和らぐ」「症状は数値で評価する」というような、科学的数量的なものの見方で身体に起きていることを評価するような視点を、患者の経験に持ち込んでいたと言える。また、さまざまな薬を試したり、罨法やマッサージなど症状緩和の対症療法に傾倒していくことは、患者の経験を理解し共有するのではなく、しびれをコントロールする方向に向かわせてしまう。しびれを評価やコントロールする対象としてではなく、しびれへの付き合い方を共に見

つけていく方向性も必要なのではないか。

　以上のことから、しびれを患者の身体に起こっている主観的な経験として考えるのではなく、私たち医療者をはじめ、家族や友人などさまざまな他者との関わりの中で生じてくるものとして見ていく立場をとる。

5　現象学の視点から

　現象学は、自然科学が行ってきたような外部の基準を経験にあてがうのではなく、経験という偶然的な出来事のただなかから合理性や真理が出現してくるその過程を記述的に取り出す[9]ことに主眼を置いている。このように見ていくとき、私たちが医学の知識を経験の外からあてはめ、主観的で私秘的な症状と見做していたしびれが、次のような可能性を得る。すなわち、しびれが周囲の人々や物との関係、季節の変化など多様な文脈の中から現れていることを、訴えが定まらない"不定愁訴"として見るのではなく、意味を帯びて現れるまま(現象)に見ることを可能にしてくれる。

　さらに、わたしたちの身体を、匿名の生物学的物体である"人体"としてではなく、"生きられた身体(Lived Body)[*3]"として見ることを可能にするのが、メルロ＝ポンティの〈身体〉[*4]である。古典哲学においては、「意識＝心」と「物体＝身体」という図式で捉えられており、物体である身体は理解したり判断したりといった働きはしないとされていた[10]。自然科学で扱う身体は、専らこちらでありそれが"人体"である。だが、メルロ＝ポンティは〈身体〉を、上記の二項対立という枠組みや、〈身体〉を机や椅子と並んで世界の中にあるとするのではなく、むしろ〈身体〉とは世界が現れる場であるとし、「私の身体は世界の軸である」「私は自分の身体を手段として世界を意識する」[13]と述べている。この立場に

❖3——"生きられた身体"は日本では市川浩が、その著書『精神としての身体』『〈身〉の構造』のなかで、次のように述べている。「『身体』という言葉はどうしても『精神』という言葉と対立するものとして考えられるし、英語のボディとマインドを連想させます。」「マインド—ボディという二分法に拘束されたものの考え方と、それに基づいた理論の歴史をひきずってしまう。」[11]「『身』は、単なる身体でもなければ、精神でもなく—しかし時としてそれらに接近する—精神である身体、あるいは身体である精神としての〈実存〉をいみするのである。」[12]

❖4——以下、ここで検討したメルロ＝ポンティの〈身体〉を意味するときには、〈身体〉と表記する。

依ると、しびれを訴える患者が日常生活動作を問題なく行っているように見えたとしても、その中でしびれている身体や、自らのからだを含めた周囲の物がどのように現れているのかを、物体でもあり意識でもある両義的な存在であるとした〈身体〉のほうから探究していくことが可能になる。それは、"病気ではなく病む人をみる"と教育されている看護においては、一見すると当たり前のように聞こえる。だが、研究では無自覚に"人体（Body）"に生じた症状として扱われ、しびれを〈身体〉から切り離して扱われていた。同じ轍を踏まないためにも、〈身体〉に起点を置くことで、先行研究とは異なる立場から、「しびれている身体」へと迫ることが可能になると考える。

　加えて、メルロ゠ポンティは〈身体〉が、習慣的身体（仏：le corps habituel）と顕在的身体（仏：le corps actuel）という二層からなるということを、幻影肢の患者の経験から述べている[14]。この見方は、からだが"人体"と見做されることから解放してくれる。すなわち、〈身体〉が顕在的身体という、いま現れているからだ"人体"だけではなく、習慣というからだによって生きられた時間も含み込むものであるという視点である。このように身体の経験を見るとき、出来ていることを出来ないと感じたり、出来ないのにある慣れ親しんだ場に行くと動きだし失敗することが、どのように生じてくるのかを患者の経験から明らかにすることができる。

　また、この習慣的身体は、ほとんど意識されない仕方で働いているとされている^{✤5}[15]。これを、メルロ゠ポンティは「ひと（仏：On）が私の中で知覚するのであって、私が知覚するのではない」[16]と述べている。この見方に依ると、しびれて

✤5——前人称性（仏：prépersonnalité）／非人称性（仏：impersonnalité）：普通我々は自らの存在を人称的なもの（つまり〈私〉という存在）として理解しているが、20世紀の思想においてはこのような〈私〉という個別人称を越えた意識や行動のあり方、あるいは〈私〉に先立って働きだしている生のあり方を指している。メルロ゠ポンティはこれを、「ひと（On）が私のうちで知覚する」と表現した。

　私が誕生したとき、私はまだ〈私〉ではなく、私と言う意識をもってはいない。この段階では人称的な生を生きてはいない。後に、すでに〈私〉である私の生にあっても、私の生は、或る匿名的な生と地続きなものとして現れる。私は呼吸をし、消化するが、こうした私の生は、私が〈私〉の責任において、自覚的に選び取ったものではない。〈私〉の自覚的で人称的な生の背後で、通常それとして意識されない身体の生が営まれている。とすれば、私の生は、私の中にある〈誰か〉によって、強いて言えば〈ひと〉（On）によって、そのつど・すでに、営まれ、担われていることになる。私は、このようにして、前人称的な関係から〈私〉となるが、しかし完全に〈私〉となりおえることはない。私は、しかしそのことで、他者たちと非顕在的な仕方で結び合ってもいるのである[18]。

いる身体の経験は、私やあなたという閉じられた個人の経験ではなくなり、ひと（On）の経験として、われわれに共有可能なものとして拓かれる。そこにおいては、しびれが主観的症状でありわからないものとされていたことは、主題的な問題ではなくなる。ここにおいて、しびれている身体への道が拓かれる。

　最後に、現象学における「意味」と、それを成り立たせている「図／地（figure／ground）」[※6]について触れておきたい。メルロ゠ポンティは純粋感覚などというものは存在しないとし、「初歩的な知覚でも、もうすでに一つの意味（仏：sens）を担っている」[17)]と述べている。例えば、ナースステーションで記録を書いているときに、「ガッシャーン」という音が聞こえたとする。看護師たちは、不穏患者がいる病室に小走りで駆けつけるだろう。これは、「ガッシャーン」が何ヘルツというような"純粋な音"として与えられているのではなく、"不穏患者がベッド柵を外し動きだした音"という意味として、看護師に聞こえているのではないか。だからこそ、記録を書き続けるのではなく、ある病室に走っていくという行動が生じてくる。つまり、私たちが意識的に意味づけたりする前に、すでにそのような意味を伴って現れてくることが、メルロ゠ポンティの言う「知覚」であり、「現象」である。では、なぜこのように意味を帯びてくるのか。これを「図／地」で考えてみると、「ガッシャーン」が不穏患者の動き出した音として聞こえることが「図」であり、それは、病棟で、しかも不穏患者がいるという「地」の上に成り立つ。同じ「ガッシャーン」でも、「地」が自宅のリビングにいるときにであれば、食器を落とした音という意味を伴い聞こえてくるだろう。

❖6──図となって現出するゲシュタルト（形態）が常に何ものかを背景としてしか現れないというゲシュタルト理論に基づく。これは、知覚的体制化を構成する基本的特徴の一つとされる。例えば、白紙の上のインクのしみなどを見る場合、しみは知覚意識の焦点に位置し、背景となる白紙に対して浮き上がって見える。前者を「図」、後者を「地」と呼ぶ[19)]。

　メルロ゠ポンティは、いっさいの科学的説明、特に古典科学による説明を否認して、私たちが経験している世界そのものに戻ろうと企てた。その際、人間の知覚を、刺激と感覚の1対1の対応と恒常的な比例関係が成立するという恒常仮定を用いて説明するのではなく、ゲシュタルト、つまり要素の総和には還元されない内的文節を持った全体、あらゆる定立作用に先立つ構造的意味──「地」の上の「図」──をもった有機的全体、これが知覚野の構文法だと考えた。つまり、知覚とは、所与の配置と共にそれらを結合する意味をも一挙に生み出す働きであり、また所与が持っている意味を発見する働きなのではなく、それらが「ある意味をもつ」ようにする働きなのであると考えた。メルロ゠ポンティの説く「生きられる世界」とは、ゲシュタルトとしての世界にほかならない[20)]。

このような視座に立つとき、患者の経験を研究者が意識的に意味づける必要性はなくなる。むしろ、患者にある意味として現れてくるままに、患者の視点から記述していくことが、意味を露にすることになる。そして、意味だけではなく、その意味を成り立たせている、自覚されていない身体の次元である「地」も含めて記述していくことにより、例えば「図」だけを見ていくことで、変幻性があるとされていたしびれに、別様の解釈可能性が拓かれる。

6 しびれという感覚から、しびれている身体へ

リハビリ病院での予備調査中のことである。

「しびれているけど、できないわけじゃぁないからねぇ。」

このひと言を耳にしたとき、私は天地がひっくり返ったような衝撃を受けた。ある女性と一緒に、デイルームで作業療法を兼ねたエプロン畳みをしていたときに、私との会話の中で女性から返ってきた答えであった。私は、先の村中さんの印象が強く、しびれの大変さを伝えなければという使命に近い思いがあった。そのため、患者の経験からしびれの大変さだけを抜き出そうとしていたことに気づかされた。それでは、患者の経験に忠実にとは言えなくなってしまう。このフレーズが象徴しているように、彼らの経験は"大変さ一色"だけではなかった。「できる」とも「できない」とも言い切れない、「できないわけじゃぁない」という二重否定で表現されるような、この状態こそが二項対立では捉えきれない現状であり、記述による接近を目指すところであった。

さらに、この場面をフィールドノーツに起こしてみると、まだ何かが私の中で引っかかっていた。よく見てみると、私の問いと微妙なずれがあった。私は「しびれがあるのに、作業を続けて大丈夫ですか?」と尋ねていたが、「しびれているけど、」と女性は答えていた。この場面だけではなかった。さかのぼって見てみると、私を含めた医療者はいつもしびれを「ある‐なし」で患者に問うていた。"しびれる"というのは、"しびれという感覚"が神経損傷部位に対応したからだのどこかに"ある"ものだと、無自覚に考えていたのだろう。一方、患者らは「しびれている」という状態を示す表現で常に答えていた。「しびれがある」と

は、誰も答えていなかった。

　これは、大きな発見だった。患者らが語っていたのは、しびれという感覚でも
なく、しびれの感じ方でもなく、しびれている身体をどのように感じているかであ
り、どのような場面でどのように現れてくるのかであった。"しびれという感覚"を
捉えようとすることは、患者にとっても研究者である私にとってもファントムを追う
ことになっていただろう。そうではなく、患者らが常に感じていたのは、しびれて
いる身体であり、しびれている身体で生きるということであった。身体があまりに
も身近すぎて、かえって捉えるきっかけがそこにあったことを見えなくしていた。

　そこで、本書ではつかみづらいしびれという感覚を追い求めるのではなく、
まず"しびれている身体"を患者の経験のほうから記述していくことにした。

〈参考文献〉

1）吉本祐子, 細川豊史, 権哲：痛み・しびれ その原因と対処法,「痛み」と「しびれ」の違い, 真興交易医書出版部, p.15-24, 2013.

2）しびれ, 南山堂医学大辞典 第19版, 南山堂, p.1073, 2005.

3）Donovan, D. : Management of Peripheral Neuropathy Caused by Microtubule Inhibitors, Clinical Joural of Oncology Nursing, 13（6）, p.686-694, 2009.

4）Brem S., Kumar NB. : Management of Treatment-Related Symptoms in Patients With Breast Cancer: Current Strategies and Future Directions, Clinical Joural of Oncology Nursing, 15（1）, p63-71, 2010.

5）佐々木翼, 高橋秀則, 南部隆, 関山裕詩, 福田悟, 澤村成史：抗がん剤による手足のしびれに対する漢方薬や頭皮鍼治療の効果の検討, 日本ペインクリニック学会誌, 22, p.1-5, 2015.

6）登喜和江, 蓬莱節子, 山下裕紀, 高田早苗, 柴田しおり：脳卒中者が体験しているしびれや痛みの様相, 日本看護科学会誌, 25（2）, p.75-84, 2005.

7）坂井志織：日常生活を通してみる脳卒中後のしびれの体験とその意味, 日本看護科学会誌, 28（4）, p.55-63, 2008.

8）松原貴子, 沖田実, 森岡周：Pain Rehabilitation—ペインリハビリテーション, 三輪書店, 2011.

9）鷲田清一：現代思想の冒険者たちselect メルロ=ポンティ 可逆性, 講談社, 2003.

10）木田元：現代の哲学, 講談社学術文庫, 1991.

11）市川浩：〈身〉の構造—身体論を越えて, 講談社学術文庫, p.78, 1993.

12）市川浩：精神としての身体, 講談社学術文庫, p.196, 1992.

13）M.メルロー・ポンティ 著, 竹内芳郎, 小木貞孝 訳, 知覚の現象学1, みすず書房, p.148, 1945／1967.

14）前掲 13）

15）M.メルロー・ポンティ 著, 竹内芳郎 監訳, シーニュ 2, みすず書房, p.29, 1960／1970.

16）M.メルロー・ポンティ 著, 竹内芳郎, 木田元, 宮本忠雄 訳, 知覚の現象学 2, みすず書房, p.21, 1945／1974.

17）前掲 13）p.30

18）廣松渉, 小安宣邦, 三島憲一, 宮本久雄, 佐々木力, 野家啓一, 末木文美士 編：岩波哲学・思想事典, 岩波書店, p.963, 1321, 1998.

19）前掲 18）p.431-873

20）木田元：現象学, 岩波新書, p.124-145, 1970.

II

しびれている身体で
生きる経験

以下では、3名の経験をしびれている身体と、しびれている身体で生きることが、生活をどのように現象(経験)させていたのかを記述した。一人ひとりの経験を記述したのは、しびれが周囲の人々や物との関係や、生活の場、そして時間という多様な絡まりの中で現れていたからである。その絡まりである文脈を背景にして、初めて経験の意味が浮かび上がってくる。もちろん、この文脈の絡まりには「私」の関わりも含まれていた。しびれという事象に関心を寄せ、傍らで時間をともにする「私」の存在があるからこそ、患者らはさまざまなことを語り、動作で表現していた。そこに居たのは、匿名の"研究者"や"筆者"ではなく、「私」という身体的存在であった。

　他方で、このようなスタイルには、常に"その人だけ"の経験ではないかという批判が伴う。経験の内容だけに着目すると、現れ方や表現の多様性に引きずられ、まったく異なる経験のように見えてしまうだろう。実際、臨床においてもしびれの現れの多様性が、患者を理解する上での難しさの一つとして挙げられている。しかし、この多様性の根底にあるのは、しびれている身体という本質的な在り方である。しびれている身体の経験がいかに成り立っているのかを、個人の経験を入口としながらも、個人経験の内容を探究するのではなく、どのように交叉し、どのように意味が生じてくるのかを本書で描き出した。個別の経験は、さまざまな周囲の人々との関わりの中で意味を帯び現れてくる。言い換えると、ひとりの患者の経験には、数多くの人々が関わっており、その交叉の中で経験が意味を帯びてくる。このように私たちの経験の成り立ちを考えると、その人だけの経験だと捉えることのほうが難しくなる。

　経験の記述は、フィールドノーツ(以下、FN)データを抜粋し展開している。抜粋に関する説明を簡単にしておきたい。提示したFNは、オリジナルFNからそのままの形で抜き出しており、追加修正などは加えていない。FNには会話と、その時の動作や表情が書かれているため、書体を変えて表記した。下線・太字部分は、分析に際し特に注目した箇所である。括弧部分は、会話中の動きやジェスチャー、表情など、言語以外の情報について記してある。これは、しびれという言語化しづらいと言われるものを捉える上で、重要な情報を多く含んでいた。提示したデータが、どの時期のものかは、「#」の後の数字を見ていただ

きたい。例えば、「**抜粋1**　#15 p.280」の場合は、FNは「#0」が研究の依頼時であり、「#」の後の数字は何回目のフィールドワーク（以下、FW）であるのかを示している。ページ番号はすべて通し番号であるため、大きな数字ほど後半であるとわかる。時期の詳細は、経過表を参考にされたい。なお、文中・表中のPTは理学療法士、OTは作業療法士、STは言語聴覚士を指し、それぞれの後に付く数字は個人を識別するためのものである。

中身が違う人みたい
～江川さんの経験

【江川さんの経過】

　江川さん(仮名)、40代女性。夫と娘の3人暮らしである。ある日、室内の壁に頭をぶつけ転倒した。意識ははっきりしていたものの、痛みと手足がしびれて全く動けず、救急車を要請し急性期病院に搬送された。救急では、ナースコールを手に握らせてもらったが、ボタンに触れているのに押す力がなく驚いたという。診断は、脊髄損傷(C6頚損、ASIA機能障害尺度D)であった。しばらくは自力体動も難しく、下半身が岩のように感じられた。1カ月弱の保存的加療の後半になると、江川さんは車椅子乗車が可能になり、短時間のリハビリも受けるようになった。

　回復期のAリハビリ病院(研究協力施設)に転院となった江川さんは、右下肢にMMT4点の運動麻痺と深部知覚低下、そしてC7領域以下に軽度感覚鈍麻ありとの診断を受けた。ADLはほぼ自立していたが、左手と臍下の下肢が常に

201X年	a月	a+1月	a+2月
	初夏	夏	
		12日研究承諾	
	発症	転院→退院	外来リハ開始【週1回:木曜】
IV		16日 1回目	14日 2回目
		#0-5.5	#6-9
FW		(p.0-102):6日	(p.103-174):4日
	a/10:自宅で壁に頭をぶつけ、頚損となり急性期病院に入院。保存的加療にて1ヵ月弱で回復期リハビリ病院に転院。	上旬:リハ病院に転院	上旬外来リハ初日→OT2単位、PT2単位を週一回継続することになる。
経過	a/10-11:ICUで過ごす	月末:自宅退院	

[表1]
江川さんの経過と調査実態
Note.201X年a月=発症年月、
横軸は月単位での
経時変化を示す。
IV=フォーマルインタビュー、
FW=フィールドワーク、
#=フィールドワークの回数。

しびれていた。リハビリは、理学療法と作業療法を中心に組まれていた。江川さんは、杖歩行からすぐにどこにもつかまらずに歩くフリーハンド歩行となり、3週間弱の入院加療を経て自宅退院となった。退院翌週から半年間、週1回バスでAリハビリ病院に通い、理学療法と作業療法を2単位（40分）ずつ外来で受けていた。脊髄損傷の経過観察は、自宅に近いB病院の整形外科に定期的に通っていた。退院後の生活では、入院前と同じく家事全般を一人でこなし、合間の時間にスポーツクラブに通い自主リハビリをしていた。

　江川さんは、体育大学を卒業しており、若いころからさまざまなスポーツをしており、家族でスポーツを楽しむことが趣味だった。障がい者スポーツ指導員の資格も有しており、若い頃は資格を活かした仕事についていた。病前までは発達障害の子どもの作業所に、パートとして勤めており、長年障がい者福祉に関わっていたこともあり、医療用語が会話にみられることもあった。江川さんの経過と、FWの詳細は**表1**を参照されたい。

　江川さんの経験は、『知らない"自分のからだ"に出会う』『しびれに意外に支配される生活』『変わらなかったしびれ』という三つの柱から成る。これは、回復期という方向性をもった時間を、しびれている身体で生きていた時期を背景として浮かび上がってきた。

	a+3月	a+4月	a+5月	a+6月	a+7月
	秋			冬	
				発症から半年	
					外来リハ終了
		16日 3回目		18日 4回目	29日 5回目
	#10-13	#14-18	#19-22	#23-26	#27-30
	(p.175-240)：4日	(p.241-317)：5日	(p.318-380)：4日	(p.381-432)：4日 OT2単位のみとなる。	(p.433-487)：4日 月末をもって外来リハ終了となる。
				発症から半年検診で、頚損についてMRIなどフォローアップあり。医師より、今残っているしびれはこのままである可能が高いと言われる。	

中身が違う人みたい〜江川さんの経験　29

FWが始まったのは、ちょうど発症から1カ月を過ぎた頃であった。そのため、FWの前期には江川さんが自らのからだをどのように感じているのか多く語られていた。それが『知らない"自分のからだ"に出会う』である。そして、退院後の江川さんは、入院中には想定されなかったようなさまざまな事態に直面していた。そこでの経験が、『しびれに意外に支配される生活』である。最後の、『変わらなかったしびれ』では、発症から半年までを貫く問いとして、身体と時間の交叉の中でしびれの意味がどのように生じていたのかについて記述した。それでは、江川さんの経験に伴走してみよう。

1　知らない"自分のからだ"に出会う

▨▨▨「皮膚は確かに自分なんだけど、中が違う人みたい」

　麻痺のある患者は、その手足を「これ」「こいつ」「自分のものではない」などと語っており[1]、自分と切り離した表現をすることが多い。一方、しびれに関しては、患者は「分厚い手袋をはめているみたい」「人様の手足みたい」[2]と表現しており、麻痺とは違い物扱いはしていない。このよく耳にするしびれの形容のされ方には、しびれている身体をどのように経験しているのかを、紐解く糸口が含まれていると思われる。

　以下の場面は初回のFW時であり、江川さんがリハビリ病院に来て10日程経った頃であった。**抜粋1**では、「中身が違う人みたい」と感じることについて、江川さんは「だから」を繰り返し、具体的な場面を間にはさみ何度も言い換えながら、ピタリとくる表現を探っていた。江川さんが、からだのあちこちを触りながら、言語化していたことに注目すると、次のことが見えてくる。すなわち、自らのからだに触れることで生じていた、"触れる─触れられる"という応答関係が上手く成立していないことが、江川さんにおいて問われていた。

抜粋1◆#1 p.16-17

◯ リハビリ病院転院後約10日経過した頃──作業療法を終えて病室に戻った場面 ◯

江川：そう。手はね（両手を胸の高さに挙げて右手で左の第4・5指を触りながら）、しびれてる
けど、痛くはないんです。冷たくなる?!

坂井：冷たくなるって、おっしゃる方いらっしゃいます。

江川：（うなずきながら）冷たくなるの。汗かもしれないけど、冷たくなって[※1]。それで、
過敏になると、痛い。痛くなる。aだから、前の病院で、看護師さんがあった
かいタオルで拭いてくれるでしょ、それがここはあったかいのがわかるのね
（両手で脛のあたりを往復するように触りながら）、でもここ（腿を触りながら）触られるとわか
んなかったのね、ここは（腿を触りながら）自分の足じゃないみたいで、**自分の足**
じゃないみたいって、触られると自分の足だとわかるのね。でも、なんて言うんだ
ろ（両手をおなかの前あたりにして、手のひらを顔のほうに向けて指を動かしながら）、**中が自分**
の足じゃないみたい。ってわかるかな、変だよね。

考えながら話す。

坂井：でも、なんか自分の足じゃないみたいな、変な感じなんですよね。

江川：そう、だから、当たるだけでザーとして。前の病院はね、（右後ろを振り返り、
ベッドの上の包布を触りながら）こういう布団と、タオルケットを置いてくれてて。それ
が、型押ししたみたいな、でこぼこのだったの。そしたら、その凹凸が当たる
だけで、ザーとして鳥肌立って。こんなんで、鳥肌立つんだって、面白かった
（明るくさばさば話す江川さん）。だから、ここからここまでが（膝から腿、鼠径部を辿りお
腹のあたりまでをすーっとさするように上に上がりながら）、当たるだけでさわさわして。な
んか、さわさわするんですけどって言って。

坂井：ああ、さわさわする感じはわかるけど、

江川：そう、それはわかるけど、何でかわからない。さわさわするって、今もね、
こういうの（ジャージズボンでちょっとぽこぽこしている）履いてるけど、こういうの（横にあっ
た綿のさらっとした生地のものを指さし）履いてもするから、

坂井：膝から、腰なんですね。

と自分の体を触りながら話す。

❖1──作業療法時にOTから、手が冷たいのは、自律神経障害で手汗をかき、その気化
熱が奪われるからだと説明されていた。

中身が違う人みたい～江川さんの経験

江川：そう、**触られるとわかるんだけど、中身が違う人みたい?! 皮膚は確かに自分なんだけど、中身が違う人みたい**。腰も、わからなかったし（首を傾げながら、わかるかな、変かなという雰囲気で語る）。

坂井：不思議ですよねー。

江川：ねー。

江川：<u>b</u>だから、最初にトイレに座ったとき、わかんなくて、なんかゼリーとか、何かの上に座っているみたいで、びっくりした。

坂井：あ、えーと、それは、（しゃがんでいたのを中腰になり、便座のジェスチャーをする）、便器があって、その上にゼリーみたいなものがあって、それに座っているような、この間に（中腰になるジェスチャー）何かあるような感じだったんですね。

江川：そう。

坂井：あ、ここが（江川さんの腿の側面を触りながら）、そう感じてたんですね。

江川：<u>c</u>だから、ゆらゆらして。

坂井：ああ、ゼリーの上だから、こう（上体が揺れるジェスチャーをして）なって。

江川：そう。こうゆらゆらして（ジェスチャー）、えー何でだろうって。

坂井：それは、でも、怖いですよね。

江川：怖かった。それは、一人でおトイレ行けるようになった頃だから、えーと、最初はカテーテル入れてたんです（左手で股の間から線がでるような感じにして）、それが抜けて、おトイレ行けるようになった頃だから、1週間から10日くらいかな。しばらく経て、怪我して10日間くらい経った頃かな。

　"触れる―触れられる"という応答関係と、「自分の足じゃないみたい」「中身が違う人みたい」ということが、どのように経験されていたのかを見ていこう。「aだから」の後を見てみると、"わかる―わからない"が何度も反転した複雑な構造になっていた。整理すると、以下の①～⑤になる。

①脛を触りながら：「ここはあったかいのが<u>わかるのね</u>」
②腿を触りながら：「でもここ触られると<u>わかんなかったのね</u>」
③腿を触りながら：「ここは<u>自分の足じゃないみたいで</u>」

④腿を触りながら：「触られると自分の足だとわかるのね」
⑤手指を動かしそれを見ながら：「中が自分の足じゃないみたい」

　江川さんにおいて、「自分の足じゃないみたい」ということが、どのように問いとして発生していたのか。①江川さんは脛に触り、まずわかることを確かめる。次いで、②腿に触り、脛に触られた感じとの比較において、「触られるとわかんなかった」と、わからなかったことが示される。③さらに、そのわからなさを足場にして、「ここは自分の足じゃないみたいで」と、「自分の」という所有性を含むことが主題化してくる。④だが、すぐに「触られると自分の足だとわかるのね。」と、一見正反対のことを示す。ここで、①脛と②〜⑤腿を比べてみると、後者の腿において問われていることが、脛では問われていないことがわかる。①では一息に「わかる」となることが、②〜⑤では触られて"わかる—わからない"だけではない、異なる二つのことが同時に生じてきてしまう。すなわち、②「触られるとわかんなかった」には、わかるとわからないが含まれる矛盾した構造になっている。つまり、接触面における④「自分の足だとわかる」ことと、それに応じるはずのからだの手応えが⑤「中が自分の足じゃないみたい」へと変容していたと言える。"触れる—触れられる"という応答関係において、自らのからだが応える感じがなかったことが、「中」を江川さんに発見させていた。
　応答の変容がある一方で、「さわさわ」するという接触は把握され、直接触れているところに生じる「わかる」ことと、「何でかわからない」と、理由が説明できない、自分の足じゃないみたいということが、何度も語られていく。このパターンから、次の意味の生じ方が見て取れる。これまでわかるとも、わからないとも自覚されていなかったものが、しびれていることで何らかの応答が欠け、そこに注意が向く。それにより、前半で「中」と言われていたものが発見され、それがここでは「中身」と言い換えられ、「触られるとわかるんだけど、中身が違う人みたい?! 皮膚は確かに自分なんだけど、中身が違う人みたい。」という表現に行きつく。
　ここで、江川さんの語りと動きに着目したい。江川さんはからだの表面を触っているにもかかわらず、「中」のわからなさについて語っていた。「触られ

ているのはわかる」ことが、わかるだけではないからだの感じを同時に確認させていた。表面に触られていることがわかることが、中のわからなさを語らせる。そこに「自分の」ということが絡んでくる。つまり、「触られるとわかる」ことも、「中」についても主題化されず、それらが同時に分かたれることなく経験されることが、「自分の足」であると言える。江川さんが、両足にしびれを感じていることは、そのしびれを感じることで確かに自分であると断言できる手がかりになると同時に、中が自分じゃないみたいと感じてしまうことを生じさせていた。それは、片麻痺患者が麻痺した手足を「自分の物じゃない」[3] と断言し物のように扱うのとは違い、「中身が違う人みたい」という「人」であることを保っていながら、それが「違う人みたい」と婉曲的に自分の中に「他」を感じるが、「他」であるとも断定できないことが示される。この点について、「bだから」以降で具体的に語られていく。

　江川さんは、発症後に初めて便座に座ったときに、びっくりしたという。動作としては便座に座っているのに、「なんかゼリーとか、何かの上に座っているみたいで」、慣れ親しんだ便座の手応えがなかったのである。それは、便座に自分が座っている、自分が触れている感覚ではなかったとも言える。さらに、「cだから、ゆらゆらして」と、江川さんは、理由もわからずゆらゆらする経験をしていた。そこでは、自分のからだが揺れているとも、揺さぶられているとも言えず、さらにゆらゆらしているのは自分のからだであるとも、別の何かであるとも、断定できない。便座では、"座っていること"は実感され、何かに触れ感じていることは、「皮膚は確かに自分」と語るように、確かに把握されていた。他方で、それがゼリーのように感じられたことで、確かなはずの自分の感覚が揺らぎ、「中が違う人みたい」と、そこに自分でありながらも、自分でないものを見つけてしまう。

　先行研究[4]では、しびれている皮膚表面の感覚の鈍さにより、動作の巧緻性が低下すると述べられることが多かった。すなわち、外部との接触における不具合が、しびれの経験の根拠として論じられてきた。だが、ここでは、しびれていることがはっきりわかることが、逆に何かを覆い隠し、「中が違う人みたい」といわれる事態が生じていたことが記述された。それは、しびれに関する既存の

議論が主眼をおく"外との関係"に関することではなく、いわば"内との関係"に関するものである。別の個所でも、江川さんは次のように語っていた。

「ビリビリ（左手を持ち上げてじっと見ながら）。これがないと、逆に何も感じない。」（中略）「歩くときとかもそう。（両手で腿をこするようにして）このビリビリがないと、歩けないんじゃないかって。」（FN#1 p.13）

　つまり、触られてわかることが、同時にビリビリを感じさせ、それが動作の手がかりになる。だが、ビリビリは動作を可能にはするが、「中が違う人みたい」と言われるような「中」をつくり出す。ビリビリがあることが、世界と江川さんをつなぐものでありながら、中を曖昧にさせてしまうものとなっていた。

■■■■「中がつながってきた？　感じ」

　その曖昧になった「中」について、つながるという表現でなんらかの手応えを感じるようになったことが、以下の抜粋で語られた。理学療法終了後に病棟ラウンジで、二人で話していた一連の場面（pp.59-64）の一部である。以下の場面では、江川さんが自らのからだを触ったり、見たり、動かしたりし、同時に私も江川さんに触れたり、ともにじっと見たりしていた。触り―触られる中で、**抜粋1**で「わからない」とされていたものが、わかるようになってきたことが発見されている。

抜粋2●#4 p.63

◯**入院中：ラウンジでの会話場面**

──**神経が通っていないと筋肉も痩せてくると言われたことに触れ、お尻について言及していく**◯

江川さんは左右の手の平を上にむけて、親指を小指側にぐーっと曲げていく。すると左は母子球[2]がこんもり山になるのに対して、右は平らな丘のような感じで確かに盛り上がり方が違う。そして、また江川さんが手をパーにして伸ばしたときに、私は江川さんの右の母子球に触れてみた。ペタッとしたような、跳ね返りがないような、ひやっとぴたっとしたような感じがした。左手のほうにも手を伸ばしてみると、感触が違った。張りのある感じで押すと押し

❖2──母子球：手のひらの親指付け根付近にある膨らみの部分

た分だけ跳ね返ってくるような感じがして、右手を押したときのそのまま沈んでいってしまうような感じとは明らかに違っていた。

江川：ねー、神経が通ってない、っていうか通ってるけど、こんなんなっちゃうんだね～。多分、お尻もだよね～。

と言いながら右のお尻を全体的に触り、両手で腿の上をさするように上下して、

江川：**最近やっとつながってきました**（膝から腰のあたりまで手を添えながら）。**触っている感じは、私の場合は最初からあったんですけど**（腿を触りながら）、**中の感じが違う感じ？ それが、最近はわかるようになってきて、**

坂井：ここは大丈夫だったんでしたっけ（膝下を触りながら）？

江川：大丈夫でしたね。（膝から腰まで触りながら）**膝からつながってきた感じ、中がつながってきた？ 感じ。**（右腰を触りながら）ここも鈍かったんだと思います、今も鈍いんだと思うんですけど。最初から、あったかさ？ はわからなかったかな、拭いてもらっても痛かったから。だから、さっきの腿のあたりマッサージしてもらってたときあったでしょ、あのときも、あれしびれてたんですよ。でも、痛くはないんです、しびれてる、ビリビリする感じで、それが感覚なのかなっていう。

　下線部の「つながってきた」「わかるようになってきて」に注目したい。まず、江川さんはしびれている下半身を両手で触り、何がと言わないままに「最近やっとつながってきました」と、つながってきたことを発見していた。そして、**抜粋1**でも語られた「中」が「最近わかるようになってきて」と、「つながってきた」ことが「わかる」ことに接続されている。直接的に「中がわかるようになった」と言うこともできるが、江川さんはそうではなく「中がつながってきた」と表現していた。ここにも、「中」がどのように生じていたかを見てとることができる。すなわち、私たちのからだにすでに「中」があり―江川さんにおいては病前から―それがどのようなものかわかっていたのではなく、分かたれていなかったものが分かたれることにより「中」は生じたのであり、それが何であるのかはここでは問われていない。言語化することも難しいのだろう。そのため、江川さんは「中がつながってきた」と、分かたれる前の状態になりつつあることを示していたと言える。それは、江川さんが「つながった」という完了した形ではなく、上記抜粋

中3回とも「つながってきた」という現在完了進行形で語ったことからもわかる。

　加えて、つながってきたというのは、ある意味「中」の回復であるが、それは同時に「中」がなくなることでもある。それゆえ、どうなったかを表現することにも難しさが伴い、「膝からつながってきた感じ、中がつながってきた？ 感じ」と、「感じ」を重ね断定を避けることになる。このようなことが、「つながってきた」ことが「最近はわかるようになってきて」へと接続される。**抜粋1**の脛を触って、分かたれることなく一息でわかるように、「中がつながってきた」江川さんは、脛同様に一息でわかる、分かたれていなかったものに戻りつつあることがわかる。

　さらに、「つながってきた」という今を起点にし、江川さんは以前の「鈍さ」についても、断定を避けながら語り始めた。ここでは、鈍さとわからなさが接続され、間に「だから」をはさみ、しびれていることと感覚が接続されていた。まず、「鈍かったんだと思います」と断定を避けて示され、そこに具体状況として、清拭時の温かさがわからなかったこと、逆に痛みを感じていたことが示される。そして、接続関係が成り立っていない「だから」をはさみ、マッサージされているとき「しびれてたんですよ。」と言い、直後にそこには痛みがなかったことが加えられ、「しびれてる、ビリビリする感じで、」としびれの様子を、オノマトペを用いて示し、「それが感覚なのかなっていう。」と締めくくっていた。この文脈においては、「しびれてること」が、必ずしもネガティブな意味のみを持っているわけではないことが見てとれる。すなわち、しびれは鈍さ―わからなさの対比として、わかることの手がかりとして捉えられており、だからこそ「感覚」という言葉で表現されたのである。

■■■■「体の中から感じる暖かさって、しびれてから全然なくて」

　初夏に発症した江川さんは、秋から冬になると手の冷え・冷たさなど温度の感じ方についてたびたび話すようになった。以下の抜粋は初冬の頃に、初めて"中の温かさがない"ことを語った場面である。状況は、作業療法が始まる前で、OT6（初めての担当）と作業テーブルに移動し、OT6が道具を取りに離席したところからである。

> **抜粋3 ● #19 p.321**

⟨外来リハビリ−作業療法が始まる前⟩

私は椅子を持ち、江川さんの左隣に移動して座ると、私の方を向いて、

江川：こないだ、すごいしんどくて、普通のマッサージ、行ったんです、街の。全然効かなくて（笑）。お金の無駄だった。**フットマッサージもつけたんですけど、あったかいタオル巻くのあるじゃないですか、あれやってもらっても、体の中から感じる温かさって、しびれてから全然なくて**（不思議そうに）。

〇T6がフットマッサージのあたりの話のところで道具を持って戻ってくるが、私の方をみて力説し続ける江川さん。このあと、訓練が始まり、その中で江川さんが「力入んない。ジムでやりすぎたかな（笑）」と語った続きが以下になる

> **抜粋4 ● #19 p.323**

OT6：ジムで何を？

江川：マシントレーニングと、スタジオと、有酸素運動と、ヨガと、あ、ヨガも有酸素運動か（笑）。（私のほうをみて）やっぱ、筋肉痛が（ない）、

坂井：筋肉痛が、ないですか。

江川：**すべての感覚がしびれに変わってるんですね～、さっきのあったかいのも。お風呂に入っても、入ったときはあったかいんですけど、中からあったかいっていうのがなくて、**

OT6：表面は感じるけど、中は、

江川：**中からは全然。**

OT6：表面と、中の感覚は全然ちがいますからね。

江川さんはパテにピンを刺す作業を続ける。

　上記の**抜粋**3、4の一続きの場面では、まず、**抜粋**3で、フットマッサージで足に温タオルが巻かれたときのことが想起され、「体の中から感じる温かさって、しびれてから全然なくて。」と不思議そうに語られる。ここでは、からだの表面にタオルが巻かれているにもかかわらず、江川さんは「体の中から感じる温かさ」について言及し、しびれてからそれがないと語った。これは、**抜粋**1の「前

の病院で、看護師さんがあったかいタオルで拭いてくれるでしょ、」と、脛を触りながら温かいことがわかる部分が示され、それとの対比で「中が自分の足じゃないみたい」と中のわからなさが語られたことと類似する。数分後の**抜粋4**では、筋肉痛がないということから波及し、「すべての感覚がしびれに変わってるんですね〜」としびれを“感じること”全般に広げていく。そして再び、「体の中から感じる温かさ」という話題に戻り、入浴時にも「中からあったかいっていうのがなくて、」と語る。OT6が「表面は感じるけど、中は、」と尋ねたことに対し、江川さんは「中からは全然」と表現を変えて答えていた。この「中から」という表現に着目したい。江川さんは「中」が温かいという静的な状態ではなく、「中から」温かいという動的な、方向性をふくみ語っていた。「中から」というと、“中から外へ”という方向性がイメージされるが、江川さんにおいてはそれだけではない。**抜粋3**でも**抜粋4**でも、まず「あったかいタオル」「お風呂」という、外からの温かさがわかることが示される。その後に、江川さんは「中から」の温かさがないと語っていた。つまり、中だけの問題として問われていたのではなく、外からの温かさに応じる感じのなさ、言い換えるとからだの応答が感じられないことが「中からは全然」として経験されていた。

　この「中から」のわからなさには、「しびれてから全然なくて」「すべての感覚がしびれに変わってるんですね〜」と、しびれとのつながりが暗に示されていた。まず、「しびれてから全然なくて」と不思議そうに語っていることから、「中からの温かさ」について以前から意識していたのではないといえる。むしろ、フットマッサージなど生活の一場面で、ふと無いことに気づくという意識のされ方だったことがわかる。また、これまであったものが無いことに気づくことが、「しびれてから」という区切りを成り立たせてもいた。さらに、この区切りが「すべての感覚がしびれに変わっているんですね〜」と、新たな意味づけを可能にする。これまではあったはずの筋肉痛もない、中から感じる温かさもない。しかし、それらが無くなってしまったのではなく、しびれに変わるという形で、つまりこれまでとは違うなんらかの感じとして経験されていたことがわかる。

　前述までの記述を受け、「自分の足じゃないみたい」など「〜みたい」というしびれている身体の表現のされ方が、どのように生じていたかを確認してお

きたい。何かに触れたり、触れられたりすることでしびれを強く感じる一方で、「中がわからない」という、からだの応答が変容していた。他方で、「触られるとわかんなかった」で見たように、わかるとわからないが、しびれているからだには同時に含まれるという矛盾した構造があった。この構造が、麻痺のように自らの手足を「自分のものではない」と断言するのではなく、自分だとわかっていながらも、そのようにも感じられない矛盾を内包した「自分の足じゃないみたい」という経験になっていた。

筋肉痛が来ない

　江川さんは体育大学を卒業しており、若い頃にはスポーツ指導員をしていた経験がある。病前も、ママさんバレーに参加したり、家族でスポーツを楽しんだりしていた。そのため、診察時にリハビリの目標を尋ねられると、「走ったり、スポーツができるようになりたいっていうのが最終目標ですけど。今は、全然、活動的じゃなくなって……、家族とスポーツして楽しんでいたので、それができないから、」(#6 p.108)と語っていた。

　運動に馴染みの深い江川さんのFNには、**抜粋4**でも見られたように「筋肉痛」に関する発言が多く見られた。その発言が示す意味を、時期による変遷を ❖3 追いながら見ていきたい。

■■■■「感じないのか、それが一番怖いね」：筋肉痛がわからない

　以下の抜粋は、全FNの中で初めて筋肉痛についての発言が見られた場面である。作業療法というと、一般的に手の細かい訓練が多いが、江川さんの場合は手の訓練に加え、全身の筋力トレーニング(以下、筋トレ)も組みこまれていた。筋トレの種類は、スクワットなど下肢を鍛えるものと、バーベル挙げのような棒を使って上肢を鍛えるものがあり、回数は標準より多い15回を2〜3セット実施していた。以下の場面は、足を前後に開く訓練であるランジを10回行い、

❖3──31回分のFN中、筋肉痛に関する発言が見られた場面が15回（入院中:#3 p.45、#4 p.68 ／外来リハ:#8 p.143・p.151、#13 p.237、#17 p.296、#18 p.312、#19 p.323、#20 p.334・p.338・p.345、#22 p.368・p.376・p.379、#29 p.463)あった。

最後に5秒キープが終わった場面からである。

抜粋5 ＊#3 p.45

◯入院中の作業療法での筋トレ◯

OT2は「座って休憩しましょう」と言って椅子のほうを見る。江川さんは椅子に座り、右腿をさする。

OT2:筋肉痛とか大丈夫ですか?

江川:(笑いながら)もともと強いのか、慣れたのかわかんないけど、ないんです。

OT2:前からスポーツしていた人はちがうのかな〜

と言いながら、江川さんの左足元にしゃがみ足をもみほぐしながら話す。

江川:それとも、感じないのか、一番怖いね。しびれてるから(右後方にいる私のほうを見上げるようにして)、**筋肉痛とか痛いっていう感覚がないんです。**

明るいような、心配するような雰囲気で、いつものカラカラした笑顔に曇りがはいるような表情で話す。

OT2:(江川さんの足をもみほぐしながら)あまり張ってないですね

と言い、江川さんも「そうなの」と言い、「だからよくわからないんだ」と話す。

　江川さんの筋トレは訓練の中で毎日行われており、カウントしながら江川さんと一緒に実施していた若いOTたちも、そのきつさを体感していた。上記の場面でも、右腿をさする江川さんの様子を見て、OT2が「筋肉痛とか大丈夫ですか?」と尋ねていたことから、OT2には日々の訓練により江川さんの下肢に筋肉痛が生じてくる可能性が推測されていた。それに対し、江川さんは筋肉痛がないことを伝え、その理由として病前から鍛えていたからなのか、入院12日目で毎日実施していることによる慣れなのかと理由を類推してみるものの、わからないというところに落ち着く。

　そして江川さんは、足をもみほぐされながら、それに触発されたかのように"わからなさ"について言及していく。「もともと強い」「慣れた」という、いわば筋肉痛ではない可能性を翻し、筋肉痛になっているのを感じていない可能性を示す。そして、感じないことについて「一番怖いね。」と言い、そこに「しびれ

中身が違う人みたい〜江川さんの経験

てるから」と感じない原因のようにしびれが語られ、筋肉痛の有無を判断できる手がりがないことが示される。江川さんの腿をさする様子が、他者であるOT2には筋肉痛の所在を伺わせたが、江川さんにおいては右腿に自ずと手が行ったのであり、何らかの負荷への応答であることは確かだが、それが直前の運動によるものか、筋肉痛によるものかはわからない。

　さらに、以下の抜粋では作業療法時にスクワットを江川さん、OT1、私の3人で実施していた場面からの続きである。

抜粋6●#4 p.68

◯ **入院中の作業療法——スクワットを3人で実施** ◯

私はなんだか足全体がパンパンになった感じで、これは筋肉痛決定という雰囲気になる。
坂井：明日は痛くて歩けなくなっているかもしれない。
江川：大丈夫よ、私も毎日やっているから。
OT1：でも、毎日やっているから耐性がついているのかもしれないね〜
　　江川さんは、足がしびれているから痛いのがわからなくて、筋肉痛もわからないのかもしれないと、半分笑いながら話す。

　ここで、私は足がパンパンに張ってきていることを、翌日の筋肉痛の前段階として捉えていた。それに対して、江川さんは 病人の私でも毎日やっているくらいだから大丈夫だと応答した。OT1が、「でも」とその理由を耐性がついていることに置くと、江川さんは耐性云々ではなく、**抜粋5**同様「しびれているから」と言及していたことに着目したい。しびれていることが原因のように語られ、ここでは、筋肉痛の"有無"はすでに問題ではなくなり、"有る"ことが仮定されている。その上で、しびれに覆い隠されてわからないのかもしれない、と断定を避けた形で述べられている。つまり、江川さんにおいて筋肉痛のわからなさとして問われているのは、しびれがはっきりとわかることが、他をわからなくさせている可能性であり、それを江川さんが筋肉痛のなさを手がかりに感じていたことから成り立っていた。

　　　　　❖4——#4 p.67でも「大丈夫よ、江川さんが毎日やっているから。」と、"江川さん"という病人を大丈夫の根拠としている。

42　　II…しびれている身体で生きる経験

次項では、上記抜粋で私が今の足の張りを、明日の筋肉痛の前段階と捉えていたような、時間との関係で検討していく。

■■■■■「筋肉痛が来ない」

江川さんは家事を一人で行い、日中は体力をつけるために週3回のペースでスポーツクラブに通い、週末は夫と散歩をするなど、入院中よりも活動量が多くなっていた。その一方で、運動量が増えても筋肉痛がない状態は続いていた。江川さんは退院約3週間後の診察時(#8)に、医師から「何か気になっていることはありますか?」と尋ねられ、トレーニングをしても筋肉痛がないこと、あまりにも筋肉痛を感じないのでおかしいんじゃないかと心配になっていると伝えた。だが、医師からは、筋肉痛がないことはいいことだと笑顔で言われてしまう(#8 p.143)。以下は、その同日のリハビリの休憩時間に、「さっき、筋肉痛がっていう話で、昨日は、だいぶ運動されたんですか?」(#8 p.150)と私が尋ねた場面からの続きである。

抜粋7 ● #8 p.151

⟨ 外来リハビリOT終了後、PT開始までの休憩時間 ⟩

江川：昨日はトレーニングセンターに行って、市がやっているから1時間で160円で、昨日は1時間コースにしたから、ランニングマシンを20分、人が歩く速度は3.5 ～ 4キロ／時なんですよね、それで、歩く速度に設定して、15分あるいて、5分クールダウンしてっていうのと、マシントレーニングをして、その後、自転車で帰って買い物してって。それで、筋肉痛を感じないのか、しびれていてわからないのか、前だったら運動しすぎると筋肉痛になって、それでやりすぎだったんだなってわかるけど、それが全然ないから。

トレーニングをしても筋肉痛がないことについて、昨日の運動負荷と、現時点の筋肉痛のなさが接続されていたことに注目したい。江川さんは、「筋肉痛を感じないのか、しびれていてわからないのか、」と分けて語っていたが、どちらも"筋肉痛がある"ことが前提になっている。その上で、「感じない」のか「わ

からない」のかを問うていた。「感じない」は、"ある"こと自体を感じない体に
なっていることが想定されている。他方、「わからない」は、"ある"ことを感じ
る可能性を残しつつも、しびれの現れにより、それとして把握する術が江川さん
にないことが想定されている。そして、「前だったら」と病前の時と今を比較し、
「やりすぎ」という昨日の運動負荷を評価する手がかりとしていた筋肉痛が、今
はないことが示された。

　そして、この"ない"ことは、現時点における"ない"ということだけではなく、
別の意味も含んでいた。以下の場面は、理学療法でマット上に仰臥位になり、
空中自転車漕ぎをして「は〜、腹筋疲れるね。」など、負荷に対して疲れを訴え
ていた続きである。

> **抜粋8 ● #13 p.237**
>
> 〜外来リハビリー理学療法、マット上で筋トレ〜
>
> 江川：主人と歩いても、長くは歩けなくて、疲れたから、しびれるのか、筋肉痛
> 　がわかんないから、筋肉痛になるほどやってないのか、**歩いても全然**（筋肉痛）
> 　**来なくて。**
>
> PT5：どのくらいあるきました？
>
> 江川：この前は、5キロくらいかな。

　ここで筋肉痛について「歩いても全然来なくて」と表現されていたことに着目
したい。別の箇所でも、「前は、このくらいやったら来たというのも、今なくて。」
（#18 p.312）と、「来る」と表現されていた。そこでは、過去の動作（運動負荷）の返
答として、現在の自分に当然"来る"ものとして筋肉痛が捉えられていたことが
わかる。また、そこには、このくらいやったら次の日にはどうなるというような、
手ごたえが身体としてつながりを持って経験されていたことがわかる。筋肉痛
がない・わからないということは、単に筋肉痛という痛みの有無が問題なので
はない。何かをしたという手ごたえが、一連のものとして自ずとわかるというこ
とがないことが同時に示されている。筋肉痛はそのときすぐに生じる痛みでは
なく、時間差を含む痛みである。過去に行った運動があって初めて生じるもの

であり、筋肉痛が生じることでその運動の負荷がわかる。筋肉痛は時間と身体との交叉の中で初めて意味をもつ経験である。江川さんが、筋トレの疲れを訴えた流れで、上記の発言につながっていたのは、今まさに感じている疲れが、明日の自分の身に筋肉痛として"来る"かどうかわからないことも含まれていたと考えられる。

　次の抜粋では、スポーツクラブでダンベルを使ったエクササイズにおいて意図的に負荷を増やしたときのことが語られている。

抜粋9 ● #20 p.338

《外来リハビリー作業療法中の会話》

江川：昨日も、結構追い込んだんだけど、筋肉痛ないんだよ。今までだったら、次の日、アイテェってなるのが、なくて、**筋肉痛よりしびれが先に来ちゃう。**わかんないです、鍛えられてるか。効いてないのかな？ おそろしくない？！

OT4：そうですよね〜、う〜ん。

江川：そんなに上（上肢）はやってないんだよ、（私のほうを見て）持てないから、ここが（左第4・5指を触りながら）嫌になるから、うわぁって（指をそらす。）
　　　前腕に鳥肌が立つ。

坂井：ああ、そうなんですね。

江川：上に挙げるのはそんな、やってなくて、こんなの（腰の高さで後ろに引く動作）とか、くらいかな？ それに、そんなに重くないんだよ、10kg。

坂井：10kgって、結構重くないですか？ お米と同じくらい。

江川：そんなにないか、えーっと、2.5、2.5で、

OT4：ダンベル、両方に持って？

江川：真ん中の棒もあるから、7キロくらい？

OT4：んー、結構、筋肉疲労も否定できないかな。

江川：下半身に先に来てそうだけど、全然、筋肉痛も来ない。

　退院後約3カ月半となる上記抜粋では、「結構追い込んで」と運動負荷を意図的に増やしてみるが、やはり筋肉痛がないことが示される。昨日"この体"で

実施したことの手ごたえが、今日の“この体”にない。そのため、「わかんない、鍛えられているのか。」「効いてないのかな?」と実施したことの評価ができないことが語られる。そこで経験されていたのが、「筋肉痛よりしびれが先に来ちゃう。」ということであった。それはどのようなことを意味しているのか。神経損傷によるしびれは常時変わらないものとして説明されるため、しびれが先に来るというのは不思議な表現に聞こえる。他方で、江川さんの経験からは“常に”“いつも”しびれているというベースがありながらも、「先に来ちゃう」というような文脈に応じた動きが生じていたことが見て取れる。次のような場面もあった。

抜粋10 ● #21 p.362

〘外来リハビリー理学療法、マット上で筋トレ〙

江川さんは黙々と、右足を45度くらい挙げて時計回りに空中で円をぐるぐると書いていく。そして、そのまま反時計回りも連続で行い、終ると、仰臥位から右側臥位にごろんと転がり、内腿に手を当ててさすりながら、

江川:つらくなってきた。あー、昨日のスポーツクラブ、効いてんのかな?

PT5:筋肉痛ですか?

江川:**うーん、全部しびれになってるから、**

PT5:全部しびれに変わって、

江川:**全部しびれに変わっちゃう。**(内腿さすりながら)**やると、いつもより動きが鈍いから、筋肉痛なのかな。やって、今日は、思いました。**

　空中自転車漕ぎを行いながら、つらくなってきたことから、昨日のことが思い出されていた。今日感じるつらさが、昨日からの連続として自然に捉えられていた。「効いてんのかな」という問いに対して、PT5が「筋肉痛」と表現して尋ね返すと、「うーん」と考え込み、筋肉痛であるとも、ないとも言わず「全部しびれになってるから……」と、“全部”という区別しないところに落ち着き、筋肉痛の“ある―なし”とは別の水準に移行している。そして、「やると、いつもより動きが鈍い」という動作に接続され、いつもと違う何らかのものが感じられたことが示される。その違う感じが、筋肉痛である可能性を、動くことで、今日は思った

という。つまり、江川さんにはすべてがしびれに変わっているように現れており、動作時の動きの鈍さが、筋肉痛を推測する手がかりとして感じられていた。

　次のような、側面も確認できる。「筋肉痛よりしびれが先に来ちゃう」「全部しびれに変わっちゃう」ということから、江川さんにおいて筋肉痛が来ることが期待されていたこともわかる。にもかかわらず、しびれが先に来て、筋肉痛をわからなくさせ、それが全部しびれに変わっちゃうという表現に繋がっていた。前述で見てきた、筋トレ効果の判断や、からだとしてつながりのある時間など、筋肉痛が担っていた身体にとっての意味が、しびれている身体では現れてこない。以上のことから、しびれの広がり方が、手足というからだにおける物理的な広がり方だけではなく、他の症状をわかりづらくさせたり、身体における時間経験やその交叉で生じる意味などを曖昧にさせたりするように、多次元へと広がっていたと言える。

2　しびれに意外に支配される生活

　上記で見てきたしびれている身体は、江川さんの生活のさまざまな場面でどのように現れ、それが生活をどのような意味を帯びたものとしていたのか。以下では、物に触れるという接触の場面、なかでも時間的に短い一瞬の物との接触と、歩行のように接触が繰り返される持続した動作、そして何かを感じるという三つの切り口から記述していく。

■■■■「しびれに意外に支配されましたね」：接触がしびれを浮かび上がらせる

　退院直前の頃、江川さんと私は退院後の生活についてラウンジで話していた (#5 p.87-91)。車の運転をどうするか、家事はどうするなどを話しながら、「でも、左手だからね、利き手は右だから、なんか生活で困るかな〜？」(#5 p.90) と、しびれている左手をあまり使わないようにしたら、大丈夫ではないかと語っていた。ところが、退院後のリハビリ場面では、退院後の生活が病前と変容したことが語られた。以下の抜粋は、退院してちょうど1週間後の (#6) 外来リハビリを終

❖5──#22 p.368:「トレーニングやったから、筋肉痛に、上半身はわかるけど、下半身はわかんない、しびれてるから、鈍いなって。昔感じた筋肉痛は、ない。」と診察時に医師に話す。

中身が違う人みたい〜江川さんの経験　　47

えた場面である。退院後に、江川さんが、しびれをどのように経験していたか
が現れている。

> **抜粋11 ● #6 p.121-122**
>
> ◯**初回の外来リハ終了時に立ち止まる江川さん**◯
>
> PT4がじゃあまた来週お願いしますとボードを持って立ち去ると、ベンチからも装具置き場
> からも離れたちょうど通路というか空間の真ん中に立ったまま、笑みが消えて、
>
> **江川**：そう、しびれに意外に支配されましたね（手を揉むように触りながら）。
>
> **坂井**：ああ～
>
> **江川**：何するにも触るじゃないですか～（右手で左第4・5指を軽く握るようにスッと触りなが
> ら）、だから、それこそ、ここ（腿を触りながら）に**当たってゾワゾワする**。スーパー
> の袋？あれも、（手に持つジェスチャーをして）**うわぁ！っていう感じで、**
>
> **坂井**：ああ、持った瞬間、
>
> **江川**：そう、嫌な感じがして、
>
> **坂井**：ああ、入院中は持たないですもんね、ビニールの袋。ゾワゾワ？（自分の手を
> 触りながら）
>
> **江川**：っていうかね、**嫌な感じがして、うわぁって。**
>
> **坂井**：ああ、嫌な感じが。
>
> 立ったまま動かず考え込むような感じの江川さん。
>
> 〈中略：入院していたときに親しくしていた患者仲間と会い談笑〉
>
> （#6 p.123）病棟のリハビリ仲間のテーブルから少し離れると、歩きながら右隣を歩いていた
> 私の方を向いて、しびれが意外とつらかったと話される。
>
> **坂井**：ここに入院しているときよりも？
>
> **江川**：入院していると、自分のご飯食べて、リハビリしてだけだったけど、家に

❖6──次のようなしびれにまつわる出来事が語られた。「しびれているから、握っている間
に落ちちゃって。」（#6 p.105）と、レジを待っている間に準備していた硬貨を落としたこと
や、財布の中のお札を上手く数えられないこと、お皿を落としそうになったこと、包丁も「手
がしびれてくると、いやんなって、」と親指と人差し指でつまんで持ったりしていること、そして、
自宅の食器洗いスポンジが「あのこするところのザラザラがダメだった。あれは最悪だった。
（中略）あのザラザラが、ここでそうなる?!って、あのチクチク感が耐えらんない、トゲトゲ
感?肌触り?」（#6 p.115）などである。

48　　II…しびれている身体で生きる経験

帰ったら、ご飯作って、洗濯して、畳んで、買い物行ってとか、いろいろあって、できる部分と、しびれが邪魔する部分と、何やるのも。洗濯物、腿の上で畳んだりしません？

坂井：ここで、ささっと（自分の腿を触りながら、そこを台にしてさっと動作するという意味で話すが）

江川：そう、（洗濯物が）**当たって**、うわぁってなって。

坂井：ああ、そういう、いろんなことをしていく中で、いろいろあるんですね～。

　江川さんはリハビリ終了後に総括するような感じで「そう、しびれに意外に支配されましたね」と語った。意外にというのは、入院中にはあまり困ることはないだろうと予測していたことによる。なぜ、意外だったのか。入院中と退院後を見てみると、物との接触という点に大きな違いが見られた。江川さんは、家事全般を行うことで、入院中には触ることがなかったような、硬貨や包丁、食器、スポンジ、ビニール袋といったさまざまな素材に触れていた。そのたびに、「ゾワゾワ」したり、「嫌な感じがして、うわぁって」となったり、接触がしびれを多様に浮かび上がらせていた。

　このように、接触とともに現れるしびれを回避することは難しい。江川さんは、「何するにも触るじゃないですか～」と生活のすべてにおいて、何かに触ることがあり、そこで常にしびれていることが意識されてしまう。普段は、家事であればその目的に意識が向かっており、その手前で常に生じている何かとの接触は、背景に退いてしまっている。この背景に退いていることが、動作を可能にしていた。ところが、目的を達成する前に、それを阻むかのように、接触と同時に発生するしびれが、「支配されましたね」と江川さんに感じさせていた。

「当たる」という経験

　退院後の生活では、さまざまな物との接触がしびれを多様に浮かび上がらせていたことを、上で確認した。普段は気にも留めないような一瞬の接触が、強く意識されていたことがわかる。

　「当たる」と「うわぁ！」という表現に着目して見ていきたい。まず、「当たる」であるが、**抜粋11**以外でも次のような場面で見られた。急性期病院の頃、

備品のタオルケットの「凹凸が当たるだけで、ザーとして鳥肌立って」(#1 p.16)や、外来リハビリの日が雨で、病院に行こうと外に出たら「雨が当たって、ダメで。それで、家まで戻って車で来た。」(#9 p.158)や、お風呂や雨上がりの電線からの水滴の落下に「ポツッとがだめで、滴が当たると、アオーゥって。」(#13 p.239)などである。いずれも「かかる」と表現されることが多い場面であるが、そのような出会い方ではなく、それらを「当たる」ものとして感じていた江川さんのしびれている身体があった。では、「当たる」とはどのようなことなのか。状況を見てみよう。江川さんは「当たるだけで」「当たって、」「当たると」と語っており、接触の瞬間に注意が向き、「ザーとして」「ダメで」「アオーゥって。」と江川さんを応答させていた。「当たる」とは向こうから避けがたくやってくる、強い接触(衝撃)を含む経験として現れていたことがわかる。

　「うわぁ!」は、一見すると、驚きを表す感嘆の声のように思える。しかし、それだけではない。「うわぁ」の現れ方に着目してみると、洗濯物を畳んでいるとそれが腿にふれて「当たって、うわってなって」(#6 p.123)や、前述の「滴が当たると、アオーゥって。」(#13 p.239)、「スーパーのふくろ? あれも、(手に持つジェスチャーをして)うわぁ! っていう感じで、」とそこには常に何らかの動きが入っていた。スーパーの袋の話では、過去を想起し語っていた中でも、袋を手に持つジェスチャーをして、そのジェスチャーの中で触れたときに「うわぁ!」と再現し、動きと同時に発していた。つまり、動き交わる中で生まれていたのが「うわぁ」である。言い換えると、「当たる」と感じるような強い接触を含む経験が、江川さんに「うわぁ!」とからだとして応答させていた。

　「当たる」という経験が、接触の瞬間のみに現れており、持続するものではなかったことが、以下の抜粋からもわかる。

抜粋12 ＊#13 p.239

⌒**外来リハビリー理学療法の休憩場面**⌒

　そこに座ると、雨が一旦上がった空をちらっと見てから、

江川：この前、雨が上がったから、傘ささないで歩いてたから、電線からポツって(腿の上を指で指しながら)。ジーンズの上からでも、**おーーっ!** って(笑)

50　　Ⅱ…しびれている身体で生きる経験

坂井:服の上からでも？電線のは粒が大きいからかな？

江川:落下してきた勢いもあったのか、**おーっ!** って。

PT5:お風呂は大丈夫なんですか？

江川:**ざばーっとくるのは大丈夫なんです。ポツっとがだめで、滴が**（髪の毛から落ちる様子を手でやりながら）**当たると、アオーゥって。**

PT5:シャワーは？

江川:シャワーは大丈夫なんです。**当たっちゃえば**大丈夫。

PT5:敏感になってるんですね。

江川:治んないしね、しびれは。整形の先生聞いても、治らないって。薬もないって言うしね。、サプリでも、っていったら、それがあったら薬になってるって（苦笑）

　　PT5がシャワーという滴が断続的に発生する場面を想定し尋ねると、「シャワーは大丈夫なんです。当たっちゃえば大丈夫。」と江川さんは答えていた。シャワーという断続的な滴でも、それが"当たり続ける"のではなく、「当たっちゃえば」と当たることが完了することわかる。つまり、「当たる」という状況は常に続くというよりも、むしろ、ある瞬間のことである。江川さんは、爪切りについて「当たった瞬間がすごい嫌なんです（笑）」(#16 p.273)と、そこだけ爪が伸びたままのしびれている第4・5指を触りながら語った。爪切りでは、滴のように不意に当たるのではなく、自分で道具を操作し、自分に触れている。いわば、触れる準備と触れられる準備が備わっている状況である。だが、「当てた瞬間」ではなく「当たった瞬間」と表現されていた。そこに、江川さんの「当たる」という状況がどのように生じるのか見て取れる。不意に落ちてきた滴であっても、自ら準備した爪切りであっても、どの状況においても、まず「当たる」ということが生じてくる。それは、病前は触れていることも意識しなかったような馴染みの物が、接触のその瞬間に「当たる」という意味を伴い経験されていた。

しびれて長く歩けない

　動くということは、何らかの接触が持続したり反復されることでもある。その
中で、しびれている身体がどのように現れ、また、どのような意味が現れていた
のか見ていきたい。

■■■■歩く、走る：「しびれて、長く歩けない」

　江川さんは救急搬送された急性期病院から、杖歩行の状態でAリハビリ病院
に転院となった。#1ではまだ杖歩行だった江川さんは、4日後の#2では杖なし
での歩行となっていたが、動きに微かな不自然さも見られた。[7] #3、4でも不安
定さは見られていたが、[8] ADLが自立していた江川さんは、歩行が安定したと評
価され自宅退院となった。だが、江川さんは退院後外来リハビリを続ける中で、
歩くことに関する困難さをたびたび訴えていた。[9] その訴えは医師による問診や、
理学療法での歩行機能評価などでは"歩ける"と評価され、医学的な指標だけ
で評価することが難しい様子も見受けられた。しびれている足で歩く（動く・移動
する）ということは、どのようなことなのかを江川さんの経験から見ていきたい。

〈「雲 の 上 歩 い て い る よ う な 感 じ？　ふ わ ふ わ す る？！」〉

　まず、入院して間もない#1の作業療法時に、江川さんはOT1にしびれにつ
いて「嫌なしびれじゃないの？」と尋ねられた。すると、江川さんは「う〜〜ん」と
考え込み、「歩くときとかもそう。（両手で腿をこするようにして）このビリビリがないと、

❖7──#2 p.19FNより：今日からは、杖もなく完全なフリーハンドで院内フリーになっている。
江川さんの歩行は微かな違和感、均等に左右の足が動いていないようなわずかな遅れを感
じるが、全体としては歩行のスピードもありパッと見何が悪いのかはすぐにはわからない。

❖8──#3 p.31：江川さんはスタスタちょっとだけリズムの悪い感じで歩くが、ふらついたり、
歩きが遅いということはない。#3 p.36：廊下を進んでいき、外来の方からリハビリ室へ出入り
する辺りで、ぐらっと足がもたつき、右、左とバランスを崩しながらも、立て直し、何ごともな
かったかのように歩いていく。

❖9──一例として、外来リハ初日に、医師から「すごい、困ることってありますか？」と問われ、
「しびれて、長く歩けないことで、人込みで転んだらどうしようと思って、遠出できないんで
す。」と答える。医師は、江川さんの生活状況を聞きながら「できるじゃないですか〜」と笑
顔で返し、「なかなか元通りにはね〜」と言う。

歩けないんじゃないかって。」(#1 p.12)と、答えた。ここでは、"嫌な"という形容
の水準ではなく、「ビリビリ」が歩くことを可能にする、何らかの役割を担ってお
り、歩く上で必要なものとして語られていた。他方で、足裏だけではなく下肢全
体がしびれている江川さんは、しびれていることが動作を難しくさせていること
も語っていた。

抜粋13 #5 p.87~89

〔入院中、理学療法直後の会話〕

階段室のドアをぐっと開けて、廊下に出ると、PT1とカウンター前で別れて、江川さんはお
水をのみますといいながら奥のキッチンのほうに向かう。ガラスのコップをとり、サーバーの
下においてボタンを押して冷水をだす。

江川：難しいね、走るのー。

坂井：でも、PT1さんは昨日よりはよくなっているって、言ってましたね。やっぱり、
むずかしいですか？

江川：うーん、なんか笑っちゃうね。**変な格好すぎて**(笑)。

と走る練習中に最後吹き出すように笑っていたことを自ら語る。水はコップから溢れそうに
なっているが、それを取りぐっと一口のむ。江川さんは、座ろっかーといいながら、食堂の
前回と同じキッチンカウンターそばのテーブルにお水の入ったコップを置いて、通路側の椅
子を引き、椅子の左側から入っていく。私もその右隣の椅子をひいて、座る。

江川：**なーんかね、足がどこ着いていいかわかんないから、こわいんでしょうね。**

と椅子を引いたままで、足を前に投げ出してその足を見ながら話す。

江川：**足がしびれてるから、も、そうだし、ここも**(両膝を触りながら)**だし。**

坂井：えーっと、膝もですか？

江川：そう、膝も（と両足の膝蓋骨あたりをさするようにして）！

坂井：膝は、痛いんでしたっけ、張っていて、

江川：**うーん、なんかね、雲の上歩いているような感じ？って雲の上歩いたことないけ
ど、ふわふわする?!**

坂井：それは、先ほど、膝にクッションが挟まっているっていう。

江川：そうそう。

坂井：あれは、

江川：あれはね、自分の感覚を伝えられるようにと思って、いろいろ考えたんだけど、

坂井：ああ、どこに、

江川：大腿骨と膝のお皿と、その下の骨があって、でしょ？ そのお皿と下の骨の間に、クッションが挟まっているような感じ？ だから、ここと（膝触りながら）、足（足背部あたりを眺めて）、両方考えないといけないから、

坂井：ああ、だから難しくなって、

江川：難しくなって、こうなったり（上体を後ろにのけぞらせる）、ここがこうなったり（右臀部を触りながら、後ろに下げる）する。

坂井：それで、からだがばらばらになるって、

江川：そうそう、**だから**全然走れなくて。（入院してから）走ってなかったから〜。

（と江川さんは言うが、ちょっと不恰好だが走るという運動自体はできているが、確かにぎこちない。手足の動きがあってない。）

坂井：それでだったんですね。なんか、でも、そんな普段は、考えて走ってないですもんね〜。

江川：ねー、考えてないよね〜！

　理学療法を終えてラウンジに向かいながら、直前の走る練習を振り返るように「難しいね」と江川さん自ら切り出した。だが、「難しいですか？」と同じ言葉で問われると、「うーん、なんか笑っちゃうね。変な格好すぎて（笑）」と、表現が変わり、難易度というよりも、からだについて次第に語られていく。ここでは、次の4点が確認できる。

①「足がどこ着いていいかわかんないから、こわいんでしょうね。」
②「雲の上歩いているような感じ？ って雲の上歩いたことないけど、ふわふわ

❖10 —#5 p.77：「先ほど」とは、理学療法のために、階段を下りながら語っていた以下の部分を受けてである。江川「私の足の感覚を、どう言葉で表現したらいいのかなって、考えていたんですよ。足は、正座した後のピリピリする感じで、右膝はきつめのサポーターされてる感じ？それで、膝の関節の間にスポンジをはさまれたような感じって言えば通じるかなとか思って。」

する?!」

③「お皿と下の骨の間に、クッションが挟まっているような感じ? だから、ここと、足、両方考えないといけないから、」

④「難しくなって、こうなったり（上体を後ろにのけぞらせる）、ここがこうなったり（右臀部を触りながら、後ろに下げる）する。」

　この展開から、しびれている足で歩く・走るということが、足の感覚や運動機能の問題だけにとどまらないことわかる。まず①では、主語が「足が」となり、江川さんが「足をどこに着いていいかわからない」ではなく、「足がどこに着いていいのかわからない」とされていた。つまり、足が部分として際立ち、主体的な様相を伴い江川さんに現れていたことがわかる。「こわいんでしょうね」と、自分が怖いという実感を伴うような在り方ではなく、代弁するような距離をとった表現や、足に触れることなく眺めやる眼差しにも現れている。

　続いて、私が江川さんの膝について具体的に尋ねていくと、「うーん、なんかね、」と答えに窮し、膝については直接答えず、歩いたときの感じについて言及していく。この応答のずれから、膝という部位として切り離して語りづらいことがわかる。むしろ、その膝を含めた"しびれている足"で歩いたときに、どのように経験しているかを語らせることになる。それは、②「雲の上歩いているような感じ?って雲の上歩いたことないけど、ふわふわする?!」という、経験できない比喩に自ら違和感を示しながらも、そうとしか例えようのない「ふわふわ」であることが示された。これ以降は比喩が外され「ふわふわ」が、歩行の感じを語る足場になっていく。

　この例え難い「ふわふわ」は、どのようなことを示しているのだろうか。膝に焦点が当たり、そこから歩いたときのふわふわする感じが言語化されたが、再度私が膝について問いかけると、③のように、膝の下部にクッションが挟まっていることで、足と膝両方考えなければならないことが示される。この「クッションが挟まっているような感じ?」は、訓練前に江川さんが語ったことを受けている。理学療法のためリハビリ室に移動しながら、「私の足の感覚を、どう言葉で表現し

❖11…「ふわふわ」がこのように半疑問形で語られるのは#5のみで、直後の#6からは「ふわふわする」と断定されている。

たらいいのかなって、考えていたんですよ。足は、正座した後のピリピリする感じで、右膝はきつめのサポーターされてる感じ？ それで、膝の関節の間にスポンジをはさまれたような感じって言えば通じるかなとか思って。」(#5 p.77)と語っていた。サポーターもしているのではなく「されてる感じ」であり、スポンジもはさんでいるのではなく「はさまれたような感じ」であり、ともにそうされてしまっている如何ともしがたい状態である。それは、スポンジからクッションになっても保持されていた。すなわち、ふわふわすることには、膝が自由に動くことを妨げるようなサポーターみたいな感じや、足と膝のつながりを妨げるようなものが挟まれているという、二つの側面が含まれていた。前者については、後で検討し、後者については④へとつながっていくため、以下に続けて見ていく。

　膝にスポンジが挟まれていることが、江川さんに「だから、ここと、足、両方考えないといけないから。」と、地続きの足としてではなく、膝と足という別々のものとして経験させることにつながっていた。それは、この1週間前に、同じく理学療法後にラウンジで訓練を振り返っているときに、「う〜ん、歩行は歩行で難しいし、って歩いてるけど、連動するのが難しい。」(#4 p.61)と語っていたことともつながる。すなわち、これまでのように無自覚に動くのでもなく、だが連動させるという意識的に動かしているのでもない。考えないといけないものとしては現れているが、自ずと「連動する」主体としてからだが働くことの難しさが問われていた。

　さらに、江川さんは足に触りながら、考えなければならないものとして膝と足を示す一方で、④のように具体的な状況としては、上体を後ろにのけぞらせたり、腰が引けたりするという、足以外の様子を実演していた。一見すると矛盾しているが、その実演を見た私は、江川さんが直前まで理学療法でやっていた小走りの場面を再現していると感じ、江川さんが走りながら語っていた「からだが、バラバラになっている気がする(笑)」(#5 p.86)を受けた投げかけをした。すると、江川さんは「そうそう、だから全然走れなくて。(入院してから)走ってなかったから〜。」と、走

❖12　#5 p.86では、廊下で小走りに練習をする。江川さんは、走り出しては、噴き出して笑い止まってしまうことを繰り返す。その中で、「からだがおかしい(笑)からだが、バラバラになっている気がする(笑)足のことばかり気にしているから。」と笑いが止まらない様子で、PT1に伝える。#6 p.119でも、退院後にボーリングにいった話になり「見てただけだけど、最初ちょっとやったけど、からだがバラバラで笑っちゃった。からだがよれて、協調運動ができないんだね(笑)」と、語っている。

ることに再び話が戻ってくる。さらに、「走ってなかったから〜」と、受傷から2カ月ほど、走るということをしていなかったという習慣の途切れに繋がっていく。

　これらのことから、しびれている足で歩いたり、走ったりすることは、その難しさが足だけにとどまるものではなく、部分を特定しない「からだ」へと及んでいた。また、全体としての難しさが生じることで、それが動きにも連動していき、さらには習慣の途切れという時間のつながりをも含んでいた。これについては、以下で詳細に見ていく。

■■■■「歩いているうちに、膝とかわからなくなる」：しびれと、ふわふわと、わからなさ

　まず江川さんのしびれについて確認しておきたい。下肢は「ずっとしびれている」状態であり、「寝ているのが一番楽」と動かさないことが楽だという。そのような中、退院後に買い物や散歩などで、長距離・長時間歩く機会が増えた江川さんは、初回外来リハビリの問診時に開口一番、「立ちくらみがあって、あと、しびれとうまく付き合うのが、大変だなって、足がふわふわして、歩き始めからふわふわしていることもあって、」(#6 p.107)と訴えた。さらに、「足は全部しびれてて、最初からふわふわしてて、だから変に意識して足裏疲れたりします。」(#6 p.108)と言い、医師から困ることを尋ねられると、「しびれて、長く歩けないことで、人込みで転んだらどうしようと思って、遠出できないんです。」(#6 p.108)と答えた場面があった。日常の動作は、一連のものとしてどこからどこまでともいえない状態でつながっている。その中で、江川さんは「歩けない」「走れない」という経験をしていた。それらが、どのように発生していたのかを見ていきたい。

　以下の抜粋は、外来リハビリ初日に、身体機能評価として〈6分間歩行〉を行い、歩行距離と疲労感を測っていた場面である。

抜粋14◉#6 p.118

〔初回外来リハ──理学療法、身体機能評価の一場面〕

何往復かしている間に、右手が外に広がってくる。さらに歩き続けると、右足を引きずるような、リズムが崩れるような感じになる。（歩きながらPTがスポーツを禁止する発言をする:7行略）江川さんの歩きはだんだん、左足も上がるような、両足のバランスが崩れてくるような感

じに見える。

江川：歩いているうちに、膝とかわからなくなる。

と歩きながら話す江川さん。

　問診場面では「足がふわふわしてて、歩き始めからふわふわしていることも
あって」「最初からふわふわしてて」と、ふわふわの出現時期が最初からであ
ることが強調されていた。一方、**抜粋14**では、「歩いているうちに、」と、歩くと
いう動作が続いていく中で、江川さん自身も変化を実感し、動きにも崩れとし
て確認された。そして、「膝とかわからなくなる。」とわからなさにつながってい
た。この6分間歩行が始まる直前にも、PT4が自宅に帰ってどうだったかを尋
ねると、「長く歩けないし、歩いているとふわふわして、」と結構大変だったと伝
えていた(#6 p.116)。また、買い物時の歩行中に「しびれます？」とPT4に問われ、
「しびれはずっとあるので、疲れてくるとどうやって歩いていいかわからないの
で、うーん。」(#6 p.117)と、わからなさが示されていた。ここから、しびれと、ふわ
ふわと、わからなさについて以下の3点が確認できる。

　　①「足は全部しびれてて」「しびれはずっとあるので」
　　②「歩いているとふわふわして」「歩いているうちに、膝とかわからなくなる」
　　③「疲れてくるとどうやって歩いていいかわからない」

　この3点は別々の状態を示しているようで、それぞれが蝶番のようにつながり、
次の意味を生み出す基盤となっていた。①では、「足は全部しびれてて、最
初からふわふわしてて、だから変に意識して足裏疲れたりします。」(#6 p.108)や、
「しびれはずっとあるので、疲れてくるとどうやって歩いていいかわからないの
で、うーん。」(#6 p.117)のように、前提としてしびれていることは示されていたが、
主題的には浮かび上がっていない。これは、江川さんにとってしびれが、「ずっ
と」という時間と、「全部」という空間に通底していたことを示している。
　しびれが通底しているという①が基盤となり、②「歩いていると、ふわふわし
て」と、歩くという動作に伴い「ふわふわ」という新たな意味が発生していた。そ

れは、先の抜粋で「雲の上歩いているような感じ？　って雲の上歩いたことない
けど、ふわふわする?!」と、江川さんの最初の比喩にも重なる。ここでも、江川
さんは「歩いている」という動作の中で感じることとして、ふわふわすると述べて
いた。さらに、「歩いているうちに、膝とかわからなくなる」と、歩くことがある
一定の時間続いていくことにより、部分のわからなさが江川さんに現れていた。

　さらに、歩いているとふわふわするという②が基盤になり、③「疲れてくるとど
うやって歩いていいかわからない」という、「疲れてくる」状態を生み、それが
部分だけではなく、歩き方をわからなくさせることにつながっていた。いわば、
途中でからだを見失ってしまうような経験がなされていた。ただ、この「疲れてく
る」には、江川さんの文脈における意味が含意されていた。次の抜粋と併せて
見ていきたい。

抜粋15●#13 p.229

〔外来—リハビリ前に毎回ある医師による問診〕

Dr：んー、手術の話は、11月？

江川：次の11月の整形で、先生のほうもう〜んという感じで。やってもね〜、劇
　　　的にかわるわけではないからって。（ちょっと間があり）体力も落ちていて、主人と
　　　話してて、リハビリもどのくらいまで、**散歩やっぱり長い距離は、疲れるのか、歩**
　　　けない、しびれ、う〜ん（考え込む）

Dr：歩いていてどうなります？

江川：**なんだろう……筋肉の疲れじゃない、しびれてて、ふわふわしてて、膝が疲れ**
　　　てくる（両膝に手を置いてくるくるとさすりながら）、**しびれてて**（私の方を見る）、**足がしんどく**
　　　なって、

　江川さんは、「疲れるのか、歩けない、」と言いながら、すぐに「筋肉の疲れ
じゃない」と生理学的な疲れではないことを示す。そこに、「しびれてて、ふわ
ふわしてて、膝が疲れてくる」と①〜③までを「〜してて」と並列でつなぎ、さらに
「しびれてて、足がしんどくなって、」①〜③に至ることが示されていた。この一
連の展開が、江川さんが「疲れるのか、歩けない」としていたことの内実である。

だが、明確にそう自覚しているわけではない。むしろ、①〜③までの基盤の移動と、その都度の意味の生成は、知らず知らずのうちにつくり出されていた。それは、医師から「歩いていてどうなります?」と問われ、「なんだろう……」と江川さんが考え込み、言葉を探していたことにも現れている。

以上のことから、江川さんが「しびれて、長く歩けないことで、人込みで転んだらどうしようと思って、遠出できないんです。」(#6 p.108)と語った意図も明らかになる。「歩けない」ということは、しびれているから歩けない・疲れるから歩けないというような、1対1の因果関係には回収しきれない構造にある。また、しびれが長く歩くことを困難にするという、直接的な関係でもない。むしろ、しびれていることにより、ふわふわしたり、わからなさが出現し、その中で歩行を続けることが、生理学的な筋肉疲労とはちがう疲れを生み、その疲れが歩き方までもわからなくさせる。それ故、江川さんは歩けないことだけではなく、わからない中で歩き続ける延長線上に、「転んだらどうしよう」として語られた事態が見えてくるのである。しびれは、歩く手がかりにもなっている一方で、歩き続けることを難しくさせることにもつながっていた。

■■■■■「硬いな〜、右足が棒みたい」 : 柔軟性を減退させるサポーターされているような膝

ふわふわすることには、膝が自由に動くことを妨げるようなサポーターみたいな感じや、足と膝のつながりを妨げるようなものが挟まれているという、二つの側面が含まれていたことを確認した。ここでは、前者のサポーターのような側面について検討していきたい。以下は、理学療法の訓練として、廊下でケンケンパをしていた場面である。

抜粋16 ● #12 p.225

〖 外来リハビリ2カ月目—理学療法での訓練場面 〗

江川さんは、PT4のケンパ、ケンパ、ケンケンパの声に合わせて、左足から行う。「次、逆」とPT4が連続して声をかけて、右のケンパをする。右足だと着地のときにグラッとする。左、右、左で奥までケンパしていくと、

江川:硬いな〜、右足が棒みたい（笑）

PT4:でもだいぶね、できるようになりましたよね。

　　と私に同意を求める。

坂井:最初はもっとね、

PT4:そうですよ、足にもなってなかったから。

　　江川さんは笑いながら、また復路のケンパをスタートする。

　片足で右ケンケンをすると、着地でグラッとしながらも既定の距離まで動作は継続できる。そして、すぐに「硬いな〜、右足が棒みたい（笑）」と言う。同様のことが、外来リハビリ4カ月目の#21でも見られた。

> **抜粋17◉#21 p.364**
>
> ╭ **外来リハビリ4カ月目─理学療法での訓練場面** ╮
>
> ケンケンパと、これもスキップ同様軽快にすすんでいくが、着地のときの右足がやや後方に下がっている。復路のケンパの途中で「あっ」と江川さんが声を漏らすが、とくによろけたりはない。戻ったところで、
>
> 江川:**ふわふわしてる今日**。疲れてるからかな？
>
> PT5:筋肉の疲れですかね。
>
> 江川:そうかなぁ。
>
> （半信半疑というかんじでもなく、どうだろうなぁという雰囲気）
>
> （中略:ケンケンパをもう1往復し、その後キョンシージャンプを実施。キョンシージャンプでは、ハーハー言いながらやっとという感じでゴールする）
>
> 江川さんはキョンシージャンプ[13]でペース配分しながら、進んでいき、最初のように力尽きることなくなんとか、ゴールする。そして、リハ室に戻りながら、
>
> 江川:はぁっ、もう体が動かない。**ドスンドスンで、ドスンと落ちると次上がってくるの大変**。
>
> PT5:うまく膝のクッション使わないと。

　❖13−映画「霊験道士」に出てきた、キョンシーが両足を揃えて小刻みにジャンプしながら進んでいく様子を模した訓練。訓練の難易度、負荷はケンケンパよりも大きい。

これらの、右足が棒みたいであることや、ドスンドスンと落ちることは、その表現だけをみると「ふわふわ」という柔らかな表現と対極にあるように思われる。詳細に見てみると、ケンケンパでは、着地のときにグラッとし、その状況に対応しづらいことが"硬さ"として現れ、その柔軟性を欠く自らの右足が棒みたいに感じられていた。

　ケンケンパの動作中には、よろけるなど目に見える形での変化はないが、「あっ」と声が漏れていた。その動作をする中で、「ふわふわしている今日。」と、ふわふわと形容されるような状況にあることが実感されている。ふわふわしている原因として、疲れを挙げるが、PT5に「筋肉の疲れですかね。」と、生理学的な説明をされると、否定はしないが肯定もしない。そのふわふわする中で、ケンケンパやキョンシージャンプといった下肢を鍛えるメニューが続く。そして、終了すると、「はぁっ、もう体が動かない。」と負荷の大きさが示された。この負荷は、訓練メニューというよりは、それに対応できない状況を「ドスン」というオノマトペで表現していたと言える。つまり、「ドスンと落ちると次上がってくるの大変」と、「ドスン」が落ちるときのことだけではなく、次のジャンプにつながる一連の動きの滑らかさの減退を含んでおり、そこに大変さが潜んでいたことがわかる。つまり、「右膝はきつめのサポーターされてる感じ」であり、PTからの「膝のクッション使って」という指示に応えることが難しい。すなわち、ドスンと落ちても、その衝撃が次につながる跳ね返りとしては、返ってこない。そのため、反動を次のジャンプに活かしにくく、新たなジャンプにまた力が必要になり、負荷が大きくなることがわかる。

　これらのことから、ふわふわするというのは、音韻からは柔らかさを示すように見えて、逆に動きの柔軟性・連続性を妨げていることがわかる。

全部しびれている

■■■■出るところまでしびれている：排泄

　便秘については全FWを通してときどき聞かれていたが、尿漏れについては退院後約1カ月の#10が初めてであった。それ以降、排泄について外来看護師

に尋ねられ、尿漏れのことをうっかりという感じで話してしまった#11と、運動しな^{❖14}
がら生活の中で漏れたという話題がインタビューで1回聞かれただけであった。

　脊髄損傷の後遺症として、排尿障害や便秘があることはよく知られている。
江川さんは、排尿障害とは診断されておらず、入院中は尿漏れもなく、膀胱
炎にだけは気を付けるようにと言われたという。そのため、退院後に尿漏れが
断続的にあることについて、「でも、しびれでこんなことまでなると思わなかっ
たぁ。」(#10 p.192)と意外そうに語っていた。以下に、FNデータを示しながら、尿
漏れがしびれとの関連でどのように江川さんに経験されていたのか見ていきた
い。以下の場面は、リハビリ終了後の医師の診察から会計までの一連(#10 p.188-
192)から、抜粋したものである。

抜粋18 ● #10 p.190-191

◖会計前ラウンジで尿漏れについて語る場面◗

坂井：江川さん、このあたりも（自分の腿を触りながら）、あれでしたっけ、感覚が、

江川：鈍いですね。

坂井：（自分の腹部を触りながら）お臍から下って、言ってましたっけ？

江川：そうですね（腹部を触りながら）。お臍から下ですね。だから、ひどいときは、
　　　やっぱり、臍から下が全部しびれてますね。**だから、ひどいときは内臓の中まで**
　　　ビリビリする、内臓ってビリビリするわけはないんだけど、

　　　とおなかをさすりながら話す。

坂井：でも、中も（腹部を触りながら）、しびれているような感じなんですね。うーん、
　　　なんか、他の首とか脊髄のほうでもやっぱり、便とか、出たのがわからなくっ
　　　て、出て気が付くっていうこともあるみたいで、

江川：あとね、便秘だけど、変な話、便秘だから、こう硬いのと、柔らかい下痢
　　　みたいのが**一気にジャって出て、え？もうそれで終わりかいって。**

❖14…#11 p.195:看護師に「排泄の方は大丈夫ですか？」と尋ねられ、「あー、しびれが強
　　いときにちょっと失禁しちゃうっていう、」p.205廊下を歩く訓練で歩きはじめると「どうしよう。
　　途中でお腹痛くなったら（笑）」と数日便が出ていないと言う話をする。
　　　AIN5-187-205：「しびれてくると、トイレの感覚が、なんかとても悪くなってくるので」と言い、
　　エアロビクス中に「漏れちゃってて、やばいと思って。」と、それ以降飛び跳ねるプログラムに
　　は参加しないことにしたという。

中身が違う人みたい〜江川さんの経験　　63

坂井：えーっと、それは、硬いのが出て、その後に柔らかいのがでるのではないく、

江川：**一気に、**（手で物が出るジェスチャーしながら）**ブリって全部でちゃう。だから、やっぱり、お尻も鈍いんだと思います。だから、ガスも、プーってこんなときに出るって？**（笑）

坂井：お尻って言うのは、穴、肛門ですか？

江川：そう。トイレとかいって、ウンチをしても、出してるときは細いなって思って、（振り返りながら下を見て）見らたでかってこともあって。普通、わかるじゃないですか、

坂井：そうですね。出てるときにだいたい。それが、違うんですね。出しているときの感じと、見たときの大きさが。

江川：そう、**だから鈍ってるんだと思います。**

坂井：ああ、このあたりが

　と言いながら腹部あたりをさする私。

江川：**一帯が、しびれてるんだと思います。出るところまでしびれているから、**

坂井：ああ、尿が通るから、

江川：パンツが当たっているからそれが刺激になって、でも尿もそうなのかもしれませんね。

　　この一連の場面(#10 p.188-192)では、江川さんは尿漏れについて語る前に、ある状況について限定してから語るというパターンを繰り返していた。それは、毎日ではなく「すごくしびれが強い日」という状況と、常にではなく、歩く走るなどの動作に伴い生じてくるという、この2点であった。だが、この場面でみられた文法は"しびれが強い〻から、尿が漏れる"という因果関係ではなかった。「しびれが強いとき」「しびれがひどいとき」と尿漏れは、どのように江川さんに現れていたのだろうか。

　　この限定に着目してみると、何かがわかることと、それによって別の何かがわからなくなることが、生じていたことがわかる。しびれがひどいときは「内臓の中までビリビリする」という、先に見たような「中」のわからなさが広がる状態になる。一方で、漏れている尿を止めることができないことや、「タレ、タレって」(#10 p.190)と表現される少量の尿漏れを、わかってもいた。さらに、排便状況では、便が細いと感じても実際は太かったりと、わかることが実際の状況と一致しなかったことで、わかってなかったことが判明していた。加えて、「一気に

ジャって出て、」にあるように、「一気に」という表現が繰り返され、便の出かたが江川さんのコントロールが及ばないことも示される。このようなことが、しびれがひどいときという限定のもとに、どのように生じていたのか。

　江川さんは、前述のエピソードを総括するように「だから鈍ってるんだと思います」「一帯が、しびれてるんだと思います」と語っていた。自らのからだに生じたことにもかかわらず、「思います」と断定を避けていた。鈍っているから、しびれているから生じたエピソードとしてではなく、逆に、これらのエピソードが起きることによって、いわばその経験のほうから「鈍っている」「しびれている」ことを江川さんに気づかせていた。それが、因果という関係ではない語りにさせ、さらに、自らのコントロール外で生じることも重なり、断定を避けた語りとなる。

　江川さんの尿漏れは、"しびれているから尿漏れが起きる"というような、直接的な因果関係によって説明できるものではない。通常でもしびれている江川さんだが、ひどいときには、さらに上記のような事態になる。つまり、いつもよりさらにわからなさが広がり、自分のからだに何がおきているのかも、わかりづらくさせる。それを基盤とし、尿漏れや便が一気に出たり、ガスが思いもよらない場面で出たりする。すなわち、出すこと、つまり排泄関連のコントロールの利かなさが、しびれと関連させた語りとなって現れていた。

■■■■■■しびれしかないから、自分ではわかんなくて：温度

　リハビリ病院に入院して間もなくの頃(#1)は、「しびれると、冷たい感じがする。」など手の冷たさについて語っていた江川さんだが、作業療法士より気化熱の為だと説明されて以来、発言が見られなくなっていた。退院後(#6以降)には、季節の話題を含めながら"冷たさ"について語ることがたびたびあった。

抜粋19＊#7 p.127

◖外来リハビリ２回目—真夏◗

OT5：どうですか？ 調子は？

江川：ずっとしびれてます。鳥肌が立って、クーラーいらずな感じです。

❖15—#1 p.15「しびれると、冷たい感じがする。ヒエーって。」、p.16「しびれてるけど、痛くはないんです。冷たくなる？！」

中身が違う人みたい〜江川さんの経験

と、両手をテーブルの上に乗せて話す。OT5はうーんと言いながら、江川さんの右手を取り手を揉み解していく。私も江川さんの左隣の丸椅子に座る。

江川：なんか、手が冷たいって言われるんですけど、どうですか？ しびれと関係あるのかな？

OT5は右手を揉みながら、うーん冷たいですよねと淡々と話す。私もちょっと気になり、江川さんの左手に自分の右手を伸ばしながら「いいですか？」と言いながら、ちょっと触れるとヒヤッとして「うわぁ、冷たい。」と言い思わず手を放してしまう。思ったより冷たく、氷のような冷たさというかしっとりした冷たさでびっくりしてしまう。

OT5：体温は？

江川：体温はね、36.7くらい？

OT5：じゃあ、そんなに低いわけじゃないんだね。

　退院後約2週間経過した真夏の頃、江川さんはOT5に手の揉み解しをうけながら、家族などから手が冷たいと言われることについて、「どうですか？」とOT5に確認していた。ここでは、他者から言われた「手が冷たい」ということを、別の他者に確認している。江川さん自らが冷たさを実感しているというよりは、むしろ、江川さん自身にはその実感がない、自分のものとして感じられないことが問題になっている。他者から指摘される感覚と、自らの実感との差が江川さんにおいて生じていた。そこに、「しびれと関係あるのかな？」とOT5に尋ねてみるが、返答は得られない。

　それに対し、江川さんはSNSで同じ脊髄損傷の方を見つけて、WEB上で交流しながら情報交換するようになる。以下の場面は、晩秋の#15であり、これから到来する冬という季節を先取りし、冷たさを含めた温度を実感するということについて主題化していく。この直前では、昨日友人と手足の冷えに効くというお灸を試しに行ったという話題がなされており、それを受けての続きである。

抜粋20 ◦ #15 p.258-259

坂井：江川さん、手足の冷えって、

江川：（両手を交互に揉むように触りながら）うん、寒くなってるって自分ではわかんなくて、

66　　II…しびれている身体で生きる経験

しびれているから。しびれしかないから、自分ではわかんなくて、人に触ってもらうと『冷たい』って。

坂井:ああ、自分では、感じないんですね〜。

江川:感じないですね。しびれてるんで、わかんなくて(両手を交互に揉むように触りながら)。

坂井:ああ、なるほど。

江川:冷たいんですって。どうですか?

と左手を私のほうに伸ばしてきてくれる江川さん。

坂井:いいですか?(江川さんの左手を手首側から指先に向かって触れながら)ああ、そうですね。冷たい。特に指先が。

江川さんの手はじっとりしていて、手のひら辺りは冷たいながらもまだ温度を感じるが、指にふれると急にヒヤッとするような、氷のような冷たさだった。

江川:(笑いながら)冷たいでしょ。

坂井:冷たい。(からだがぶるっとしてくる)冷たいですね。最近朝晩冷えますしね。朝起きて、水出すと、冷たいって。お湯にしようか迷ったけど、まだ早いと思って我慢してますけど。

江川:今はね、まだ我慢できるけど、この先どうしよう……(両手を交互に揉むように触りながら)。**お風呂入ったりして体があったまっても、すぐ冷めるじゃない。外からのは、あったまるけど、すぐ冷めるから。中から、ぽかぽかするっていうのはなかなか、**

坂井:そうですね、お風呂もあったかいけど、確かにすぐ冷めますよね。中から、ぽかぽか、運動、からだ動かしたときくらいですかね。

江川:今から冷えてて、どうしようと思って。

坂井:そうですよね、冬はね。(手を触りながら)、手があったかくても、冬は指がかじかんで、わたしも家の中でも手袋しながらパソコンしたりしてますもん。う〜ん、えーと、江川さん、お風呂とかに入って、あったかくなるのは、わかります?

江川:**う〜ん、じんわりとはするけど……**

坂井:じんわりとするのは、わかる感じなんですね。

江川:私と同じような病気した人が、書いてるブログがあって、その人は温度が苦手なんだって。冷たいと痛いんだって。その人は怪我して1年くらいで、えーと、何度だっけ、30、何度かが境界なんだった。

お灸のお店に行くという文脈での「冷えている」ことは、冷えていることを自覚
しての行動のようにも見える。ところが、江川さんは両手を揉むように触りながら
も、「寒くなってるって自分ではわかんなくて、」と、他者から言われる"寒くなっ
てる"ことが、触ってみても実感できなかった。そして、**抜粋19**では確定してい
なかったしびれと冷たさの関係が、**抜粋20**では「しびれているから」と、原因の
ように語られる。さらに、外の寒さに対して、内側の感覚としては「しびれしか
ないから、」とわからなさの理由が示された。

　その一方で、江川さんは"わからない"両手を毎回揉むように触りながら語っ
ていた。"わからない"はずの手を、触るというのは矛盾した動作のように思
われる。これは、麻痺などで感覚やそこに手があることもわからなくなることと、
逆の現象だと思われる。つまり、わからないことがわかるから、確かめようとし
て触る。触ってみると、わからないことが、そこで確かめられる。この循環が生
じること自体が、わからなさがわかっているというしびれの特徴を示していた。

　このことが、自分の感覚を語るときに、自分以外の感覚や経験を必要とするこ
とにつながる。江川さんは「どうですか?」と私や作業療法士に、確認を促すよう
に手を伸ばすことが多々あった。他者の感覚や反応によって江川さんが確認する
冷たさは、自覚というよりむしろ他覚であり、知識・情報としての"冷たさ"であっ
た。一方、江川さんは「お風呂入ったりして体があったまっても、すぐ冷めるじゃな
い。」と、"冷める"という温から冷へという一連の過程としては実感していた。さらに、
「中から、ぽかぽかするっていうのはなかなか、」と、先述した中が応答する感じ
が希薄であることがここでも確認できる。そのため、江川さんのお風呂の話を受
け、私が「あったかくなるのは、わかります?」と尋ねると、「う～ん、じんわりとはす
るけど……」と考え込み、わかるとは断言できない。さらに、「じんわりとするのは、
わかる感じなんですね。」とわかるところに焦点を当てて再度尋ねられると、江川
さんは「私と同じような病気した人が、」と、同じ脊髄損傷の方の経験を語り始めた。
一見すると、他者の経験を語っているようにも見え、また自分の答えの一部のよう
に語っているようにも見える。これまで見てきたように、他者から自分のからだの感
覚を「冷たい」として知らされたり、わからないことがわかっている江川さんにおい
ては、わからない自らの経験と、他者の経験との差異が変容していることが伺え

る。以下で詳しく見ていきたい。以下の抜粋は、マット上で、PTが江川さんの足を揉み解しながら、しびれについて問診している流れ（#17 p.295-297）の一部である。

抜粋21 ● #17 p.297

〔 **外来リハビリー PTに足を揉まれている場面** 〕

江川さんの足裏を探るように触れ、

PT5：足とか、冷たいですか？

江川：**冷たいんでしょうね、多分**。自分もそう思う、血行悪いと思う。

と苦笑い。

PT5はそのまま江川さんの右の足裏を探るように触れながら、

PT5：偏平足になったとかは、

江川：前からです（苦笑）。

PT5：何か踏んだほうがいいですね。踏んだ方が。

江川：揉んだりしてるんだけど、

PT5：ここって、自分じゃ揉みにくいので、テニスボールとか踏んだり。（足裏や指先を触りながら）冷たいですね〜、しびれは末梢になればなるほどひどいとかありますか？

江川：**うーん、しびれてる、冷たい、しびれてるから冷たいのか、冷たいだけなのか、まだよくわかってない**。

と、ちょっと困ったような感じで苦笑いを浮かべながら答える。

PT5は左足側に移動してストレッチを始める。

　PT5が江川さんの足に触れながら、江川さんに冷たさの自覚を尋ねている。すると、「冷たいんでしょうね、多分。」と、他人ごとのように語り、「多分」と曖昧さも付け加える。そして、「自分もそう思う、血行悪いと思う。」と、自分のことでありながら「自分も」と言い、さらに「思う」を繰り返し、実感として手元にないことがわかる。ここには、次の構造が見て取れる。江川さんの「冷たい」は、家族や医療者が触れて冷たく感じたという他者の感覚を含む「冷たい」である。いわば、いくつもの感覚が交差したことで生じ、江川さんに与えられたものである。

中身が違う人みたい〜江川さんの経験　69

江川さんにとっては、それがまず最初にあり、その後、"自分も思う"という経験のされ方になっていた。他者の感覚により与えられた感覚のほうが確実性を帯び、自ら感じる"自らの感覚"はそれに準ずるようなものとなっていた。

　それが、冷たさとしびれについて尋ねられたとき、江川さんを考えさせることにつながる。PT5が再び足に触りながら、冷たいことに言及し、しびれが末梢においてひどいのか尋ねたが、江川さんは考え込み、肯定も否定もできない。その理由は、江川さんの経験のされ方にある。江川さんは、"足が着くとビリビリする""滴とか当たると、うわってなる"など、何らかの接触においてしびれを語っていた。つまり、しびれがひどいかどうかは、解剖学的な末梢に関連するというよりも、むしろ生活の中でさまざまな接触が頻繁に生じる場が、末梢と言われる手足であった。そのため、文脈から切り離された"末梢になればなるほどひどい"という問いに、応えることが難しかったと言える。

　季節が冬になると、夏には気づかなかったことがいくつか新たに発見されていく。

抜粋22 ● #21 p.350

❪外来リハビリ──病院に到着し、受付を済ませた場面❫

　お財布をリュックに戻すと、自動血圧計のほうに歩いて行きながら、

江川：手も冷たくて、

坂井：最近、寒いですもんね、ちょっと（寒さが）違いますよね。

江川：(手をさすりながら)**手も冷たくなって、触ると、あちこち、嫌な感じがして**(笑)

　と言いながら、手で膝、腿を触る。左腕を自動血圧計に入れて、スタートボタンを押す。マンシェットが加圧されているときに、

江川：冷たくて、ピンチなことがいっぱい(苦笑)

　と言いながら、ダウンベストのジップや、ファスナーのギザギザを触りながら、

江川：こういうのあるじゃない(ジップを触り私に見せて)、それが当たって(鼠径部を触る)、冷た〜いとか(笑)。

坂井：ああ、トイレとか、(肌)でてますもんね。

江川：便座とかも、うち温めてないから、座るとヒィって、腿の後ろが(笑)。

と言いながら、右のお尻を浮かせるような感じになり、足はまっすぐ突っ張るような感じで伸ばして、手で腿の後ろをさすりながら話す。

　冬になり、江川さんは自らの手が冷たいことを、他者からだけではなく、自らの体を自らの手で触れ、そこに嫌な感じが生じることで気がつくようになった。すなわち、触れる自らの手が冷たいことで、触れられた側としてのからだに「あちこち、嫌な感じがして」しまうのである。退院直後の夏場は、金属やラップなどに触れると嫌な感じがすると言い、自分と物との接触により発生したことが、触れるのも触れられるのも自分という中で生じていた。そのことを、江川さんは"自分のからだが凶器になる"と友人に対して表現していた。

　そして、上記からの続きで江川さんは、「夏はさ、全然気づかなかったけど、」と前置きし、「冬になると、いろいろ。こんなところでピンチになる?! って。こんなとこで、ピンチになるとは思わなかった(笑)」(#21 p.351)と語っていた。「こんなところ」と繰り返されていたのは、前述の更衣におけるファスナーであったり、排泄における便座であったり、季節が変わることで、同じ行為が何ともなかったことから、嫌な感じが生じてくる「ピンチ」なことへと変容していた様子が伺える。

部分が際立つことで、全体がしびれる

　しびれは中枢神経障害、末梢神経障害ともに障害された神経の支配領域にしびれが発生し、当該部位に限局すると解剖学的には説明される。脳卒中であれば半身、脊髄損傷では障害部位の支配領域、糖尿病などの末梢神経障害では手や足の末梢にしびれが現れてくる。このような解剖学的な説明がある一方で、しびれている身体で生きる患者は、必ずしもそれと一致する経験ばかりをしているわけではなかった。

　江川さんの診断上のしびれの範囲は、受傷直後は両腕から指先までと広範に見られたが、1カ月、2カ月と経るにつれて、次第に指先に残るのみとなった。足に関しては、両足ともにしびれており、手の場合と違いどこがひどいと言及し

づらい様子であった。以下に、データを示しながら、これまでの解剖学的な説明とは状況を異にする江川さんの経験を見ていきたい。

　以下の抜粋は入院中のデータで、病室からリハビリ室に歩いて移動していた場面である。

■■■■「うーん、全体的？！」：分節化のしづらさ

抜粋23 ◉ #4 p.51-52

〔入院中──リハビリ室へ歩いて移動〕

エレベーターホールにはリハ室に向かう多くの患者さんがいたが、江川さんはその中を縫うようにスタスタ歩いていく。廊下を歩きながら、

PT2：力の入りづらさは、右と左で差がありますか？

江川：（歩きながら）入りづらさはそんなにない感じ。感じ方が違いますね、右がちょっと、右は突っ張ったような感じで。

と言いながら、リハ室内を歩いていき、マットコーナーに向かうように、PT2から指示がでる。〈マットに移動する〉

PT2がまたがりますねと声をかけ、江川さんの膝上のあたりにまたがるようにして、両腿のあたりから確認するような手つきで触っていく。

PT2：やっぱ右が気になりますか？

江川：うーん（困った感じのトーン）、**全体的？！** しびれているので、使うと、痛いのか、しびれてるのか、痛いのに気づいてないのかわかんないんです（苦笑）。ときどきは（左右）違いますけど、**全体的？！**

と仰向けになりながら話す江川さん。

　PT2はこの日初めて担当する若いPTだった。PT2は廊下を歩きながら、力の入りづらさにおける左右差について尋ねた。すると、江川さんは、「入りづらさはそんなにない」と、左右差の有無とは違う答え方をする。そして、「感じ方」を焦点化していき、そこに「右がちょっと、右は突っ張ったような感じで。」と違いがあることを示す。感じ方の違いがあることはわかるが、どのように違うのかと

II…しびれている身体で生きる経験

いうと「ちょっと、」「ような感じ」と漠然としか語ることができない。

さらにマットに移動した部分では、江川さんが仰臥位になり、PT2が足のストレッチをしながら前述の江川さんの「右がちょっと」という発言を受け、「やっぱ右が気になりますか?」と尋ねた。しかし、ここでは「うーん」と返事に困窮し、右とも左とも言及せず「全体的?!」と半疑問形にし、左右を分けることをしない。そこへ、しびれが理由として挿入される。「しびれているので、使うと」と状況が設定され、そこに「痛いのか」「しびれてるのか」「痛いのに気づいてないのか」と、いくつか想定する状態はあるが、それについてわからないことが言及された。

ここでは、わからないことはわかるが、何がということがはっきり言語化できないこと、そして、江川さんにおいて、足がしびれていることで、左右という分けられるような経験のされ方ではない状態が生じていた。

■■■■「この2本」:指が際立つことで、"手"がしびれる

江川さんは、医療者にしびれについて尋ねられると「この2本ですね」と、左手の第4・5指を触りながら答えることが多かった。これは、江川さんの損傷部位では、最後まで残ると言われていた部分である。その一方で、しびれが第4・5指だけに限局していないような語りが見られたり、しびれの場所を尋ねられはっきり答えられないことも見受けられた。これらは、従来の神経支配領域を用いた説明とは、うまく一致しない。そこには、生きられた〈身体〉としてのどのような経験があるのか。

抜粋24 ▪ #16 p.278

◯外来リハビリ◯

COT1[※16]:粘土とか触ってて、嫌な感じは、

江川:は、あまり、感じない。**この3本と、2本**(指を二つの群に分けるようにして)、触って痛いからやりたくないとかはない。

　左手のパテの丸めを終えると、COT1が片づけに行き離席する。

坂井:今日はなんか、鳥肌が、ブツブツ、

❖16…この日は、江川さんの外来作業療法担当者であるOT4が休みであったため、病棟から藤田さんのプライマリーだったCOT1が担当となっていた。

> 江川：ね。ブツブツ、鳥肌が立っていうより、いつもブツブツしているのが普通
> 　みたいになって（小さく笑う）。
>
> 　COT1が棒を持って戻ってくる。

　パテを触って嫌な感じがするかCOT1が尋ねたことに対し、「は、あまり、感じない。」とそれ以外のことを含みもたせた答え方をする。そして、触ったときの嫌な感じを尋ねられたにもかかわらず、「この3本と、2本、」と、第1・2・3指と、第4・5指に分ける動きと語りで応答する。そこには、触るという接触において、手としてではなく、まず「この3本と、2本」というように指を分けるような経験をしていたことが示される。しびれている第4・5指が際立つことによって、「残りの3本」というくくりが生まれていた。手として動きながらも、しびれている指が際立つことで、3本と2本に分けられてしまう、いわば手としてのまとまりが薄れ、組み替えられていたことがわかる。しかしながら、「触ってて痛いからやりたくないとかはない。」と、それが痛みや、動作の不可能性につながるわけではないことも示される。その一方で、以下の診察場面では、江川さんにとって「この2本」が、別の側面からの意味を帯びてくることがみてとれる。

> **抜粋25** ● #18 p.305
>
> 《外来──医師の診察場面》
>
> Dr：まずまず、ですね。（間があく）。そっか、そっか。お仕事は？
>
> 江川：一旦退職という形にしていて、でも戻ってもいいって声かけてもらってるんですけど、どうも私体力的には大丈夫なので、でも、**この2本が**（左第4・5指を持ち上げて見せて）、ビニールが響くので、痛みを我慢してやってもね……（苦い表情になる）。金属のボール、ビニール、ラップはお菓子づくりでは絶対に触るし、クッキーを袋詰めするのも、ゴム手袋も今挑戦中ですけど、痛くてダメなんです。主人も、無理してやらなくてもいいって、なので、転職してもいいかなって。前から転職にも興味があったし、いい機会だと思って。
>
> Dr：はい、では、まずまずですね。
>
> 　と言い、医師は立ち上がりドアのほうに向かう。

ここでは、「この2本」が症状の訴えという枠を超えて、行為選択にも関わっている。江川さんは、医師に仕事について問われ、病前の仕事に戻ることを想定した場合に、「どうも私体力的には大丈夫なので、」と、体としては元の職場に戻ることができることが示されるが、「でも、この2本が、」と、それを止めるしびれている指が同時に示された。しびれていることで、ビニールに触れたときに嫌な感じが生じ、できないわけではないけど、それを我慢し続けることが浮かび上がる。他の訓練場面では、「触ってて痛いからやりたくないとかはない。」（#16 p.278）と語っていた江川さんだが、ここでは「ビニールが響くので、痛みを我慢してやってもね……」と、継続する上では問題があることが示される。職業として行う場合は、1日の労働時間も訓練のような短い時間ではなく、かつ月単位・年単位で継続していく。さらに、責任も伴ってくる。先の時間を見通したとき、社会的責任を考えたときには、体としては復職することが可能であっても、それを思い留まらせるような形で、しびれている「この2本」が働いていたことがわかる。

　「この2本」がはっきり浮かび上がることもあれば、問いのスタイルによっては答えに窮することもある。窮することが、どのように成り立っていたのか。

抜粋26 #19 p.319

〔外来—医師の診察場面〕

Dr：調子はどうですか？（早口）

江川：は、ふ、変わらずです。

Dr：（電子カルテをみながら）困っていることは、何かありますか？

江川：（両手を胸の高さに持ち上げて、指を動かしながら）**手がしびれて、**ビニール袋が嫌なこと（苦笑）。必ず触らないといけないじゃないですか、ごみ袋とか、ビニール触らないことってないので、

　　　電子カルテを見て記入していた医師が江川さんのほうにくるりと椅子を向け、向き合う様な位置になり、江川さんが持ち上げていた手の方を見る。

Dr：どこが、しびれてますか？

江川：（左手を下げ、右手だけを胸の前で手首をくるくるしたり、指を動かし）**残ってるのは……。**

中身が違う人みたい～江川さんの経験　　75

> **すごく痛いのはここ。**（右手で左手の第4・5指から手首の方までさっと触りながら、くるくる手首を返したりする）

　「どこが、しびれてますか?」という医師の質問に対し、江川さんはしびれがひどい左手を下げ、右手だけを胸の前でさまざまに動かす。だが、「残っているのは……。」と、言及しようとするものの、それが出来ず言葉を閉じる。そして、「すごく痛いのはここ」と、右手で左手に触れ、手首を動かしながら答える。この一連の応答のずれから、「どこが?」というしびれを場所としてを特定することの難しさが生じる。しびれている部位がそれとして際立つ一方で、問いに応じにくいという矛盾が見られた。解剖学的な神経所見においても、限局されているはずのしびれが、「どこに?」という問いに答えるスタイルを伴っていない。注意深くみてみると、「この2本」と言われるときでさえ、「ひどいのは」「残っているのは」など、「しびれがこの2本」としびれを主語にはしていない。「手がしびれて」と江川さんが答えていたことからも、指がしびれているという解剖学的に限局された経験ではなく、手としての働きがうまくいかないことが、しびれている〈身体〉の経験であることがわかる。

3　変わらなかったしびれ

　どのような疾患においても、"治るのかどうか"は患者にとっての関心ごとの一つである。しかし、関心の向かい方には違いがあるように思われる。しびれにおいては、治る─治らないということへの関心がどのように生じていたのだろうか。

　江川さんの全データでは、"治るのかどうか""変わらない""残った"など回復にまつわる発言が15回以上見受けられた。概観すると、入院中は研究依頼時の1回(#0 p.2)のみであり、退院後の外来リハビリでは、退院直後にときどき発言があり、その後B病院の整形外科にフォローアップのため受診した後に数回みられた程度であった。ところが、受傷後5カ月を過ぎた#20-#30まではほぼ毎回聞かれるようになり、語りのトーンも変化していた。以下に、データを示しながら見ていく。

■■■■■■ "治るかどうかわからない"を変わっていく〈身体〉で生きる

　江川さんは、研究依頼の為の説明が一通り終わったあと、承諾の可否を尋ねた私に対し、次のように語っていた。

抜粋27 ● #0 p.2

〔 研究依頼時―承諾の理由 〕

坂井：江川さん、いかがですか？

江川：いいですよ。（両手を合掌するように一瞬合わせて、広げて、手のひらを見ながら）<u>私も、このしびれがどうなるのか、わかんないし、先生からも治るかどうかわからないって言われているから、一生付き合って行かなきゃいけないかもしれないし</u>、だから、できたら読ませてもらいたいから、いいですよ。

　受傷から1カ月ほど経った#0の研究依頼時に、江川さんは「できたら読ませてもらいたいから」と、自らも知りたいということを承諾した理由として語っていた。そして、両手を合わせ、今そこで生起している感覚を確かめるようにし「このしびれ」を特定し、それが江川さん自身にもどうなるのかわからないし、専門家である医師からも「治るかどうかわからない」と、誰にも先の見通しが立たない状況が示される。専門家である医師が、最初の段階で治るとも、治らないとも言いきれないことが、江川さんにも「一生」という引き受けざるを得ない覚悟をすでにこの時点で促すと同時に、「かもしれない」とそうならない可能性も残していた。

　このあと、入院中のFN#0-5.5 (p.1- p.102)では、"治るかどうか"について問うような発言は一度もなかった一方、以下のような自らの感覚への言及が見られた。

抜粋28 ● #5 p.77

〔 入院中（退院直前の頃）の理学療法 〕

階段をスタスタと下りながら、PT1も左横を下りながらうんうんうなずきながら聞いている。そして、あっという間に1階に着くと、エレベーターホールから近いリハ室に向かう廊下は混んでいたので、江川さんが左側を指さし、あちらから行く？ というような感じで尋ねる。そして、日曜日で人気のない外来廊下を歩きながら、

中身が違う人みたい～江川さんの経験

江川：この感覚を自分のものにしていかなければいけないのかなーと思うと、付
き合っていかなければいけないからー、やっぱり入院してからも違うから、だ
んだん半年、1年変わってくると思うと、今のこの歩き方もね、変わってくると思
うんで、そうしたら、やっぱり見てもらったほうがいいのかなと、主人にね、見
てもらって、傾いているとかくらいならわかるとおもうけど、専門的なことはわ
からないから、ただ早く歩くだけになっていたりしたら、見てもらって直してね、

　　退院間近の#5では、「いかなければいけない」が繰り返されていた。江川さ
んにとって、この先の時間において、能動的・意図的に「この感覚を自分のもの
にしていく」「付き合っていく」ことが念頭に置かれていた。それは、翻すと自ず
と自分のものにはなりづらい感覚として、江川さんに感じられていたとも言える。
「この感覚」の経験の場は、江川さんの身体である。すなわち、「この感覚」は
対象として感じられると同時に、この身で感じてもいる。感じる主体であり、感
じられる客体でもあるという、感覚と身体が切り分けられない構造にある。
　　この構造が、難しさだけではなく別の可能性も拓いていた。江川さんは「やっ
ぱり入院してからも違うから」「変わってくると思う」と、変化の可能性を実感して
いた。それは、これまでの変化に裏打ちされた変わってきている今があり、そ
の延長線上に見て取れる変わってくる身体であった。

■■■■■「治らないって、整形の先生は」：“一生もの”と付き合っていく手前で

　　治るかどうかについての語りのトーンは、退院後時間を経るにつれて次第に
変容していた。その都度契機となっていたのが、医療機関（B病院）への受診で
あった。以下では、薬と医師からの説明という側面から見ていく。
　　江川さんは退院後に「しびれに意外に支配されましたね。」とさまざまな物に
触れる機会が増え、それに伴い思いもよらない場面でしびれに出会っていた。
その中で、江川さんはしびれを軽減させる方法をインターネットなどで調べ、サ
プリメントなどさまざまに試していた。以下は、退院後に気づいた嫌なものの一
つ、食器洗いのスポンジについて、私が尋ねたことから、対処法についての語
りが始まった場面である。

> **抜粋29 ● #7 p.134**
>
> **〔外来リハビリ2回目〕**
>
> 坂井：そういえば、スポンジ、どうですか？
>
> 江川：ゴム手したほうがいいのかな？ まだやってないんだけど、ネットとかでいろ
> いろ見ると、手袋とかして保護して、なるべく刺激にさらさないようにっていう
> のもあれば、いきなり触るんじゃなくて、柔らかいものから慣らしていったりす
> るっていうのもあるし、<u>でも毎回そんなしてらんないしね。</u>あと、サプリメントと
> か、ビタミン12がいいとかね。
>
> 坂井：うーん、手袋、ゴム手ですよね。うーん、微妙ですよね。
>
> 江川：でしょ？ <u>でも、慣らしていけばだんだん感じなくなるのか、ずっと保護して
> いるわけにもいかないしね。</u>いろいろネット見ると、情報があるからね。あと、
> 勧められた薬あるけど、眠くなるから、<u>結局神経の働きを抑えるだけで、しび
> れが治るわけじゃないでしょ？</u> そうするとね。

　インターネット上ではさまざまな情報が氾濫しており、中には相反する情報もある。その中で、刺激への対処法として"保護する""慣らしていく"という方策を検討するが、生活という文脈においては、「でも毎回そんなしてらんないしね。」と非現実的でもあるとそれらを退けていた。さらに、追加するように「でも、慣らしていけばだんだん感じなくなるのか、ずっと保護しているわけにもいかないしね。」と、慣らすことでなくなるわけではないとしたら、ずっと保護することも非現実的であるとする。そして、サプリメントや薬といった、症状そのものへの改善に向けて話題が移っていった。江川さんは、病院で勧められた薬（神経障害性疼痛に対する薬）についても、薬の働きを述べて、「しびれが治るわけじゃないでしょ？」と、薬によってしびれそのものを治すことはできないことが、同意を求める形で言及される。江川さんは、薬によって"しびれを治す"ことが、今の医療では難しいことも理解していた。

　このことから、江川さんにおいての「治る」ということは、何らかの対処法や、薬など外的に施される治療により、症状が改善することではない。むしろ、「治る」という字面通り、根治してしびれが完全に江川さんから消えてなくなることをイメージしていることが伺える。

次に、医師からの説明がどのような意味を帯びていくのかについて見ていく。江川さんは、Aリハビリ病院の他に、脊髄損傷の経過観察のために、B病院の整形外科を定期的に受診していた。この日は、3カ月目の定期受診をした翌日にあたる。

以下の抜粋の直前の作業療法中に、「そんなに力なくなるもんなんだ。神経だから？ 神経伝達の問題？」とOT4に尋ねる。するとOT4が、一般的に神経の回復は難しいということを、言葉に詰まりながら答えた。その神経という言葉に触発され、江川さんは前日医師から言われたことを含みながら次のように語った。「からだって、うまくできてるんだね。伝達系、壊れちゃうとダメなんだ。治らないって、整形の先生は、はっきり治らないって神経は。」（#11 p.204）と、神経が主語になり伝聞調で語られていた。この伝聞調のなかには "このしびれ" や "私のからだ" などが含まれず、解剖学的な説明のように伝えられていた。それが、以下では江川さんの文脈に置き換えられて語りなおされる。以下の場面は、作業療法後に江川さんと私がベンチで座り、江川さんが自らの手をしげしげと見ながら「手が細くなった」と話していた場面の続きである。

抜粋30◦**#11 p.204**

〔**外来リハビリー作業療法終了後の休憩時間**〕

坂井：どうですか？ やっぱり、触ると、でも、ちょっと慣れたりとか、

江川：んー、ちょっとは慣れたりとか、ここ（第4・5指）触らなければ大丈夫だから。（左手を目の前にかざし、第4・5指を触りながら）この指は、残りやすいって言われて、足のほうがしびれているのに、手のほうが残るって（不思議そうな声で）

坂井：えーっと、それは、最初の入院したところで、

江川：そう、Z病院。

坂井：あ～、最初の病院で。

江川：手どころか、足もまだまだ（苦笑）。昨日、整形の先生に、このしびれのことを聞いたら、『んー、6カ月経って残っているものは、一生残る』って、一生ものだって（苦笑）。もうすぐ（半年）だから。1年って言う先生もいて、見立てが違うんだね。

坂井：えーっと、α月だから、$\alpha+1$、$\alpha+2$、$\alpha+3$、$\alpha+4$、$\alpha+5$月なんですね。

江川:だから、2カ月スポーツクラブ行って、ガンガンやって。それで、残ったら一生ものだろうって。まだ、日々変化するんでしょうけどね。それで、先生がね、しびれは薬がないからっていうから、サプリメントとかはどうですかって聞いたら、それが効いていたら薬になってるよって言われて、それもそうかって（苦笑）。

　ここでは、二人の医師が登場している。「この指は、残りやすいって言われて、足のほうがしびれているのに、手のほうが残るって」は、救急搬送されたZ病院の主治医の見立てである。江川さんは、「足のほうがしびれているのに、手のほうが残る」と言われたことを想起し、「手どころか、足もまだまだ」と、足はよくなる症例と言われながらも、その足でさえも思ったように回復してないことを示す。

　さらに、「まだまだ」であるからだについて、B病院の整形外科医からの『6カ月経って残っているものは、一生残る』という見立てが重ねられていく。そして、まだまだであるからだを、どの状態で一生ものとして引き受けるかが示されていく。江川さんは、「だから、2カ月スポーツクラブ行って、ガンガンやって。それで、残ったら一生ものだろうって。まだ、日々変化するんでしょうけどね。」と、医師から示された「6カ月」という区切りを、回復可能性を含む時間として自分に残された、いわばリミットとして読み取っていた。そして、6カ月を迎えるまでの2カ月間を、外来リハビリだけではなく、自ら鍛えていく決意を示す。その上で、「残ったら一生ものだろうって。」と、やるだけのことをやって残ったものを、自らにとっての一生ものと一旦納得する。だが続けて、「まだ、日々変化するんでしょうけどね。」と、残ったものを不変なものとしてではなく、「まだ」というその先に、可能性を含みもたせながらの「一生もの」であることが示される。

　これらのことから、受傷3カ月目になされた医師からの「治らないって、神経は」や『6カ月経って残っているものは、一生残る』という説明からやや距離をとっていることがわかる。つまり、治るかどうかわからないと言われていたことに対して、治らない可能性を強く示されたにもかかわらず、それを現時点において引き受けることをしてはいない。なぜか。当初は両手ともにしびれていたが、この頃になると、「しびれはね、右は、前から比べると、少し楽になりました。」（#11 p.197）と、右手のしびれが軽減していることを江川さんは実感していた。その

ため、6カ月という区切りまでの、残り2カ月が、回復可能性を含みもつ時間として意味をもち、治らないということを少し先に置くことを可能にしていた。

この自ら設けた、6カ月というリミット、そこで残ったものを一生ものとして引き受ける覚悟は、そのときが来たときどうなったか。以下は、半年を過ぎてからのデータになる。

思ったより残った

上記**抜粋30** (#11)の2カ月後#20までも、やはり発言が少なかったが、#20以降はほぼ毎回語られていく。その内容も、これまでのような「どうなるのかわからない」「日々変化するんでしょうけど、」というような、揺れを含んだものではなく、「変わらなかった」ということが断定されるようになっていた。

この、「変わらなかった」とはいかに経験されていたのだろうか。江川さんに限らず、しびれを訴える患者さんは、自身のしびれを「変わらない」と表現することが多い。医療者は、いわば外からその回復を見ているため、発症直後と比べてさまざまな動作ができるようになることもあり、良くなったという評価をしがちである。医療者からみると変わっているようにみえるしびれが、患者には変わらない・変わらなかったと経験されている。変わらなかったしびれが、どのように成り立っているのかを以下で見ていきたい。

「そろそろ、一生付き合って行かないとって言われて」：区切られる時期

江川さんがしびれについて「一生」という言葉を用いて語る際には、その前に必ずB病院の整形外科医を受診しており、そこで告げられる「一生もの」という表現を受けて語られていた。以下は、受傷後5カ月目頃のFNからの抜粋である。江川さんと私が挨拶を交わし、「寒いですね。」と話しながら血圧測定を終え、待合室に座ってすぐの場面である。江川さんは、「2日続けて病院だ。昨日、整形行ったんですよ。」(#20 p.333)と受診のことを切り出した。

抜粋31 #20 p.333-334

〖外来リハビリー待合室〗

江川：先生に肩が痛いっていったら、『薬いる？』っていうから、『いる』って。ビタミン剤と塗り薬、

坂井：昨日から、飲んで、

江川：ん〜、でも、まだ効かない。そんなにすぐに効かないか（笑）

坂井：そうですね（笑）、ビタミン剤とかだと、そんなにすぐには、効いたらこわいですもんね、

江川：しびれも、そろそろ、一生付き合っていかないとって言われて、

（明るい口調の口真似）

坂井：結構、はっきり、言われるんですね。

江川：はっきり、ですね。

坂井：え、それは、先生から、

江川：そう。『しびれはどんな感じですか？』って、（左第4・5指触りながら）<u>ここ痛いし、って言ったら、『そろそろ、半年、今あるのは、一生付き合っていかないと』</u>って。

❖このあと、中待合から診察に呼ばれ移動する。

　江川さんは、前日にB病院で処方された薬の話をし、医師から「しびれも、そろそろ、一生付き合っていかないとって言われて、」と、やや唐突に語り出した。回復可能性を含んでいた時期から、「そろそろ」と、次に移る時期であることを、医師によって区切られたことがわかる。そして、区切られた次なる時期は、その先の時期がないような「一生」という長期的なスパンであった。さらに、「付き合っていかないと」というのは、治らないということを婉曲的に含んでいた。それゆえ「付き合っていかないと」と、意識して"治らないこと"と折り合いをつける必要性も暗に含まれていた。

　この「そろそろ、半年、今あるのは、一生付き合っていかないと」という医師からの告知を受け、しびれについての語りが変容していた。同日のFNには、リハビリ医の診察場面でも、尋ねられたわけではなく、「寒くなってきたせい

か……（立ち上がったまま私の方を見て）、このしんどさくらい取れないと、<u>しびれは</u><u>取れないから、</u>」(#20 p.335)や、作業療法中にも「ここ……2週間、くらい。すんごい肩凝り（右手で左肩をぎゅっと触りながら）、<u>しびれは、変わらない。</u>」(#20 p.337)と断定された表現が見受けられた。

■■■■「思ったより、残ったなって」：半年の意味の更新／残ったの成り立ち

しびれについて「残った」と表現されるようになったのは、#24以降である。

抜粋32 ● #24 p.399

《外来リハビリー作業療法中の場面》

しばらく黙々と伸ばし、パテの4分の1くらい伸ばし終えたあたりで、ふと、

江川：けがして半年経ちましたよ。ちょうど、昨日の夜。10日の夜に（救急車で）運ばれたから。（家族と）『半年経ったね〜』とか言って。

OT4：良くなりましたよ。良くなったですよ。しびれという……○△×（聞き取れず）……は残ったけど。

江川：**残りましたね**、かなり……救急の先生、整形の先生は、手の不自由さは残るけど、足の回復は期待できると思うからって言ってたけど、自分としては足のほうがひどいなって。歩けるようになったけど、しびれてるし、片足だけで何か、片足だけでエクササイズとかやるの、とたんによれますよ（苦笑）、グラグラグラって。

と言い、「よれる」実演をしながら語る。

半年経ったことが江川さんから切り出されているが、評価的な要素を含まず、半年という時間の経過として示される。それを受けて、OT4が「良くなりましたよ」と、改善したという評価を含みつつ、しびれは残ったという現状も示す。すると、江川さんも「残りましたね、かなり……」と、残っただけではなく、そこに量的な状況を追加する。この「かなり」と付け足されたことに注目したい。「変わらなかった」とも関連するが、「かなり」は外的基準と比較しての、残った量の多さではない。急性期病院、B病院の両方の医師から「足の回復は期待でき

ると思うから」という、明るい見通しが示されたが、足は変わらずしびれていて、不安定な動作時にはグラグラして耐えることができなかった。それは江川さんが期待したような回復ではなく、この差異が、しびれを「かなり」残ったという意味を伴い経験させていた。

　以下は、翌週の外来リハビリ場面である。ここでも、再び語られている。半年という時間と、しびれの意味の関係についてみていきたい。

抜粋33 ● #25 p.417-418

〔外来リハビリー作業療法終了後〕

OTに挨拶して、私は低い椅子を大きなテーブルに戻して、江川さんと更衣室方面に歩き出すと、すぐに江川さんは両手を胸の前あたりで手のひらを顔のほうに向けて、くるくる動かしたり指を動かしたりしながら、

江川：やっぱり、今日は感覚が鈍い。

といい、左の第4・5指を触りながら歩く。

坂井：やっぱり、鈍いですか。

江川：うーん（手を動かし見ながら）、**今日、これで付き合ってくださいって言われると、思ったより残ったなって。**最初は、足はよくなるけど、手に関しては残るって言われてたから、足はよくなる症例なんで（後頸部を触りながら）、**でも半年経って思ったより足もしびれてるなって、**しびれは個人差があるって言われるけど、どうなんだろうね（苦笑）。**でも、これがずっと続くと思うと、ちょっとね……**

更衣室入口付近に到着するが、江川さんは足を止めて、壁に背を付けて話し続ける。

坂井：しんどいですよね……

江川：**動くし、できないわけじゃないんだけど、まだね、半年だから、これからどうなるか、よくなるかもしれないし、**

坂井：ちょうど今寒い時期ですもんね、また来年、

江川：**そうなの、だから、1年とか、経ってみないとわからないし……**

坂井：そうですよね、半年ですもんね。

江川：だから、ちょっと様子をみながら……

中身が違う人みたい〜江川さんの経験　85

江川さんは、「鈍いですか」と尋ねられ、それには答えず考え込む。そして、自ら「今日、これで付き合ってくださいって言われると、思ったより残ったなって。」と答えていた。この頃になると、「付き合っていく」相手としてのしびれを、常に伺いながら見定めていたことがわかる。それが「今日は感覚が鈍い」という、望ましくない状態の「今日」を特定する。ここもやはり、一定のスケールに照らし合わせての「今日」でもなければ、「残った」でもない。普段の生活の中で、日々の調子の波を含む幅のある"いつも"があり、そこを基準にした「今日は感覚が鈍い」であり、その「今日」を、今後も続くものとした場合には、良くなると言われていた外的説明を受けて自らが想定していたよりも「残った」という意味が発生していた。

　この「思ったより残った」ことが、「まだね、半年だから、これからどうなるか、よくなるかもしれないし」と、一生ものが確定する時期であった「半年」の意味を更新していた。詳しく見て行こう。ここで、江川さんは自らが「足は良くなる症例」であること、「足に関しては良くなるけど、手に関しては残る」と医師から言われていたという、医療のフレームを持ち込む。そこに自らをあてはめてみると、半年経っても「思ったより足もしびれてる」ことが確認される。そして、個人差という、誤差を含むフレームをさらに重ね、どうなんだろうねと答えを保留する。そして、「でも、これがずっと続くと思うと、ちょっとね……」と、やはり思ったより残った状態を、「一生もの」としては引き受けづらいことが示される。そして、私が「しんどいですよね」と江川さんの「……」を引き受け語ると、それを肯定も否定もせず、「動くし、できないわけじゃないんだけど」と答えた。そこへ、「まだね、半年だから、これからどうなるか、よくなるかもしれないし、」と、半年がゴールから通過点となり、その先も良くなる可能性がないわけではないものとして拓かれる。そして、次は「1年とか、経ってみないとわからないし……」と、評価時点が更新されていた。

　だが、評価時点が1年へと先延ばしされたことは、これからの半年を、これまでの半年と同じ意味合いとしているわけではなかった。

> **抜粋34 ● #26 p.423-424**
>
> （外来──医師の診察場面）
>
> Dr：今は、じゃあ、江川さんは……、（電子カルテを見ながら考え込むような間）、うん、まずまず……まずまずよくなってますね。あとは、ここがもうひとつっていうことはありますか？
>
> 江川：ん～～、やっぱり、まだ気にしながら歩いているから、うーん、しびれてるのもあるから（私の方を見て）、気にしないとしびれてる、気にしないでもしびれてる……
>
> と言いながら、腿をさする。
>
> Dr：運動もしながらですね。はい、じゃあ、今日も頑張ってください。
>
> と言い、医師が立ち上がりドアを開ける。江川さんと私は挨拶しながら、診察室から廊下にでて、リハ室に歩き出す。診察室から出てすぐに、あるきながら、
>
> 江川：よくなんないね、しびれは……
>
> と前をみたままポツッとつぶやく。（諦めたような、戸惑うような感じの雰囲気）
>
> 坂井：んー。
>
> （江川さんの雰囲気がぐっと入ってきて、私も言葉がでない）
>
> 江川：荷物、置いてきます。
>
> 坂井：はい。

　江川さんは、医師から「もうひとつって言うことはありますか」と尋ねられ、「やっぱり、まだ」と、半年が過ぎ良くなったと評価される今になっても、依然として気にしながら歩いていると語った。そこで浮上してきたのは、「しびれてる」ことの在り様だった。江川さんは「うーん、しびれてるのもあるから、気にしないとしびれてる、気にしないでもしびれてる……」と、気にする―しないを問わず「しびれてる」状態にあることが発見される。しびれが物のように"ある"というより、むしろ"しびれている"という、常に継続した状態として経験されることが露わになった。

　そして、診察室から出るとすぐに、廊下を歩きながら、まさに"気にしながら歩いている状況"の中で、「よくなんないね、しびれは……」と特定されていく。この表現のされ方に着目してみたい。江川さんは、よくならないものとして、手や足、からだではなく「しびれ」を主語にしている。これは、何を意味するのだろう

か。手や足として考えると、「しびれてるけど、できないわけじゃないから……」（#24 p.400）と、動く・できているという評価のもとに、部分的にではあっても「よくはなっている」と言える。他方、しびれは、「よくなんないね、しびれは……」と、治らない・軽くならない・変わらないという他のバリエーションではなく、ここでは「よくなんない」とされている。これは、個別具体的な改善を意味しているのではない。意識する―しないではなく、器官が治るということでもなく、上で見た「しびれてる」という状態の継続が、「よくなんない」として江川さんに現れていた。

■■■■「しびれるのは、変わんなかったですね……」

そして、約半年続いた外来リハビリも最終回を迎える頃になると、「変わらなかった」と断言した語りが見られた。年末年始で外来リハが1回空き、その後が#27となるが、その日の終わりに、聞かれるでもなく、自ら「しびれるのは、変わんなかったですね……」（#27 p.440）とつぶやく。変わる期待・希望を持ちながら過ごしていたにもかかわらず、「変わらなかった」という失望も含まれていた。また、「変わらない」ではなく、「変わらなかった」と半ば常態化していることがわかる。そして「……」と、そこには、ある形をもって固定化しつつある、先の見通しも含まれていることが伺える。以下は、最終日の診察を終えて、リハ室に向かっているところである。

抜粋35 ■ #30 p.478

〈診察終了後〉

私と江川さんは挨拶して退室する。廊下に出るとすぐに更衣室に向かって歩きながら、

江川：しびれはね……、やっぱ、全然、変わんなかったなーって（しみじみ）。ここに入院してたときの、歩いたときの、足のフワフワがだいぶなくなった、なくなったのかな、は、

坂井：足取りは、力強くなりましたよね。

江川：力は、

と言い、更衣室前に着いたのでそのまま入っていく江川さん。柱の陰でメモをとる私。江川さんは荷物を置き、すぐに出てくる。

「やっぱ、全然、変わんなかった」は、これまでの流れからすると、やや矛盾しているように見える。「やっぱ」と言われているが、これまでは、「一生」と覚悟しながらも、そうならない可能性も同時に残されていた。そして、医師から半年経って残ったものは一生ものと言われ、その半年を迎えると、今度は半年が通過点となり、その先も良くなる可能性がないわけではないものとして拓かれ、意味が更新されていた。だが、ここでは「やっぱ、全然、変わんなかった」と、変わらないことが「やっぱ」として語られる。この「やっぱ」は、半年の中で、変わらないかもしれないという見通しと、変わる可能性とが併走してきた中で、#27で「しびれるのは、変わんなかったですね……」(#27 p.440)と、ある形をもって固定化しつつあることへの、見通しをうけた「やっぱ」であると言える。いわば、直近の経験により更新された「やっぱ」であり、半年前からの揺れ動く経過の中での「やっぱ」ではない。

さらに注目したいのが、「全然」ということである。ここでは、何をもって全然変わんなかったとされていたのか。江川さんは、しびれの変わらなさを語り、すぐに、「歩いたときの、フワフワがだいぶなくなった、なくなったのかな、は、」と対比させるように示す。すなわち、"フワフワはなくなった"が、しびれは全然変わらなかったとされていた。しびれの変わらなさにより、フワフワがなくなったことが現れているとも言える。

抜粋36●#30 p.480-481

〔外来リハビリー作業療法中〕

江川：長かったような、短かったような……

OT4：半年もならない？

江川：んー、半年は立ってる。α月にけがして、

　と数えるように考える。

OT4：4カ月、早いですね。

　（4カ月の意味がちょっとわからない。）

江川：早い。

　ちょっとだけ、間があり、パテをこねる。

江川：最初に怪我したときに、歩けるようにはなるだろうって、

OT4：それは、Z病院の先生が？

江川：そう。歩けるようにはなるだろうって。でも、手には障がい、使いづらさは
　　　残るだろうって、日常生活は普通にはできるけどって、（ちょっと間）思ったより
　　　しびれが、**思ったより残ったから、『半年後に残ったら』って、半年後でこれかっ**
　　　て……。

OT4：半年で固定するからね。良くならないわけじゃないけど、回復のスピード
　　　がね、それまでよりは落ちるから。

　ここでは、「思ったよりしびれが、思ったより残ったから」と、残ったことが確
定されて語られた。それを受け、「半年後に残ったら」と医師の説明をあては
め、「半年後でこれかって……。」が浮上する。ここでは、手とも、足とも言わ
ず、思ったより残ったしびれが示され、半年になる前に想定していた"半年後"
と、今のずれが際立ってくる。前述までの議論とも重なるが、医師から半年とい
う一般的な症例の経過としての外的基準、ゴールとする地点が示されていたこ
とにより、その差異で「思ったより残った」が生じていた。つまり、後遺症が初め
から「残った」ものとして患者に与えられたわけではなく、外的基準、そこへ向
けての自らのイメージ、そしてどのような差異を感じるかによって「思ったより残っ
た／残らなかった」が生じてくることが記述された。

何をしていても気持ちが悪い
～中山さんの経験

【中山さんの経過】

　中山さんは、70代男性で、妻と息子の3人暮らしである。約2年前から手のしびれを自覚するようになり、1前年の春から歩き方がおかしくなり、整形外科を受診し頸髄症の診断を受けた。手術予定となり術前検査を受けると、慢性閉塞性肺疾患（COPD）であることがわかり、全身麻酔の適応が難しく手術が見送られた。今年の冬に入ると、下肢麻痺が急速に進行し、歩けなくなった。当初は車椅子をレンタルし対応していたが、移乗も困難になり寝たきりとなり、ADL全介助状態となった。しばらくすると、排尿がまったくできない尿閉となり、救急搬送され緊急手術を受けた。

　急性期病院で約1カ月の加療を受け、Aリハビリ病院に転院となった。その際の診断では、四肢麻痺（MMT2）と、顔面、頸部よりも下位で表在感覚の鈍麻ありとされ、入院当初は寝返りも自力ではできないADLがほぼ全介助（FIM65点[17]）の状態が続いていた。リハビリは理学療法と作業療法を受けており、入院から3カ月経過していた研究依頼時には、車椅子への移乗や自走が可能となっており、食事や清潔動作も自助具などを使いほぼ自立していた。杖歩行を目指していた中山さんは、理学療法でロフストランド杖[18]を用いての歩行訓練を重ねていた。入院から4カ月半経過頃、中山さんはADLが改善したとされ（退院時FIM109点）、車椅子で自宅退院となった。

　中山さんの経験は、『表現しづらさの成り立ち』『身体のゆらぎ、現れの変容』『治る―治らない』という構成からなる。中山さんは経過が年単位と長いことが特徴である。他の参加者が"ある日"を境に、脊髄損傷や脳卒中により症状が

❖**17** FIM（Functional Independence Measure: 機能的自立度評価法）。126点満点で、認知機能も含めて全てにおいて介助が必要な場合は最低点18点となる。

❖**18** ロフストランドクラッチ：ハンドグリップの上部に腕に取り付けるカフがついているタイプの杖。一般的なT字杖がハンドグリップだけで支えるのに対し、ロフストランド杖はハンドグリップとカフの2点で支えることができる。

出現したのに対して、中山さんは頸髄症であり、1〜2年の経過の中で症状が進行していた（**表2**）。この時間の幅、その中での周囲の人々との関係が、からだをどのように感じているかということよりも、それを表現し他者に伝えることについて、中山さんに多くを語らせていた。それが、『表現しづらさの成り立ち』となる。関連して、FWを開始した時期は中山さんがリハビリ病院に来てから3カ月経過し、寝たきりから車椅子へと、生活スタイルが大きく変化していた頃であった。その変容が、どのように生じていたかを『身体のゆらぎ、現れの変容』で記述した。『治る―治らない』では、身体機能回復の手応えがある一方で、しびれがそれとは異なる位相にあることが、中山さんにどのように現れていたのかを記述した。

1　表現しづらさの成り立ち

　脳卒中後のしびれや痛みの様相についてGTAでなされた研究[5]では、しびれは多様に表現される一方、表現しがたいこともその特徴であるとし、そこにはしびれと痛みが区別できない「しびれ痛み」と名付けられるような体験があるとされていた。この、"表現しがたい""区別できない"とは、どのような経験なのだろうか。中山さんは、オノマトペを用いたり、「雷に打たれたような」「痔になったときのような」など具体例を示しながら表現し、また「う～ん」と唸りながら「どうやって表現していいかわからない」「なんか言ってもぴったりくる感じじゃない」と言い

[表2]
中山さんの
経過と
調査実態
表の説明に
ついては
表1（p.28）に
同じ

年	201X年	201X+1年	201X+2年	
月			a〜1月	a月
季節	春		冬	
IV				3日:緊急搬送手術 26日:Xリハビリ病院に転院
FW				
経過	手のしびれを自覚	歩き方がおかしくなり、整形外科受診。頸髄症の診断となるが、COPDのため手術適応外となる。	下旬:下肢麻痺が出現、進行。	歩行困難・尿閉により緊急手術となった。
ADL			歩行困難	寝たきり(FIM: 65)

92　　II…しびれている身体で生きる経験

ながらも、表現することをやめはしなかった。しびれを主観的な症状とし、個人の文脈から切り離し議論すると、うまく言えないことだけが取り出され、"表現しがたいもの"というところで完結してしまう[6-8]。その際、"表現しがたいものを、表現しようと試みること"は捨象されてしまう。そこで、本項では、しびれを"表現しづらいもの"として見ることや、しびれという症状にそのような特徴が最初からあるという固定的な見方ではなく、さまざまな他者や物との関わりの中で、"表現しづらさ"がいかに成り立っていくのかを、中山さんの経験から記述していく。

区別ができない——麻痺と灼熱感、しびれ

　まず、中山さんの表現を規定する他者として、医師との関わりを見ていきたい。以下は、研究依頼の場面である。中山さんは、研究依頼の説明をする前に、開口一番以下のように話し始めた。

> **抜粋1 #0 p.2-3**
>
> 〔研究依頼時〕
>
> **中山**：あのね、私はね、ドクターから三つ言われてるの。麻痺と、灼熱感と、しびれと。
>
> **坂井**：ああ、そうなんですね。中山さん、ちょっとメモ取らせてもらっていいですか？

	a+1月	a+2月	a+3月	a+4月	a+5月
	早春		初夏		夏
			23日研究以来		
	16日 3回目				10日：自宅退院
			#0-1 (p.1-23)	#2-5.5 (p.24-84)	#6-7 (p.85-123)
	寝たきり		車椅子への移乗も自立		FIM：109

何をしていても気持ちが悪い〜中山さんの経験　　93

中山：どうぞ。

　私は、研究連絡ノートを取り出し、さっとメモを始める。

中山：あのね、三つ言われてるの。麻痺と、灼熱感と、しびれと。それで、ドクターが言うには、この灼熱感は、治るんですかと聞いたら、ドクターは、年単位でつきあっていくものだと、こういうわけ。ドクターがそう言うってことは、あまり勘のいいほうじゃないけど、それは、治らないっていうことだろうと（ジーっと私の目を見つめる）。

坂井：なるほど。

　と、肯定も否定もせずに見つめ返す。

中山：私もね、あと何年、生きるかわからないけど、今70ですけど、5年か、10年か、その間、ずっとこれがね、あると思うと……そこに、チームマネージャーから、しびれの研究をしている人がいると、お話があったから、それだったら、ぜひお話を聞いてみたいと、治らないと言われているけど、ネットでみると、いろいろ書いてあるから、そのあたりも、

　「ドクター」という主語と、「言われている」という受け身表現、そして症状の名指され方に着目してみる。中山さんは、「私はね、」と語りだし、自分の症状として明瞭に説明をしているように見える。だが、その「私」は、医師から「麻痺と、灼熱感と、しびれと」「年単位で付き合っていくもの」と、言われている私である。ここでは、「言われてる」という診察される受身であることを示す一方で、「ドクターが言うには」「ドクターは」「ドクターが」と、診察する側としての医師を主語にして強調している。それにより、自身のことというよりは、むしろドクターが誰かに説明していることを、伝えるような形になっていることがわかる。

　他方で、「私もね」と自分に引き付けた語りでは、「麻痺と、灼熱感と、しびれと」明確に名指すのではなく、「これ」と置き換えられ言い淀む。そして、治らないという表現を避けながらも、「ずっとこれがね、あると思うと……」と仮定するが、研究者としての私の存在や、インターネットの情報が挿入され治らないことが一旦留保されている。

　抜粋1では、医師から言われていることとして、「麻痺と、灼熱感と、しびれ

と」がはっきり語られていることと、他方でしびれを自身に引き付けると言い淀んでしまうことが確認された。たが、これ以降、私との関わりの中では、次第に「麻痺と、灼熱感と、しびれと」の区別もはっきりできなくなっていく様子が見られた。続けて、以下で見ていく。

　抜粋2は、洗面所で髭剃りをしていた中山さんの後ろに私がいた状況である。私は、（中山さんは右後方、肩の位置辺りにあるペーパータオルに右手を伸ばす。紙を第1指と2・3指ではさみ、ゆっくり引っ張り、口の周りを拭く。(FN#1 p.12)）という様子が気になり、その場面について中山さんに尋ねたところからの続きである。会話の展開と、中山さんの動きに注目して見ていきたい。

抜粋2 #1 p.12-14

　◯ラウンジでの会話──中山さんの動作についてをきっかけに◯

坂井：中山さん、やっぱり、紙は取りにくいですか？

中山：それは、こっちは（右手を胸の高さまで挙げて、手のひらを顔のほうにむけて、第1指と2指、第1指と、3指を触り、第1指で4・5指を触りながら）ここと、ここだけですからね（第1から3指まで）、感覚があるのが、あとここと、ここはないです（4・5指）。こっちは（左手も同じように、第1指と2指を最初に触り、残りの指はさっと合わせて）、ここだけですから（第1・2指）。**しびれと、麻痺は当初違うものだと思って、わけて考えていましたけど、結局は同じことなんですね、麻痺なんですね。調べてみると麻痺なんですね。**

と区別していた過去の自分を笑うような感じで、淡々と明るく話す。（悩んでいたけど、そんなことは無駄な悩みだったというような雰囲気で）

（中略20行：中山さんがステーションに行き、便が出たと報告した後、ラウンジに行きましょうと言われ移動した）

坂井：先ほど、歯磨きのときに、しびれと麻痺っていうお話ありましたけど、もう少し詳しくお聞きしてもいいですか。

中山：あれは、しびれと麻痺は当初は違うものだと思っていたんです。麻痺っていうのは、感覚がないこと。刺しても、くすぐっても（右手で左手を刺したりするジェスチャーをして）、何しても感じない、そういうことを麻痺だと思っていました。しび

れは、健康状態のときに、うーん、正座をしてビリビリする、ああいう感じだと、そういうことが私の中では主導権を握っていました。

坂井：ああ、麻痺は感覚がないもので、しびれは、正座のような、

中山：うん、正座っていうか、ビリビリ感ですね。私の頭の中では、そう捉えてました。麻痺としびれは違うものだと。でも、辞書を調べると、一緒なんですね。結局。麻痺して感覚がなくなる、しびれるから麻痺するという。**でも、わからないです、区別ができないですね。**

わからないと言うあたりから、珍しく困ったような表情、苦笑いというか何とも言えない表情になる。

坂井：ああ、辞書では麻痺として一緒になるけど、中山さんの感じだと、からだの感じだと違うんですね。

中山：**でも、わかんないですね。**

坂井：ああ。

中山：そんなところです。

　ここでは、まず会話の展開から見ていきたい。**抜粋2**冒頭の中山さんと私の会話を見てみると、紙を取りにくいか尋ねられた中山さんは、感覚がある指とない指について語り、続いて、しびれと麻痺の区別について語っていた。

　まず、前者について見ていく。紙を取るという動作の問題が、感覚のある―なしに接続されており、動作の可能性が感覚と分かちがたくあることが確認できる。もう一つ注目したいのが、感覚のある―なしを語っているときの中山さんの動きである。右手を胸の高さまで挙げ、見ながら動かし、指を1本1本合わせていた。この、指を合わせるという動作において何がなされていたのか。他の場面でも、この指合わせが見受けられた。[19] 触れ方を見てみると、（第1指と2指を最初に触り、残りの指はさっと合わせて（#1 p.13）のように、感覚があるという指にしっかり触り、ないところはさっと触れていた。[20] 感覚のあるところに触るというのは、ないことよりも"感覚がある"ということを確かめていると言える。通常、"ある"ことのほうが確実に実感されるように思える。しかし、この指合わせからは、触

❖**19**―指あわせが見られた場面が5回あった：#0 p.6、#2 p.27、#4 p.58、#5 p.79、#6 p.99
❖**20**―同じ触れ方が#0 p.6と#2 p.27で確認。

れられるものがないことはわかりやすく、逆に"触れられた感覚がある"ことを確かめる必要性を伺わせる。

　このことが、紙の取りづらさにおいて、中山さんに感覚を語らせていた。中山さんは（紙を第1指と2・3指ではさみ、ゆっくり引っ張り）のように、"感覚がある"指ではさんで、ホルダーからゆっくり引っ張っていた。中山さんが"紙を取る"には、"紙を取る"という一息の動作ではなく、次のような段階を踏むことでそれが可能になっていた。紙をはさんで、そこに生じる"第1指—紙—第2・3指"という、はさんでいる指、はさまれている紙、はさまれている紙に触れ返されている指を感じながら、その感じを保持できるゆっくり引っ張るという動きである。つまり、紙を取りづらいか否かは、このような紙を取る上での紙と指との応答関係の問題になっていたと言える。

　次に、後者のしびれと麻痺の区別について見ていく。中山さんは「しびれと、麻痺は当初違うものだと思って、分けて考えていましたけど、結局は同じことなんですね、麻痺なんですね。調べてみると麻痺なんですね。」と、「～なんですね」を繰り返し、"同じだということ"が共通の理解であることを確認するように、区別をなくし"麻痺"に集約する。**抜粋2**の中には、「違うものだと思って」「思ってたんです」「私の頭の中では、そう捉えてました」とあり、認識として中山さんが意図して分けていたことがわかる。そこへ、辞書の知識が持ち込まれ、しびれと麻痺が一緒なんだと一旦納得したようだが、直後に「でも、わからないです、区別ができないですね。」と、困ったような表情になった。思考レベルでは、しびれと麻痺を分けることが可能であったが、それが一緒だと辞書的知識で自ら語ると、語りながら中山さん自身が違和感を覚えたのか、即座に覆していた。そこをさらに私が中山さんのからだに焦点を当てなおすと、「でも、わかんないですね。」と答え、話を切り上げる。この「わからない」と「区別ができない」について詳細に見ていきたい。

　まず、この繰り返されている「でも、わかんない」から、わからなさを、ある意味単位に分けることの難しさが見える。「でも」は、辞書を調べると麻痺としびれが一緒だというところを受け、一部は認めつつも、一部は同意できないことが示されている。その一部が何であるかはっきりしないことが、「わからない」と何についてなのか言明しないまま、わからなさだけが表現されることにつな

がっていた。このような、「わからない」に至る場面が何度かあった。その一つが、以下の抜粋である。私が中山さんに、「話し疲れたら言ってほしい」と伝えたことへの、中山さんの返事からの場面である。

抜粋3 ◦ #2 p.26-27

〔中山さんの病室での会話〕

中山：ええ、大丈夫です。あと、<u>坂井さんは、麻痺、しびれということで</u>、それに関しては、最初のゼロに近い、ゼロに近いうちは、ゼロに近いって言っても何もできなかったわけじゃないですよ、20%、30%のときは、健常なときを100としたら、ある程度は右肩上がりに麻痺がとれたり、最初は寝返りも自分でできなかったんですから、それからみたら、今はこうやったり（右手を足のほうに延ばして靴の着脱のジェスチャー実演）、できるわけですから、<u>良くはなっているのはわかります</u>。**でも**、最近は、うーん、なんていうか、あまり、

坂井：あまり良くなっている感じがしなくて、横ばいですか？

手で横ばいのジェスチャーをしながら。

中山：横ばいってこともないと思うんですよ、<u>良くはなっているとは思いますけど</u>、

坂井：2 ～ 30%ぐらいのときにくらべると、今は、どのくらい、何パーセントくらいですか？

中山：わからない（首を横に振って）、何パーセントかは、わからない。それは、わからない。健常な人と比べて、何パーセントかは、私にはわからない。

坂井：中山さんの中での、度合も、

中山：<u>わからない、それは、わからないですね</u>。

坂井：ああ、そうですよね。

中山：そんな風な感じです。

　「わからない」が6回繰り返されている。中山さんは、「麻痺、しびれということで、」と、私の存在に配慮し話題の方向性を変えていた。そこでは、自ら

❖21 #2 p.30でも、不快感があるという中山さんに、「それは、いつぐらいから、最初から?」と尋ねると、「わからない、それは、わからない。ベッドで寝っぱなしのときにはなかったと思いますけど、わからない、いつからって言うのはわからない。」坂井「歩き始めた頃からですかね?」中山「わからない。」と繰り返される。時間的な分節も難しいことが伺える。

数字を持ち出し、「麻痺がとれたり」「できるわけですから」と動作面での改善を、実演でも示す。そして、「良くはなっているのはわかります」と、含みを持たせ"わかること"がまず述べられた。それに対して、**抜粋2**と同様に「でも」が後に続き、良くはなっていることはわかりつつも、「最近は、うーん、なんていうか、あまり、」と、そうではないものに焦点が当たっていき、言及しづらさが現れた。

そこに、中山さん自身が数値化していたことを参考に、数値の答えを尋ねると、「わからない」が繰り返された。この「わからない」は、「何パーセントかは、わからない」と言われていることから、数値にすることの困難さや、「健常」と比較する難しさを示していたようにも見える。だが、麻痺が改善したことについては、数値や「健常」という言葉を用い、比較評価していた。体の動きについては、言語的に表現することができていると言えるだろう。

他方、「最近は、うーん、なんていうか、あまり、」で名指そうとしたものについては、「良くはなっている」ものとの対比という形でのみ示すことが可能だと言える。良くなっていることとして示されていたのは、寝返りや靴の着脱などの動作であり、目に見える形で評価できるものである。中山さん自身もその動きを再現し伝えることができ、自他ともに評価も共有も可能だと言える。そのような評価可能な良くなっていることを一方におくことで、その対比として言い難いものが形をなしていた。

抜粋3は、中山さん自身における変化についての言い難さであったが、以下は、中山さんと他の患者との比較においてのそれである。

抜粋4 ＊#1 p.17-18

《病室での会話場面》

装具用の靴を手渡すと右手で装具を摘むように持ち、左手で靴の底を持ち、そこへぎゅっと装具を入れる。

中山：私なんて、両手使ってこうやってやっているから、本当は感覚があるのは2本だけで、あとはそれにつられて動いているだけなのに、ここの人は脳梗塞とかで、足とか手が動かない人が多いから、だから私みたいに両手両足動いているのはね……。ビリビリ感があっても、肩も（どうしてだか）わかんないけど、

ビクビクすることあるけど（右肩をグイッと後ろにひき痙攣のような動きを2回ほどして）麻痺
とか、しびれの関係もあると思うけど

わかってもらえないだろうということを、しんみりつぶやく。

坂井：なかなか、伝わりにくいですもんね。表現も難しいし。

中山：**難しい、わかんない。なんて言っていいのか、わかんない。**

私は中山さんから、装具を受け取り、それをもとの位置に戻す。

　ここで、装具を一人で装着できることを実演する中で、「両手両足動いて
いる」中山さんと、「足とか手が動かない」脳梗塞などの他の患者の対比が浮
き上がってきた。そこでは、目に見える次元での伝わりやすさと、それに対比
させて「ビリビリ感」「ビクビクする」など、中山さんには確かに感じられることが、
他者には伝わりづらいことが示される。そして、何がわからないのか、誰にわ
からないのか、どのようにわからないのか含まず、「わかんない」が繰り返され
ていた。先にも見たように動きなど目に見える伝わりやすさや、わかることがま
ず示され、そこを足場に、そうではないものを言語的に表現しようと中山さん
は志向していた。だが、その志向により、中山さんはそれが難しいことに気づき、
「わからない」にはまっていた。中山さんの中にも、他者に対して、何かを何か
として示していくフレームが見つかっていないことがわかる。

　次に「区別ができない」を見ていきたい。麻痺としびれが違うと思っていた、
つまり区別していたところから、辞書を見て一緒だと言い区別を自らなくした
直後に、再び「区別ができない」という区別の問題に戻っていた。そこには、実
感として、麻痺としびれが同じであるとも、別のものであるとも言えないことが
示されており、自らに起きていることをある意味単位をもつものとして分けづら
いことが見て取れる。だが、「区別できない」と言いながらも、中山さんは区別
について語っていた。私が「灼熱感もあると仰ってましたけど」(#1 p.14)とだけ尋
ねたことに対し、中山さんは「灼熱感と、しびれと麻痺は全く別です。」と断言し、
区別というフレームで応答した。そして、その区別を語ろうとすると「う〜ん、何
て言ったらいいんだろう。」と、断言した勢いを失くし考え込み、具体例として痔

のときの体感をオノマトペを交えて表現するが、また難しさに行き当たり、再び
「なんて言ったらいいんだろう」と考え込む。そして、確かめるように灼熱感が
強いという鼠径部を触っていき、「私の場合はです、そういう感じです」と話を
切り上げた。中山さんが分けたり、分けなかったりしていた「麻痺と、灼熱感と、
しびれと」という三つの症状だが、それぞれが分けられて経験されていたわけ
ではなく、むしろ他と比較することで、差異としてのみわかるような在り方をして
いたと言える。さらに、区別において別のことも問われていた。

抜粋5 #1 p.16

〈ラウンジでの会話―抜粋2の続き〉

坂井：中山さん、肛門から便が出そうな感じっていうのは、わかりますか？

中山：んー（困ったような悩むような表情）、本当に便が出そうなのか、灼熱感がそうさ
せているのか**わからないですね。区別がつかない。**だから、ここに来てから、
いつも肛門を閉じてます。

坂井：ああ、なるほど、肛門をぎゅっと、

中山：だから、トイレに行ってもおならだけ出て、中身が出ないっていうこともあ
りますし、私は腸も（お腹を触りながら）麻痺していると思っていますから。おなら
も出なくなりました。

便が出そうな感じについてわかるか尋ねられた中山さんは、考え込み、自ら
区別の問題に焦点を当てていく。ここで区別として問われていたのは、出そう
な感じが"わかる―わからない"ではない。何らかの物が出そうな感じはある
ものの、それが便なのか、灼熱感でそう感じているだけなのか、その区別がつ
かないことが問題になっていた。すなわち、そこで何かは感じられるが、それ
が何であるかがわからない。灼熱感によって何かが覆い隠されわからなくなる
様子は、先に述べた江川さんの排泄の場面とも類似する。そのわからなさを受
けて、中山さんは「私は腸も麻痺していると思っていますから。」と、「麻痺」とい
うわからなくなる状態を自らに診断として与えていた。

■■■■「なんか言ってもぴったりくる感じじゃない。何していても気持ちが悪い」

　抜粋2からのやり取りは、FN p.12-18にわたって続き、私が尋ねたことに中山さんが答え、答えながらうまくいかなくなり行き詰まると「そんなところです」と切り上げ、また私が尋ねるというパターンが5回繰り返された。この対話において、中山さんのわからなさが次第に露わになっていく。以下は、その対話の後半部分である。

抜粋6 ● #1 p.15-16

　⟨ラウンジでの会話—抜粋2の続き⟩

坂井：そうですよね、足の中では足裏が灼熱感が強いんですよね。そうすると、杖で歩いたりすると、足の裏はどうですか？

中山：ヒリヒリ、ビリビリしますよ。それは、慢性化ということで意識しないようにと押さえつけている部分が多いですけど。腰部、臀部、座っていても当るところが、ピリピリする、どうやって表現していいかわからない。

坂井：難しいですよね、言葉で表現するのが、

中山：**なんか言ってもぴったりくる感じじゃない。**便秘になって、トイレで座ると、便秘云々というよりは、**気持ちが悪い。リハビリをしていても、何していても気持ちが悪い。**

　長いやり取りを経て、ここでは「どうやって表現していいかわからない」「なんか言ってもぴったりくる感じじゃない。」と、ぴったりこなさに行き着いた。そのぴったりくる感じじゃないことを足場にし、「気持ちが悪い」という表現にたどり着いていた。そこには、二重の構造が含まれていた。

　まず、便秘の例では、トイレで座ることにおいて、本来であれば意識される便にまつわることが「便秘云々というよりは、」と背景に退き、「気持ちが悪い」ことが浮かび上がる。さらに、「リハビリをしていても、何していても気持ちが悪い」と、ある特定の動作に限定されるものではなく、常に継続しているような「気持ちが悪い」だとわかる。これは、江川さんの「気にしてもしびれてる、気にしないでもしびれてる」という、しびれの在り様と重なる。この「気持ちが悪い」が、中山さんの自らのからだの感じ方や、周囲のものをこれまでとは違うものとして

中山さんに経験させていた。この点については、次節「身体のゆらぎ、現れの変容」で詳細に見ていく。

2 身体のゆらぎ、現れの変容

■■■■■ つかんでも、離れないこともある：応答の成り立ちづらさ

生活の中には多くの道具があり、私たちはそれを無自覚に使いこなしている。例えば、私たちがメモを取るときは、書こうとする内容に集中しており、ペンやそれを握っている手については背景に退いてしまっている。しかし、中山さんのFNには、道具が道具にならない様子や、道具になったとしても上手く扱えていない様子が見られた。例えば、（家族に電話をかけようとし右手で携帯を取り、折り畳みを開こうとして右手で掴んで広げていくと、バーンと携帯が手の中で跳ね腿の上に落ちる場面（#2 p.31））や、（リモコンをベッドのほうに投げようとし、数回腕を振り子のように動かすが、なかなか離れず、3回目くらいでヒュッとリモコンが飛んでいく場面（#2 p.32））などがその一例である。

これらの場面では、中山さんからの発言はなく、どう感じていたのかなどを充分うかがい知ることが難しい。そこで、中山さんが他者の動作に触発され、自らのことを語り出した場面を入り口に考えてみよう。場面は、中山さんがOT1とリハビリ室で訓練をしていたところに、同じ病棟の顔見知りの患者富田さん（仮名）が隣の作業テーブルに来て、スポンジボールをつかんで投げるという訓練を始めたところである。上手くつかめない富田さんに、「ぎゅっとつかんで」と富田さんのOTから指導がなされていた場面からの続きである。

抜粋7 ● #7 p.120

◯ 作業療法中 ◯

富田さんはアンダースローで2mほど離れたOTさんにボールを投げる動作をしているが、うまく手からボールが離れないことがあり、OTさんがその都度注意している。すると、正面で展開されているその様子を見て、

中山：健常者には簡単でも、なー、私なんかもあれ難しいよねー（OT1を見ながら）。

できないもんなー。

おそらく類似のお手玉を投げる場面を思い出し話す中山さん。OT1は、苦笑いしながら、「そうですね」と相槌を打つ。

中山:湿り気なのかな? つかんでも、離れないこともあるもんな。トイレの手すり、横、縦、あるけど、あれ、**離れないこともあるよ。**（OT1が持ってきた木製の棒に右手の指先だけかけて）こうなって、引っかかる。だから、意識してそうならないようにしてるけど、**なんか、嫌だよな。**

と実演しながら話す。

　まず中山さんは、富田さんの(うまく手からボールが離れないこと)を、「私なんかもあれ難しいよねー。できないもんなー。」と、できなさを見て共有していた。ここでは、何が難しいこと、できないこととして共有されているのだろうか。中山さんは、投げることとも離すこととも言わず、「あれ」という事象全体を含んだ表現をしていた。動作を分割して、そのどこかに難しさを起因させられないことがわかる。さらに、「あれ」と名指された難しさと、目の前にあった訓練用の木製の棒に触発され、トイレの手すりを掴んだときのことを実演しながら語り始めた。ここでは中山さんと、トイレの手すりとの応答関係が問われている。

　まず、中山さんは「湿り気なのかな?」と前置きする。この湿り気は、中山さんの手の動き・機能・力と密接に関係していた。次のような場面がある。#6で中山さんとOT1が文庫本の大きさの木製の板をつかみ引っ張り合う訓練で、「今日は、力入っているでしょ?」「力は変わんないと思うの、ただね、今日は滑らないから、湿気があるから。」「湿気で、やるまで気が付かなかったけど、やってみてあれ? って。いつもよりひっかかるなーと思って。」(#6 p.99)と、指先をこすり合わせながら、力が入る理由として湿気を挙げて語っていた。また、#7ではその逆の、「手の湿り気がないと、手が滑るから、力入らないんだな。今日全然だな〜。」(#7 p.122)と、指先をこすりあわせるようにしながら語っていた。つまり、手に湿り気があるとは、中山さんが意図して力を入れたり、つかんだり、引っか

❖22 訓練台に端坐位になり、1mほど先の床におかれたA4サイズほどのプラスチック籠に、さまざまな形のお手玉を投げ入れる訓練がある(#4 p.57、#5 p.77)。#4の場面では、お手玉8個のうち、右投げでは半分、左投げでは2個しか入らず、中山さんは「左になると、ほんとだめですわ〜。頭でわかっても入んない。」と語っている。

II…しびれている身体で生きる経験

けたりするのではなく、「ひっかかる」というように、それが自ずと可能になることだとわかる。このような意味をもつ「湿り気」が、「湿り気なのかな？ つかんでも、離れないこともあるもんな。」と、最初に提示されたことから、次のことがわかる。トイレの手すりをつかむ場面において、中山さんが掴むという意図的な能動的な側面だけではなく、自ずとそうなってしまう側面も同時に含まれていたということである。

　そして、「つかんでも、離れないこともあるもんな。」「あれ、離れないこともあるよ。」「こうなって、引っかかる。」と実演を交えながら語っていた。ここには、次の構造が見て取れる。まず、「つかんでも、離れないこともあるもんな。」では、手すりという道具を能動的に「つかんで」、それを握ることにより立位の保持に使用している。ところが、それに続いて「離れない」という事態がときどき生じてしまう。それは、手が離れないとも、手すりが離れないとも言わず、どちらにも主体を置かない語りで表現される。さらに、「こうなって、引っかかる。」と、湿り気のときと同様、自ずとそうなってしまうことが示されていた。つまり、能動的につかんだにもかかわらず、途中でその能動性が中山さんのからだにおいて見失われていることがわかる。一連の動作の中で、能動という自ら向かっていく方向性が、いつの間にか働かなくなる応答関係の変容が生じていた。はっきりと意識する手前で生じていたこのような事態が、自らのからだでありながらつかみどころのなさを含み経験され、「なんか、嫌だよな。」と中山さんに語らせていた。

抜粋8 ◦ #3 p.45-46

◖理学療法場面―立位訓練◗

中山さんが靴を履き終わったところを見て、PT3が、次は立ってバランスの練習をしますと伝え、中山さん特注のグリップを太くしたT字杖2本を手渡そうと前にさしだす。それを無言できいていた中山さんは、「立つのはさ、杖がなくてもできるから。」と言い、後で渡してほしいという。（緊迫した空気が流れる）中山さんは端坐位の状態から、上体を前傾させて、前後に揺らしながら反動をつけて、ぐーっとふらふらしながらゆっくりゆっくり起き上がるように、真上に引っ張られるように立ち上がる。腰がほぼ伸びて**165度くらい**になったあたりで、

何をしていても気持ちが悪い〜中山さんの経験　105

中山さんは「ちょっとかして！」と強めの緊張感をはらんだ、せかすような声でPT3に杖を渡すように指示する。PT3から渡された杖を右手はすぐにグリップをにぎり、右外側について支えにすることができるが、左の杖はお腹のあたりで、何度か握ろうと左手がグリップに当たるが、かするだけでグリップを握ることができない。フラフラしながら、なんとか左のグリップをにぎり、左体側につき、両手をハの字にして**杖を支えにして、ぐいっと背筋を伸ばして立ち姿勢を調整するように**ゆらゆら小さく動きながら、顔は右方向をむき目線で何か、誰かを追っている様子。

　ここでは、下線部に着目し、いつどのように道具が必要とされ、道具をどのように用いていたのか、道具との関わりから中山さんの身体について見ていく。中山さんとPT3との、杖をめぐるタイミングのずれにも着目したい。

　まず、中山さんはPT3から"立位でのバランス訓練"[23]という、これから実施することとその目的を告げられた。PT3は立ち上がる前の必要物品として杖を差し出していた。すなわち、PT3には、中山さんが立ち上がるという動作・タイミングにおいて、杖が必要なからだであると見えていたことがわかる。だが、中山さんは「立つのはさ、杖がなくてもできるから。」と、起立動作においては杖がなくてもできることが、動作前にわかっていた。だが、杖を使わない中山さんの起立動作はふらふらしており、安定していたとは言い難い。

　そして、腰がほぼ伸びて立位に近い165度くらいになったあたりで、「ちょっとかして！」と緊張感をはらんだ声で、杖を要求していた。ここから、次のことがわかる。"立位姿勢を取る直前"というタイミングで杖が必要となったことが、立位に近づきながら、動きながら中山さんに把握されていたということである。つまり、いつ杖が必要になるかは、動いてみないとわからない。あるところまでは杖なしでできることがあらかじめわかっていながら、あるところがどこなのかは、動いてみないとわからない。上記抜粋直後のバランス訓練でも、PT3がもう少し後ろいけますか？　と声をかけると、「それ以上後ろ行ったら倒れちゃうよ。」と苦笑いする場面があった(#3 p.46)。ここでも、どこまでは大丈夫かという

❖23─中山さんの立位でのバランス訓練は、両手にT字杖を持ち、体を支えながら、意図的に前後左右にゆっくり重心を移動し揺れながら、そのなかで転倒することなくバランスを保ち立位を維持するというものであった(#3 p.46)。

あるところが動きながら中山さんに把握されていた。そのため、「それ以上後ろ行ったら」という出入りを表す表現で限界を示していた。

　さらに、中山さんが杖を握った順番にも注目したい。中山さんはそれぞれの手に渡された杖を握ろうとし、右手はすぐに握ることができたが、左手はグリップをなかなか握ることができなかった。この間、中山さんは倒れることなく、左手のグリップを手探りで探しつつ、姿勢を維持していた。この数行後に、「左は指の感覚がないから、見ながらじゃないとできない。」と左手を持ち上げてじっと見ながら、T字杖のグリップを握るジェスチャーをする場面があった(#3 p.46)。すなわち、中山さんは左のできなさをわかっており、それに対応するために、右手ですぐにグリップを握り、体を支えていた。つまり、右手が杖を道具にし、道具の補助を得た状態をつくり、左手が杖を握ることが可能になる状態を作っていたことがわかる。

　左右ともに杖を握った後の、中山さんの動きを、杖を要求したときの姿勢と併せて見てみる。杖を握った中山さんは、(両手をハの字にして杖を支えにして、ぐいっと背筋を伸ばして立ち)(姿勢を調整するようにゆらゆら小さく動きながら)という、動きをしていた。これは何をしていたのか。中山さんは、立位になる直前、腰がほぼ伸びて165度くらいになったあたりで杖を要求していた。そして、杖を得たあと、杖を支えにしながら、ぐいっと背筋を伸ばし165度から180度まっすぐ伸びた立位を完成させる。だが、それだけでは終わらず、立位になった後にゆらゆら小さく動き、さらなる調整を図っていた。

　以上までの検討から、次のことが言える。まず、杖が必要となるタイミングはあらかじめ決まっていたのではなく、動きながら必要となるあるところがわかってくるような、ダイナミックなものであった。そのため、他者から見た必要とされるタイミングとは、必ずしも一致しない。また、杖という道具がどのような役割を果たすかは、そのからだによってその都度決まってきており、杖という役割がまずあり、そこにからだがあてはめられていたわけではない。そして、道具とからだとのダイナミックな応答があるからこそ、道具を自由に使いこなせない不自由さだけではなく、翻ってそうできない自らのからだも同時に経験されていた。

感覚がないのに動く

「感覚がない」とはどういうことか。字面どおりにとれば、何も感じてないことになり、医学用語で「鈍麻」に分類されることになるだろう[9]。しかし、中山さんは「手は麻痺して、しびれています。足は、灼熱感があって、しびれもあります、麻痺もあります、でも灼熱感に隠れて弱い。」(#0 p.5)とも述べており、「鈍麻」とは反対の「亢進・過敏」かのようにも思われる。中山さんが、どの分類になるのかという問いに答えることは難しい[※24]。このような患者の経験を、医学的な分類の枠組みだけで見ることが、そもそも事象の性質にそぐわない。そのため、ここでは一旦既存のさまざまな分類から離れて、中山さんの経験そのものから「感覚」や「感覚がない」と言われることを考えてみたい。

中山さんは多くの場面で感覚がないということを述べていた[※25]。それらは大別すると二つに分けられる。一つは、感覚がないということが、「見えればできる」という文脈において語られた場面であり、もう一つは、「感覚がないのに、動くんだねー。」と動くことをじっと見ながら語った場面である。

■「見えればできるけど、見えないものはできないのね」 ：触覚によって分節されていた世界の変容

入院4カ月時点の中山さんは、時間はかかるものの日常生活がほぼ自立していた。FIMによる評価でも、入院時の65から、退院時は109までになっていた。改善したと評価されていた中で、中山さんはさまざまな生活動作のできなさを語っていた。以下は、その一例であり、お札や薬包を取ることにまつわる具体的な状況を、中山さんが実演を交え語っていた場面である。感覚がないことと、「見える」ことの接続に着目し見ていきたい。

❖24…中山さんの退院時サマリーには、医師の評価として「知覚障害に関しては、ご本人の訴えが定まらず詳細な評価が困難であった。」とある。

❖25…#1 p.13, p.15, p.17／#3: p.46／#4: p.59, p.64, p.71／#6: p.90, p.103で見られるが、スタッフ（医療者）との会話にはなく、全て私との会話のなかであった。

抜粋9 ● #4 p.64

〔 病室での会話 〕

左手を右手で触りながら、

中山：今ね、こう、**手の感覚がないから**、それで、昨日恥ずかしい思いをしたの
が、○○（院内喫茶の名前）、若いの（他の患者）誘って、おごるから行こうって言っ
て、○○に行って、ここにお金いれていったのね（ポロシャツやTシャツの胸ポケット）、
それで取れないの（右手で胸ポケットに手を入れて探すジェスチャーをして）。**見えればでき
るけど、見えないものはできないのね。** 今も、これは音で（夕方の薬を胸ポケットにい
れており、それを右手で取り出しながら）、だいぶ慣れたけど、最初の頃は覗き込んで
取っていたけど、最近はこの音で、

坂井：ああ、がさがさっていう音で。

　中山さんが胸ポケットから薬包を取り出す。

中山：こうやって見えるのはできるのね、でもこうやると（薬包を左手に持ち左の後ろのほ
うのベッドにおいて）わからないね。

　と言いながら、見ながら薬包を後ろから取ってきて、腿の上あたりで手に持ち、

中山：こういうのは、何かわからないね。

　両手で薬包の端を持って、ビニール部分をぐしゃぐしゃと触る。

　この直前にも類似した語りがあった。中山さんは車椅子での端坐位姿勢から
ゆっくり前傾し、手を足元に伸ばし、足の装具に付いていたマジックテープを
外しながら、「私はね、目に見えるものだけ、目に見えないと、指の感覚がな
いから、わかんないんだけど」と語っていた（#4 p.59）。いずれにおいても、見える
ことが、できることの条件とされており、逆に見えないとできないことが、感覚
がないこととともに語られていた。

　まず、「見えれば」「見えるのはできる」「目に見える」と中山さんが表現して
いたことから確認したい。中山さんは見る主体でありながら、「見ればできる」
とは言わず、「見える」と中動態で言う。ここには、中山さんの身体の在り方が
伺える。つまり、見るという能動的な表現ではなく、「目に見える」という表現に
より、中山さんの身体的なパースペクティブが示されている。つまり、能動的に

何をしていても気持ちが悪い〜中山さんの経験　109

体を動かし自由にどこでも見ることができるのではなく、動かせる範囲が限られていた中山さんのからだという、そのパースペクティブにおいて「見えるもの」という意味である。そして、その身体における「見える」中での、動作の可能性が前提とされていた。

その前提において、動作を可能にするものとして、「見える」ことと、「この音で」と、視覚情報と聴覚情報が示されていた。だが、それと相反するような、"わからない"状況も実演されていた。薬包を背後に隠し手探りするが探せない実演と、両手で腿の上においた薬包の端を持ち、ビニール部分をぐしゃぐしゃと触る実演である。前者では、背後に隠すことで視覚情報をなくしていたが、触れることで音は出ていた。しかし、中山さんには、音がしてもどこに薬包があるのかわからず、後ろを振り返り（見ながら薬包を後ろから取ってきて〈FN〉）いた。また、後者では、薬包を腿の上という見えない位置におき、ビニールが擦れる音だけでは「こういうのは、何かわからない」と言う。つまり、物の場所や素材を特定するには、聴覚情報だけでは不十分であり、視覚情報が必要不可欠になっていたことがわかる。

■■■■「感覚が非常に鈍いのに、動くんだねー」:感覚がないのに、動く

次に、動くこととの関係で語られていた「感覚」について見ていく。中山さんには以下の抜粋のように、手を動かし、それをじっと見て不思議そうにしていた場面があった。以下は、#6での理学療法の場面で、PT5が道具を準備するために離席した直後である。

抜粋10 ● #6 p.90

〔理学療法中〕

PT5がさっと離れる。中山さんは車椅子上から右斜め前の壁沿いで立位訓練をしている患者をじっと見ている。その方は膝も固定するタイプの長足装具をつけており、背後からスタッフに抱え上げられるような感じでかろうじて立っているようだ。その患者をじっと見てから、中山さんは左手を車椅子のアームレストの上において、手のひらを顔のほうにむけて、第4・5指を曲げたり伸ばしたりして動かしながら**じっと自分の手の動きを見ている**。そして左に

II…しびれている身体で生きる経験

いる私のほうに顔を向けて、中山さんは「**感覚がないのに、こうやって動くんだよねー。感覚が全くないわけじゃないんだろうねー。**」と不思議そうに**指を動かしながら**語る。

（❖PT5 が戻ってきて立位訓練が始まる）

　さらに、同日の午後の作業療法でも類似の語りが見られた。そこでは、OT1がSTEF（簡易上肢機能検査／100点満点）の点数が、30点台から80点台までに回復しているということを私に説明していた。そして、私が「そしたら、4カ月で随分ね、柔らかくなったんですね」と中山さんに尋ねると、そうだねと言い、不思議そうに左指を動かしながら「感覚が非常に薄いのに、動くんだね〜。」（#6 p.102）と語っていた。

　ここで、中山さんは何をしていたのだろうか。上の場面では同じリハビリ室内に居る、いわゆる動けない患者を見てから、折り返すようにその眼差しを自らに向け、手を動かしじっと見ていた。FN#6 p.102でも同様に動かしながら語っていた。中山さんは、自らのからだを動かすことで、同時に2点確認している。からだが動いているという感覚が自分のからだにはっきりとはないこと、にもかかわらず、視覚的には動いていることがわかることである。それは、幻肢の逆のような経験なのではないか。幻肢は実際にはないにもかかわらず、あることがリアルに感じられるが、中山さんの経験は、"動いているのに、動いている感覚がない"、"動いている感覚がないのに、動いている"という、矛盾したことが同時に生じていた。それ故、動いていることを、動かしながらじっと見ながら確かめていたのだろう。それは、「動くんだねー」という実感が乏しい、少し隔たった表現になっていたことからもわかる。

　また、「感覚がない」「感覚が全くないわけじゃない」（#6 p.90）「感覚が非常に薄い」（#6 p.102）という表現の変移を見てみる。中山さんは上記抜粋#6 p.90の「感覚がないのに、こうやって動くんだねー。」という発言までは、前節のペーパータオルを取る場面でも見たように、「感覚がない」とはっきり述べていた。だが、自ら動かしながら、動いていることを目で見て確認し、それを受けて「感覚が全くないわけじゃないんだろうねー。」と二重否定で曖昧にしていた。さらに、#6 p.102では「感覚が非常に薄いのに、動くんだね〜。」と、感覚がないというゼロ

の状態から、非常に薄いというゼロに近いゼロではないところに落ち着く。このことから、「感覚がない」というのは、動いている感覚、キネステーゼがないことであり、それに応答した動きではないという、動きが自らのからだに帰属してこない感じであると言える。中山さんは、感覚がないのに動くことを見てしまう。いわば、中山さんには、動きという文脈において、感覚がないことを、ないと確認する術がない。そのため、「感覚がない」とは断定できない様子が確認された。これは、前項の触覚との関係では見られなかったことである。

　「感覚がない」と言いながら、他方で灼熱感や重圧感、苦痛感、ビリビリ感など多様に訴えていた中山さんの様子は、医学的な枠組みに当てはめると、矛盾していることになるだろう。しかし、上記でみてきたように、同じ「感覚」という言葉で表現されていても、その文脈により「感覚」が含みもつ意味や経験は多様であった。

冷たさに非常に弱い

　しびれを訴える患者が、熱さや冷たさ等温度感覚についても訴えることが多いことは知られている。これまでは、しびれはしびれとしてあり、さらに別のものとして温度感覚の変化があるように扱われていた。確かに中山さんだけではなく、江川さんや藤田さんからも「手が冷たい」「しびれているから冷たいのを感じない」というような、温度に関する語りが多く聞かれた。そこには、どのような意味があるのだろうか。中山さんが語っていた「冷たさ」に着目して見ていきたい。

抜粋11 • #7 p.109

病室での会話

中山：うん、私なんてね、ここに来たのが3月の×日、そのときは足の灼熱感というより、寒かったからね。

坂井：ああ、仰ってましたね。湯たんぽ入れたりしてって。

中山：そう、布団をかけてもらっているのに、もう一枚かけてもらったりとかね。来たときは、灼熱感というのはなかったような気がするよ。**麻痺と痛覚の問題、麻**

痺と寒暖?!、冷たさ、あたたかさ、私なんか今非常に感じるのは、今夏なんだ
けど、（臥位の状態で両手を持ち上げてベッドで柵に触れるようなジェスチャーをして）、**両手が**
金属に触れると冷たいんだよね。みんな柵は両方にはないんだよね。私は、最
初個室だったから、
坂井：ああ、そのときのまま、
中山：そう、ベッドは一緒だから、両方に柵があるのね。そうすると、私は寝ると
きいつも横向きに寝るんだけど、横に枕とタオルを置いて、こうならないよう
に（柵と自分の間にタオルを持っているようなジェスチャーをして。）してるんだけど、**触れると**
冷たいんだよね。（両手を持ち上げてしげしげと見ながら、指を動かしたりして）**冷たさに非常**
に弱い。不思議だよね、麻痺しているんだけど、冷たさにも非常に弱い。

　ここでは、冷たさについて主題的に語られていたこと、麻痺との文脈で語られ
ていたことに着目したい。まず、前者についてである。中山さんは「私なんか今
非常に感じるのは、今夏なんだけど、両手が金属に触れると冷たいんだよね。」
と、ベッド柵に触れるジェスチャーをしながら語っていた。金属に触れると冷たい
というのは、誰しも経験していることであり、当たり前のことのように聞こえる。それ
が、中山さんにおいてどのように主題化してきたのだろうか。中山さんは、入
院したばかりの晩冬から初春の時間を示す。それを受けて、「今夏なんだけ
ど、」と晩冬とは文脈が異なることを前置きし、「触れると冷たい」ことが、季節柄
不自然であることが滲みでてくる。さらに、触るという意図的な行為ではなく、触
れるという偶然の軽い接触において発生していたこともわかる。そのため、中山
さんはベッド柵にタオルなどを置き、寝返りなどでも触れないように対策をとって
おり、それが避けたくなるような冷たさであることがわかる。翻って考えると、入
院当初の何もしなくても「寒かった」こと[26]とは異なり、それは避けることができる類、
つまり触れるという接触において生じていた「冷たさ」であることがわかる。
　通常であれば、夏に金属に触れると、冷たさと同時に気持ち良さを感じるも

❖26―#0 p.5:中山「それで、××医大入院したときから、だから、3月3日から、ここにきてから1カ月くらいまで、だから、4月下旬くらいかな、足首より下が"寒い!"って、××医大でも、ここでもそう言ったら毛布でくるんだり、湯たんぽ?入れてくれるけど、ガタガタガタガタ震えて。寒くて、でもそうやっても変わらない。不思議ですね。あれが何だったのか、わからない。」

何をしていても気持ちが悪い〜中山さんの経験

のであるが、中山さんにおいては、避けたくなるような冷たさとして、「冷たさに非常に弱い」という自らの身体が浮かび上がっていた。その身体から見ると、これまで何ともなかったものが、ここでは金属が、これまでとは違う意味を帯び、経験されていたことがわかる。それが、中山さんに冷たさを主題的に語らせていたことがわかる。これは、しびれと別に温度感覚の変化があると考えるよりも、むしろ両者が分かちがたくあることを示している。つまり、しびれている手で触れるということが、そこにこれまでとは違う"冷たい"の意味を発生させる。さらにそれが翻って、自らの身体を"冷たさに非常に弱い"という意味を帯びて経験されることにつながっていた。

3 治る―治らない

　患者にとっては、治るのか治らないのかということは最大の関心事だといっても過言ではない。そのことに自問自答しながら、行きつ戻りつしている様子があった。この、治る―治らないということが何を志向しており、それが何を背景に現れたり沈んだりしているのかを、中山さんの経験から記述していきたい。

　中山さんの語りに見られた「治る」ということを、"病気が治る"というような医療の視点から見ると、語りが矛盾しているように見えたり、"障害受容していない"というこれまでの議論に回収されてしまう。そこで本項では、医療の視点から一旦離れ、矛盾を整理する方向ではなく、発症からの経過や退院という制度的な区切り等の時間的視点や場所、他の症状やADLとの関係から、中山さんの文脈に沿って治る―治らないの成り立ちを見ていく。

　まず、概観すると、中山さんは初対面の研究依頼時 (#0) の場面で、「治るんですか？」と医師に尋ねたことや、一般論として「治らないと言われているけど」と言い、「今のじゃ、治らないんでしょ？」と私に確認し病室に戻って行った。ここでの、中山さんは治ること、治らないことのどちらにも与してないことがわかる。そして、#4では「すぐには治らないから」と言い、#5では「この麻痺、しびれは一生続くんだろうね……」と一旦引き受けたようにも見えた。だが、#6では再び「なんか、灼熱感、しびれはさ、今の医療では治せないんでしょ？」とOT1に

尋ねていた。そして、退院直前の#7では「不安だね。どうなるのか、不安だよね。」と語っていた。このように、常に治るのか治らないかを問い、揺れていた様子が伺える。以下で詳細に見ていく。

■■■■「すぐには治らないから」：良くなったことを基盤にし、治らないことが現れる

　以下の抜粋は中山さんが、「すぐには治らない」と語っていた場面である。以下では、「すぐには治らないから」ということが立ち上がってきた流れを、ADLの自立と時間に着目して見ていきたい。作業療法の後に中山さんの病室で、私と中山さんが二人で話していた場面(p.60-66)の一部である。中山さんは、薬の自己管理ができていることを話し、実際に薬包を触りながら、薬の内容について言及した流れである。

抜粋12 ◦ #4 p.62-63

《 病室での会話 》

　薬包の端を両手で持ち胸の高さで錠剤やカプセルを袋の上から触りながら話す。

坂井：ああ、筋肉を、弛緩させる、

中山：そうでしょうね。

坂井：それは、前の病院のときから、飲んで、

中山：そう、だと思います。前の、○×病院に入院していたときにPTもOTもやっていたのよ。1日30分、40分、そんなになかったかな。

坂井：短いですよね、急性期の病院は。

中山：短い。それで、最後の方かな、歩行器で4〜5m歩いたかという程度だからね。○×に居た頃は、1カ月ベッド上で、変な話おむつつけて、食事もベッド、全部ベッド上だよね。

坂井：ああ、全部介助で、歯磨きとかも（歯磨きのジェスチャーをして）

中山：歯磨きは、あれつけて（自助具）、やってたけど。それは水とか持ってきては全部やってもらって。だから、一切ベッドから、最後に少し車椅子に座ったかな。それも、看護師さんとヘルパーさん、2人で、

坂井：よいしょと、

何をしていても気持ちが悪い〜中山さんの経験　　115

抱えるような全介助のジェスチャーをする。

中山：よいしょってわけじゃないけど、みんなうまいからね。でも二人で。だから、ここに来たときも、食事も半分くらいしか食べれなかったね。**それから思うと、今は時間はかかるけど、自分でできるから、こういうのはすぐには治らないから。**

目線を床に落としながら話す。

まず、会話の中で示されていた内容と時期を整理してみる。

①薬の自己管理ができていること：今できていること
②ベッド上生活で全介助だったこと：急性期病院でのADL
③今、自分でできるようになったこと

そして、これらを受けて「こういうのはすぐには治らないから。」と語られていた。中山さんによる時間の区切りは、「急性期病院にいた頃」「リハビリ病院に来たとき」「今」と整理され、「それから思うと、」と振り返ることで、「今は時間はかかるけど、自分でできるから」と、ADLの自立が明確になる。そこでは、食事や、排泄、移動など一つひとつのADLが、できるという視点で、今と前を比べて今の状態を語ることが可能になっていた。すなわち、急性期病院で寝たきりだった生活が、「今」という時間に"できるようになった"という意味を与え、「今」できるようになったことが、過去に"出来なかった頃"という意味を与えている。このように、ADLが時間とともに自立していったことが、過去や今の意味を生じさせていた。他方、それにのっていないものが「こういうの」として浮かび上がり、「すぐには治らないから」という時間を含み込んだ意味が立ち上がっていた。

この「すぐには」に着目してみる。ここでは、ADLが時間の経過とともに回復していることが足場になり語られていた。ADLにおいては、できるようになったという変化に支えられ、時間の経過もともに実感されていた。時間の経過に支えられ、できることが増えて行くという変化も確認できていた。他方、「こういうの」には、ADLのように今と前を比べることも、どうなっているとも、語るフレームが見当たらない。それが見当たらないため、それに伴う時間も実感されづらい。それが、

「すぐには治らない」という変化を直ちには感じられないことを示すことになる。

　また、「治らない」とは断言していないことにも注目したい。上記抜粋の数分後においても中山さんは、「しびれだとか、麻痺だとかは、私の場合は、すぐには治らないから、それはこの先、どのくらいか、わからないけど、」(#4 p.65)と語っていた。「治らない」ということが、「すぐには」という時間の限定のもとに示されていた。ここでは中山さんにおいて何が問われていたのか。「治らない」ということ自体というよりも、治るというプロセス、つまり変化の手ごたえが自身では得られにくいことを示していたのではないか。ADLにおいては、行為が達成できるかどうかで、自他ともに手ごたえを得て、確認し、共有まですることができていた。いわば変化が実感しやすい。他方、「こういうの」とされるしびれや灼熱感は、その起点も定まりづらく、プロセスとしてたどりづらい。以下の抜粋で、その点を確認したい。症状について「いつから」という時期を尋ねた私に、中山さんが「わからない」と答えた場面である。

抜粋13 ※ #2 p.30

〔 病室での会話 〕

坂井：私も、そう言っときながら、雷に当たったことはないですけど、不快な感じなんですね。**それは、いつぐらいから、最初から、**

中山：わからない、それは、わからない（首を横にふりながら）。ベッドで寝っぱなしのときはなかったと思いますけど、わからない、**いつからっていうのは、わからない。**

坂井：歩き始めたころからですかね？

中山：わからない、だから、今度、坂井さんがお話し聞くなら、**もっと前から、そういうとき（寝たきり）から観察して、するのが正確だと思います**。でも、そういうときは、（研究に協力するのは）嫌かな？

坂井：そうですね、なかなか難しいですよね。

抜粋14 ※ #7 p.109

〔 作業療法場面 〕

坂井：ああ〜、それは、入院されたときからですか？

何をしていても気持ちが悪い〜中山さんの経験　117

中山：うーん……（天井をみながらしばらく考えて）今こういう風にあなたが来ていて、冷静に、普通は、こういうことって些細なことだから、あっても、それ感じたってドクターには言ってもしょうがないし、めんどくさいやって思って言わないよね。（坂井：はい）。**だから、入院したときどうでしたって言われても、わかんないよね**。入院したときはね、一番つらいことでいっぱいだから、それ以外のことは忘れちゃうよね。私の場合は、ここに来たばかりの頃は寝返りが打てなくて、夜になると1時間ごとに、呼んで右向かせてほしいとか、へたすると30分ごとに、呼んでいたわけ。寝返りが打てないことが、一番の重荷で、それが頭を占めているから、一番つらいときには、それだけで頭がいっぱいだから。

　中山さんは、自らの症状でありながら「いつからっていうのは、わからない。」と言い、さらに「もっと前から、そういうときから観察して、するのが正確だと思います。」と、本人に聞くのではなく、外から見て把握するような観察という方法を勧めた。その理由として、「普通は、こういうことって些細なことだから、」「入院したときはね、一番つらいことでいっぱいだから、それ以外のことは忘れちゃうよね。」(#7 p.109)と、入院時は一番つらいことが前面に出ており、それ以外のことは些細なこととして、気にもならなかったことを示す。そのため、ADLのように、いつごろはどうだったのかという起点をもとに語ることが難しいことがわかる。時間は、推移することによって実感されるが、起点が定めづらいということは、始まりの時点からすでに、症状の変化や、その手ごたえがあるともないとも言いづらい状態であったことがわかる。

　このような状態にあることが、中山さんをして「治らないんでしょ？」「治るんですか？」と、他者に尋ねることになっていたのではないか。次項で詳細に見ていく。

■■■■「治るんですか？」：他者に確認することを要求する

　中山さんは、医師、OT、そして私と、中山さんに関わる医療専門職者に治るのか尋ねていた。尋ねる相手は、例えば主治医やプライマリーなど中山さんに深く関わっている人たちであり、誰にでも尋ねていたわけではなかった。いつ、誰に尋ね、何がそのとき中山さんに問いを発することをさせていたのか。

そして、問うことは、中山さんに何をもたらしていたのか。以下は、すでに**抜粋1**として示したものと一部重複しているが、上記の点から見ていきたい。

抜粋15 ◉ #0 p.2-3

〔 研究依頼時 〕

中山：あのね、三つ言われてるの。麻痺と、灼熱感と、しびれと。それで、ドクターが言うには、この灼熱感は、**治るんですかと聞いたら**、ドクターは、年単位で付き合っていくものだと、こういうわけ。ドクターがそういうってことは、あまり勘のいいほうじゃないけど、それは、**治らないっていうことだろうと**（ジーっと私の目を見つめる）。

坂井：なるほど。

と、肯定も否定もせずに見つめ返す。

中山：私もね、あと何年、生きるかわからないけど、今70ですけど、5年か、10年か、その間、ずっとこれがね、あると思うと……そこに、チームマネージャーから、しびれの研究をしている人がいると、お話があったから、それだったら、ぜひお話を聞いてみたいと、**治らないと言われているけど**、ネットでみると、いろいろ書いてあるから、そのあたりも、

坂井：ああ、なるほど。

ちょっと中山さんの思い込みが違う方向を向いているなと思いながらも、話し続ける中山さんの語りに耳を傾ける。

中山：ここの、先生は、リハビリ専門医でしょ？

小声になる。

坂井：そうですね。ベースのところは同じですけど、専門性と言う点では、リハビリ専門医ですね。

中山：だから、そういうこと聞いても、だめね。私の場合は、整形だから。**ここは、治療するところじゃなくて、リハビリのところだから。**

とちらっとカウンター方面をみて小声でいう。周囲を憚っている様子がわかる。

まずは、主治医から「麻痺と、灼熱感と、しびれと」が言われた時点で、中

山さんは「治るんですか?」と見通しを尋ねていた。そこでは、「年単位で付き合っていくものだ」と、治る─治らないとは位相を異にする見通しが示され、そのずれから「治らないっていうことだろうと」中山さんは理解した。そこへ、しびれの研究をしている人である私が現れ、「治らないと言われているけど」と、インターネットではそうではない情報もあることが示され、治らないという理解が一旦保留にされる。さらに、医師の専門分野に言及し、治らないということに再考の余地があることが付加される。だが、中山さんは保留にされていた、治らないという問いに戻っていく。

抜粋16 ● #0 p.7

◯研究依頼時──承諾した中山さんが病室に戻ろうとした場面◯

中山さんは車椅子を操作して廊下に向いて進みだそうとしたときに振り返って、

中山:こういうのは、今のじゃ(医療)、治らないんでしょ?

と、最初と同じ質問をする。

坂井:(中山さんの目をじっとみて)そうですね。今のところは、難しいと言われています。

中山:そうですか、じゃあ、研究を頑張ってください。

と言い、さーっと廊下のほうに行ってしまう。

この#0(p.1-8)の40分間のやりとりの中でも、中山さんは「治らないっていうことだろう」と「治らないと言われているけど」との間で、行ったり来たりしていたことがわかる。そして、最後に確認するように「治らないんでしょ?」と尋ねていた。治せないではなく、「治らない」という問いのスタイルから、主治医やセラピストが中山さんの症状を治せるかどうかではなく、ここでは、一般論として治るものなのか、治らないものなのか、疾患や症状そのものの特性を、#0時点では部外者である私に問うていたことがわかる。他方で、「治せない」という問いが発せられる場面も見られた。

❖27…#1 p.20:理学療法場面に同行している私に対して、中山さんがPT2とお給料などの話をし、「そういえば人がいるけど、部外者だからいいんじゃないか」と言う。

120　　Ⅱ…しびれている身体で生きる経験

> **抜粋17◦#6 p.101**
>
> 《作業療法場面──退院間近の頃》
>
> **中山**:なんか、灼熱感、しびれはさ、今の医療では治せないんでしょ?
>
> と、OT1に向かって問いかける。OT1もうーんと渋い感じでうなずく。
>
> **中山**:そうだったらさ、解決にはならなくても、その手前にでもなれば成功だよね。

> **抜粋18◦#6 p.102-103**
>
> 《作業療法場面──退院間近の頃、上記抜粋続き》
>
> OT1は正面からテーブルに身を乗り出すようにしながら、中山さんの右手をじっと見ている。そして、この訓練は中山さんのつまむ力をつけるために行っているもので、最初は指の腹でサイコロを押さえることができず、指の側面で押さえてうごかしていたが、それは、指をまっすぐする力が弱いとだんだん指がまがってきて、側面で転がすようになってしまうので、そこを意識して指の腹で押さえられるようになることを狙っていると説明してくれる。そして、つまむ力もだいぶ上がってきて、上肢の力を測定するテストでも最初は30点台だったのが、今は80点台までに回復してきているという。
>
> **中山**:でも、あれだよな、今は灼熱感とか、感覚とかそういうのは治せないんだもんな(正面に居るOT1に向かって)。それで、麻痺とかはこういう訓練で少しは良くすることができるんだろ?
>
> **OT1**:そうですね。

　「治せない」という、問いが立ち上がっていることに着目したい。ここでは、プライマリーであるOT1に対し、作業療法の訓練中に問いを発していた。中山さんはOT1を「リハビリおたく」(#6 p.100)と形容し、よく勉強していることにも信頼を寄せていた。*28* そのOT1が、機能評価の数値が改善したと言ったタイミングで、「でも、あれだよな、今は灼熱感とか、感覚とかそういうのは治せないんだもんな。」と、反論するように述べ、さらに麻痺は訓練で良くすることができると付言する。つまり、「治せない」ということが中山さんにおいて問われたのは、二つ

❖28…OT1が研修などで不在のときに、他のセラピストとの雑談のなかで、OT1が自費でさまざまな研修に参加し良く勉強していることを、茶化しながらも褒めている場面が多々あった。

何をしていても気持ちが悪い〜中山さんの経験

のことが重なってのことである。まず、訓練で麻痺が改善したことである。次に、OT1がセラピストとして担当していたことである。一方にADLの自立、麻痺の改善という、自他ともにわかる変化、手ごたえがある。だからこそ、そうではないものが際立ってしまう。また、OT1に向かって、問うているのは、治せないことを責めているというよりは、OT1の知識と照らして、治せないことを信頼できる人に確認していたと言える。つまり、麻痺についての改善が示されることが、中山さんに治らない、治せないことを確認させていると言える。それには背後に、退院という制度的な時間が迫っていたことも働いていた。

抜粋19 #5 p.72

〈 作業療法場面 〉

中山：ちょうど昨日で4カ月、入院して4カ月で、中山さんの頚損だと4カ月が入院のマックスなのね、そうすると月が変わったら、すぐに退院だろうね。そして、すぐにまた誰か入ってきて、出て行ってだもんね。今、私がはいったときにいた人ってもうほとんどいないんじゃない？ ○○さんくらいかな？[29]

OT2：うーん、そうですかね。でも、ここに来なかったら○○さんとか○×さん（同じ病棟の男性患者）にも会えなかったから。

中山：そうだね。

　　と気持ちの入っていない返事。

中山：この麻痺、しびれは一生続くんだろうね……

　　と、OT2と私の方をみながら、確認するようにつぶやく。

OT2：そうですね。

坂井：うーん、そうですよね。

　抜粋19は中山さん退院の約2週間前になる。中山さんは、「中山さんの頚損だと4カ月が入院のマックス」という、先取りしていた「4カ月」の意味を示し、そこに追いついてしまったことを示す。それは、退院という制度的な時間でもあり、次は自分が押し出されていく地点に立ったことが、ここでは先取りされていた。

　❖29…ここでは、自分のことを「中山さん」と自分の苗字で話している。このようなことが、ときどき見られた。

II…しびれている身体で生きる経験

それを軸にし、「この麻痺、しびれは一生続くんだろうね……」という、いつまでとは言えない「一生」という時間において麻痺、しびれが続くことが先取りされる。

　ここで、先の議論に戻ると、「治らない」「治せない」ことを、**抜粋18**において確認するかのように尋ねていた中山さんの意味がわかる。すなわち、一生続くという時間の経過を見据えたときに、それがどのような状態で続くのかを問うていたと言える。治るのかどうか自問しつつ、揺れ続けてきた中山さんが、何らかの見通しを確認しようとしていたとも言える。これまで見てきたように、中山さんの「治るんですか?」という問いに、誰も直接的には答えてはいなかった。中山さんは、自分自身で判断する手がかりがみつからず、医療職に尋ねる。だが聞いても、だれも答えることができない。治るとも、治らないとも判断できる術が、自分にも他者にも明確にないままの状態となっていた。

見通しがつかない

　ADL面での改善を実感する一方で、しびれや灼熱感については判断の手がかりが見つからない状態であった。その中で、中山さんは「治る」ということに時間を絡めた発言をした。以下は、作業療法で中山さんが右肩周辺の揉み解しを受けている中、足元にいる私を枕元に呼んだ場面からである。

抜粋20●#5 p.71

〔 **作業療法場面** 〕

中山:坂井さん、こっちにきて。

　と自分の頭側を指しながら、私のことを呼ぶ。びっくりして頭のほうに歩いていくと、OT2が椅子を持ってきて座ってくださいといってくれるが、訓練でいつも椅子がいっぱいになっているのでとお伝えすると、「あの低い椅子だったらつかわないのでいいですよ」と、以前も別のときにすわった妙に座面が低い椅子を指して話す。私はOT作業テーブルにある、そのしっかりとしている低い椅子を持ってきて、中山さんの頭側、右横にちょこんと座る。ちょうど中山さんの右腕のほぐしをしているOT2の横あたりに位置する感じになる。3人がぎゅっと密集しているような感じだ。

何をしていても気持ちが悪い〜中山さんの経験

> **中山**：あのね、麻痺だとか、しびれとか、何とか、患者にとって、ならないかね。
>
> 　ちょっと質問の意図がわからず、うーんと考えながら黙っていると、
>
> **OT2**：目安になるような？
>
> **中山**：そう、なんかね、こうなったら治るとか、もうすぐこうなるとか、あるといいのにね。
>
> **坂井**：うーん、そうですね。

　中山さんはここでも、「麻痺だとか、しびれとか、何とか、」と整理されないままの区別を羅列し、「患者にとって、ならないかね。」と途切れながら示す。OT2の助け舟で、中山さんは別様に語り、その意図を「こうなったら治るとか、もうすぐこうなるとか、あるといいのにね。」と着地させた。ここでは、これまでとは異なる問いが発せられていた。「治る」ということについて、こうやったら治るという治療法ではなく、「こうなったら治る」「もうすぐこうなる」という見通しが志向されていた。前項までで見たように、中山さんにとっては起点がいつであるともわからないまま、症状が進んでいるとも、回復が止まったとも、何とも判断がつかない今が続いていた。その中にあって、志向されていたのは、変化の兆しであり、見通しがつくことである。いわば、起点が定まることによる、「麻痺だとか、しびれとか、何とか、」と名指されたものが、動き出すことであった。

■■■■■「不安だね。どうなるのか、不安だよね」：変化と、不安

　退院というときを前に、中山さんは変化について自ら語り出す。変化がどのような文脈で立ち上がってくるのか、変化が意味するところに着目して見ていきたい。

抜粋21●#7 p.107-108

　〈 理学療法場面——退院前日 〉

PT5：明日は、何時に？

　と、退院時間を尋ねる。

中山：8時50分から9時50分までリハビリがあるから、10時でしょう。

　私が中山さんの足元の通路側で待機していると、

中山：あのね、坂井さん、

II…しびれている身体で生きる経験

（顔だけ枕から上げて足元をみながら）

坂井：はい

（といいながら、頭のほうに移動する）

中山：私の、この病気というのは、2月から発症して、急に悪くなったじゃない（足元のストレッチをうけながら、天井をみながら話す中山さん。目を覗き込むと、うるんでいるというか、涙目というか、そんなに露骨な涙目じゃないけど、なんだがそんな泣きそうな感じの目の雰囲気）。（坂井：はい」）。2月と言えば、冬で、3月、ここにきて、春、夏、初夏に来ていると。（坂井：はい」）。それで、これから……うーん、なんていうか、（坂井：はい）、**どういう変化があるか、**（坂井：はい」）……**うーん、すごく興味があるね**（言葉を慎重に選ぶように）

坂井：はい。

メモをとりながら、中山さんの枕元右隣にしゃがみこんで中山さんと同じくらいか低いくらいの目線で中山さんを真横からみながら聞く。

中山：わたしのこの灼熱感?!、内的要因と、外的要因があるって、話しましたよね、

坂井：ええ、仰ってましたね。

中山：あれと同じでね、今日はね、何にもしないのにベッドの上で、灼熱感?!、足にそういうのがあって、だから、台風が来る前で、そういうのもあるんじゃないかと。

坂井：ああ〜。

中山：ただね、こんなのはほんの些少なもので（臥位のまま右手を挙げて、親指と人差し指をつけて少ないというジェスチャーをしながら）、普段はそんなこと気にもしないかもしれないけど、今ね、あなたが、そういうのに興味があるという人がいるから、また、これも、私と同じ人がいたときに、これから、質問するのに、質問って、前にこんな話をしている人がいましたよって、なんかそういう役に立てばと思ってね。

坂井：はい。

天井をじっと見つめる中山さん。目はやはりうるんでいるような感じに見える。口元から言葉がまだ出てくる感じがして、じっとしていると、

中山：あのね、夏が、これから、秋になり、冬になり、**この変化に興味があるって言ったけど、興味があるっていうか、不安だね。どうなるのか、不安だよね**。じっと天井を見ている中山さん。

何をしていても気持ちが悪い〜中山さんの経験

この場面では、翌日の退院時間をPT5に尋ねられ答えたあとに、足元にいた私を呼び語りが始まった。前述でも見たように、ここでも退院という区切りが働いていた。そして、「私の、この病気というのは、」と切り出し、今までの距離をとった表現ではなく、中山さん自身のものとして引き受けられていることを示し展開していく。

　注目したいのは、前半と後半にみられる季節の移ろいを示しながら、変化について語っていた点である。中山さんは両方とも、「ここにきて、春、夏、初夏に来ていると、」「夏が、これから、秋になり、冬になり」など具体的な季節を語り、それらをクロノロジカルに変化するものとして示す。一方、「そこで、これから……うーん、なんていうか、」とそれとは違う位相にあることを語ろうとし、言い淀み、「どういう変化があるか……、うーん、すごく興味があるね。」と「変化」というところにたどり着く。つまり、季節がそれとして暦通りに進んでいく流れに一方では身を置きながらも、他方ではそうでないものをこの身で経験していることが示される。

　また、ここでは、変化の有無ではなく、「どういう変化があるか」と、変化があることがすでに前提となっている。そして、季節という幅のある時間と対比させるように、「今日はね、」と台風のせいなのか、何もしないのに灼熱感があると、いつもはないことが起きている今日を、変化という文脈で語る。そこで語られていたのは、望ましくない変化であり、それが「今日」というスパンでも起きていることに意味が込められていた。すなわち、変化には、望ましい変化とそうではない変化の両側面が含まれている。それが、「この変化に興味があるって言ったけど、興味があるっていうか、不安だね。どうなるのか、不安だよね。」と、後半で問い直されていた。変化が両側面に開かれているゆえに、それは常に不安と背中合わせであり、その不安は「どうなるのか」という、推移に向けての、先の時間を見通したときに発生していたことがわかる。

たまに立たないとこわい
～藤田さんの経験

【藤田さんの経過】

　藤田さんは、50代男性で、妻と娘の3人暮らしである。ある休日、起床時には特に変わりはなかった藤田さんが、昼前になっても自室から出てこないので、妻が様子を見に行くと横になったままで反応がなく、救急車を要請した。急性期病院に搬送され、脳幹部出血の診断を受け集中治療室での管理となり1カ月の保存的加療の後、Aリハビリ病院に転院となった。リハビリ病院での診断は、左不全麻痺、構音障害、複視、右上下肢失調であった。リハビリは理学療法を中心に1日9単位(PT:4、OT:3、ST:2)実施され、その間に自主トレ課題として、歩行訓練や利き手交換として書字の練習、音読なども組み込まれていた。日常生活動作は、歩行器や自助具を用いほぼ自立しており、入浴は見守り一部介助であった。

　藤田さんは約4カ月の入院リハビリを終え、自宅退院となった。退院後は、週に2回(2単位/回)訪問リハビリを受けながら、洗髪サービスなど福祉サービスを利用しながら生活していた(表3)。1年経過した現在の状況としては、室内歩行は手すりを活用し伝い歩きで、外出時や夜間のみ歩行器を使用、外来受診など人が多いところでは車椅子を使用していた。右上下肢の運動失調は改善傾向にある。入院時にみられたような、突発的な手足の動きは軽減したものの、右手での書字は困難なままであった。生活背景としては、藤田さんが倒れる約1か月前に、脳卒中でAリハビリ病院に入院していた妻が自宅退院となっていた。妻は右麻痺としびれがあり、自宅内では杖歩行、外では車椅子を使用し、料理・洗濯など家事を実施していた。

　以下では、藤田さんの結果記述を、『他人みたいなからだ』『身体の現れと、生活世界の変容』『「変わんない」の成り立ち』という構成で示していく。この構

成は、江川さん同様、回復期という方向性をもった時間において、藤田さんが経験していたことを分析する中で導き出された。藤田さんも、からだをどのように感じているか、それが訓練を通してどのように変わったり、変わらなかったりするのかを主題的に語っていた。それらを、『他人みたいなからだ』『身体の現れと、生活世界の変容』として記述した。『「変わんない」の成り立ち』では、変わらないという意味が、症状固定のように外から言い渡されるようなものではなく、患者の中でどのように現れるのか、そして「変わんない」の意味を記述した。

　藤田さんには構音障害があり、その様子をそのままFNに記載している。例えば、長文を一息で話すことが難しいため、句点が多くなっていたり、発音しづらい音は濁点がつきやすく、「冷たい」が「づめだい」となったりしている。また、何か言おうとして言葉が続かない場面や、逆に途中で途切れた箇所は「……」と記載した。

[**表3**] 藤田さんの経過と調査実態
表の説明については表2 (p.92)に同じ

201X年	a月	a+1月	a+2月	a+3月
	春		初夏	夏
			14日研究承諾	
	8日発症	7日リハ病院に転院		
IV			26日1回目	
FW			#0-4 (p.1-100)	#5-9 (p.101-205)
経過	自宅で倒れ、救急搬送。			
ADL			歩行器を使用下で、病棟内フリー。入浴や食事などは見守り。	

128　　II…しびれている身体で生きる経験

1　他人みたいなからだ

■■■■ からだに「こっち」ができる

　藤田さんの語りには何度も繰り返される表現や、ジェスチャーがあり、それらは特定の場面に多く見受けられた。その一つが、「こっち半分」と言いながら、からだの中央を縦に切るように手を動かすものであった。この藤田さんの経験に接近する入り口となる「こっち」が意味するところを、ジェスチャーと併せて紐解いていきたい。以下は、初回のFWで、私が朝病室に行った場面である。カーテン越しに声をかけると、ちょっと眠そうな声で返事があり、それに応じての私の声かけからの流れになる。

抜粋1●#1 p.5

〔 初回FW–朝の病室での会話場面 〕

坂井：藤田さん、夜は眠れましたか？

藤田：痛み止めで、眠れて、ます。

　藤田さんはまっすぐ前を向いて話す。そして、左手を顔の前あたりまで持ち上げ、じっと見つめながら、

藤田：しびれが、（右手で体の中央を頭から縦に切るように手を動かしながら）**左は、づめたい、**

---

a+4月	a+5月	a+6月	a+7月	a+8月
		秋		冬
		16日：自宅退院		
	1日 2回目	20日 3回目		15日 4回目
#10-13 (p.206-290)	#14-17 (p.291-353)	#18 (p.354-365)		#19 (p.366-367)
自宅退院に向けて、壁などを伝っていく「伝い歩き」の訓練が始まる。				

たまに立たないとこわい〜藤田さんの経験

坂井：ああ、冷たい。

と言いながら藤田さんの左手の甲に自分の手をかぶせるように触る。

藤田さんの手は、冷えている感じはなく、私の手の温度よりも少し低いくらいの感じだった。見た目もそうだが、触れても浮腫んでいる感じはない。"ふつう"の手だ。今度は手のひらを合わせるように、握手するような形でぎゅっと藤田さんの手を握ってみる。暖かくも冷たくもなく、"ふつう"の手だ。

坂井：触っているのは、わかりますか？

藤田：（うなずきながら）わがります。

左右差が気になり、今度は右手の甲、手のひらに触れてみる。左手に触ったときと大きな温度差の違いは感じられない。

坂井：左が、冷たい。

復唱するようにつぶやく。

藤田：うん。

とうなずく藤田さん。

坂井：しびれは、足もなんでしたっけ？

藤田：**こっち、半分**（体を縦に切るようなジェスチャーをしながら）、**づめだいし、しびれている。**

坂井：ああ〜、足と手と、どっちがひどいとかありますか？

藤田：ん"〜、関節が、ひどい。まさか、自分が、なると、思わな、かった。[30]

ちょっと伏し目がちにつぶやく。

上記抜粋からは、次の3点が確認できる。

①「こっち」ができること
②その「こっち」が、「他人みたい」であり、「つめたい」・「しびれてる」状態であること
③ 他者の感覚とのギャップが生じていること（点線の下線部分）

まず、①「こっち」ができることについて見ていこう。藤田さんが、「こっち」を語るときには、（右手で体の中央を頭から縦に切るように手を動かしながら）（体を縦に切るよ

❖30…同じく数か月前に脳卒中で倒れた妻のことを念頭に置いた発言だと思われる。

うなジェスチャーをしながら）のように印象的なジェスチャーを伴っていた。しびれて
いるなど、症状がある範囲を示しているようにも思われる。だが、（左上下肢を触
りながら）のように、その部分に何かあることを示す場合には、触ったり、さすったり
していた。体を縦半分に切るような、この動きに着目してみると、どこからどこ
までというような明確な範囲ではなく、そこに境が生じていることが示されてい
たと言える。そして、その境から左半分が、「こっち」と名指されていた。

　次に、「こっち」の意味するところである。上記**抜粋1**では、「冷たい」や「しび
れてる」に接続され、体表のことに焦点が当たっているようにも見える。だが、そ
れだけではない。#5の言語療法のときに、藤田さんは行事食で提供されたおか
ゆについて、「この前、おかゆが出たときはつらかった。あれは温度が、三つあ
るでしょ。それが、食べにくい。（のど元を左手で触りながら）あっついの、こっちに入る
と冷たくなるから、喉に入ると、むせこむ。」（FN#5 p.109）と語っていた。藤田さんは、
「こっちに入る」という空間への出入りを示し、「こっち」によっておかゆの温度が
三つになると言う。おかゆの温度が、お椀から掬って口に入れたときのおかゆと、
口の中で「こっち」（左）に入り冷たくなるおかゆと、その反対の右にあるおかゆで
ある。口に入ってから、飲み込むまでの過程の中で、三つの温度があるように藤
田さんには感じられ、それが「喉に入ると」、むせこむという食べにくさにつながる
と語っていた。医学的には嚥下障害という、飲み込み自体の問題とされるものが、
藤田さんにおいては「こっち」に入ることと、そこで生じる複数の温度の関連で捉
えられていた。このおかゆのエピソードから、「こっち」は、体表だけではないこと
がわかる。ここに、藤田さんが毎回、からだを縦に切るようなジェスチャーとともに
「こっち」を示す意味がわかる。つまり、「こっち、半分」が示していたのは、中や
外を分けたような部分として示せるような経験ではなく、区切られたすべてをふく
む「こっち」だと言える。さらに、「こっち」においては、範囲が明確に示しづらい
こともわかる。先取りにはなるが、後に見るような「他人みたい」と言われる「こっ
ち」においては、"ここ"と定めることが難しい。ゆえに、起点と終点がはっきりし
ているような、ここからここまでという範囲としては経験されていないことがわかる。

「こっち、半分、冷たいし、しびれている」

　藤田さんのからだを縦半分に区切るような「こっち」では、何が起きていたのか。その一つが、上記抜粋で示した②にあたる。藤田さんは、「こっち」が、「他人みたい」であり、「つめたい」・「しびれてる」状態であると語っていた。状態を羅列するような示し方には、関係をはっきりと示しづらい、藤田さんの経験のされ方が見て取れる。

■■■■「変わんないでしょ、でも、冷たい」：他者と共有しづらい「冷たい」

　「冷たい」というと、手足の冷えのような温度感覚の問題のように聞こえる。すでに述べた中川さんにおいても、温度感覚の異常としてよりも、むしろ、ある接触において生じる冷たさが問われていた。藤田さんの経験からは、次の2点のことが見えてきた。一つは、「冷たい」がしびれと分けがたく経験されていたことである。もう一つは、「冷たい」が温度とは違う文脈で用いられていたことである。藤田さんは「冷たい」とは言っているが、「冷える」という、温度が下がっていく過程や、それを体感している語を用いてはいない。すなわち、藤田さんが「冷たい」としているのは、温度だけには回収しきれないものを、さまざまに含んでいたと言える。

　まず、温度に着目し、**抜粋1**で確認した他者とのギャップという側面を見ていきたい。

`再掲：抜粋1` #1 p.5

藤田：しびれが、（右手で体の中央を頭から縦に切るように手を動かしながら）左は、づめたい、づめたい。こっちは（左上下肢を触りながら）他人、みたい。

坂井：ああ、冷たい。

と言いながら藤田さんの左手の甲に自分の手をかぶせるように触る。

藤田さんの手は、冷えている感じはなく、私の手の温度よりも少し低いくらいの感じだった。見た目もそうだが、触れても浮腫んでいる感じはない。"ふつう"の手だ。今度は手のひらを合わせるように、握手するような形でぎゅっと藤田さんの手を握ってみる。暖かくも冷たくもなく、"ふつう"の手だ。

藤田さんはまず、「しびれが」と言い、「づめたい（冷たい）」を2回繰り返した。それに促され、私は藤田さんの左手に触れていた。だが、触れた私の手には、藤田さんの「づめたい（冷たい）」が伝わってきておらず、"ふつう"の手として現れていた。触れて確かめられるはずの「冷たい」は、触れた私によって確かめられず、「左が、冷たい。」と確認するように藤田さんに返される。それを受けて、藤田さんは、足のしびれについて問われると、「づめたいし、しびれてる」と、しびれているだけではなく、冷たいことを再度示しながら応答した。「づめたいし」とまず言及されたことから、藤田さんには、触れられることにより、自身にまず現れてくる「冷たい」が、他者との間で共有しづらいことを経験していたと言える。以下は、3日後の#2において、同じく「冷たい」がまず語られた場面である。

抜粋2 ● #2 p.25

《 病室での会話場面──朝の挨拶 》

坂井：調子は、どうですか？

藤田：変わんない。

　と即答。そして、左手を胸の高さあたりまで挙げ、手を見ながら、手首をくるくる返して、

藤田：**冷たい。**

　右手で左手首をリストバンドのように締め、その状態で手首をくるくる返しながら、

藤田：**冷たい。**

　右手を放し、左手を膝のあたりにそっと乗せ、じっと見つめる藤田さん。藤田さんの左手は血色もよく、右手と比べても手の色味が変わらない。私は腿にある藤田さんの左手に、自分の手を重ねるように乗せてみる。私の温度と差がないように感じる。以下のように触ることでしびれが強くなるのか尋ねようとすると、

坂井：こうやって、触ると……

藤田：変わんないでしょ！

　と、質問が終わらないうちに藤田さんが話し出す。

藤田：**でも、冷たい。**

　藤田さんの右手に手を伸ばし、触ろうとすると、藤田さんは、両手を膝の上におきそろえて

たまに立たないとこわい～藤田さんの経験　　**133**

くれる。左手から触って、同じ手で右手を触る。私の手で感じる温度に差はない。次は、両手で両手に同時に触ってみる。うーんと手の感じに集中していると、

藤田：<u>変わんないでしょ</u>、でも、こっちは、つめたい

坂井：こっちは、冷たいんですね。こうやって、触ると(左手に指を乗せるように触る)、しびれがひどくなったり、します？

藤田：変わんない。

　「冷たい」と言及するときの藤田さんの動きに注目してみる。**抜粋1#1**において、「冷たい」ということが、触れた他者である私との間で共有されなかった藤田さんは、**抜粋2 #2**において、特徴的な動きをしながら「冷たい」を繰り返した。

　動作を詳しく見てみると、目の前まで拳上する・動かす・見る、という三つの動きが含まれていた。まず、拳上することと、その高さに注目したい。端坐位の藤田さんにとっては、拳上せずとも、腿の上か、ベッド上に置かれている手を、動かし・見るということも可能である。だが、藤田さんはまず目の前まで拳上した。端坐位において自然な手の位置から、あえて拳上し、左手を眺められる位置に持ってきていた。いわば、拳上することで、からだの馴染みのポジションから離し、左手を対象化していたと言える。続いて、その対象化された左手を、自ら動かしながら見るということをしていた。この一連の動作では、一旦切り離し、再度動かすことで手元に引き寄せ、それを間で見るということがなされていた。これは、何をしていることになるのか。「冷たい」と感じている自分が確かにいる一方で、触れる他者との間で「冷たい」が共有されづらい。

　さらには、(右手で左手首をリストバンドのように締め、その状態で手首をくるくる返しながら、藤田「冷たい。」)と、さらなる動きが発現した。ここでは、自らの動きを、自らで制限した状態で動かしながら「冷たい」と繰り返していた。他の場面でも、藤田さんが左手首を締める動作があり、それらは「これ以上、いかない」(#3 p.66)「手首、回んない」(#5 p.109)など、手首の可動域について語っているときに見られた。その場合も、「冷たい」のと同様に、傍で見ていた私からは、手首は動いており回ってもいた。藤田さんの手首を締める動きは、いずれの場合も、他者からはそう見えないけど、藤田さん自身は「冷たい」「回んない」と感じていたときに、

みられる動作だと言える。すなわち、他者に通じにくいことを、自ら手首を締めるという制限を動作により可視化することで、見えない枷を表現していたと思われる。[31]それは、抜粋後半の「でも、冷たい」に繋がっていく。

抜粋後半では、「変わんないでしょ、でも、冷たい。」が繰り返されていた。私という他者に触れられた藤田さんが、私が感じるであろう左右差・温度差が「変わんない」ということを先取りしていた。そして、自問自答のように「でも、冷たい」と、「冷たい」に戻って行く。この「冷たい」は、他者に「変わんない」と感じられるような感覚であることを、藤田さんも自覚していた。それでも、藤田さんにおいてはこの感覚は確かな経験であった。このギャップをそれとして含みつつ「冷たい」が、藤田さんに経験されていた。しびれは、しびれていることも、しびれていないことも他者には温度のように確認することができない。他方で、「冷たい」は触れることで、他者によって確認可能であり、差異として確定されうるという性格を伴っている。だが藤田さんの「冷たい」では、これが該当しない。そこに、温度的な「冷たい」だけではない事態が含まれていたことわかる。次項で、さらに詳しく見ていこう。

■■■「冷たいっていうか、気持ち悪い」

藤田さんの語りには、「冷たいし、しびれてる」のように、並列して語ったり、会話の中で「冷たい」が別の意味に変容する場面が見受けられた。このことからも、「冷たい」が単なる温度のことだけを指しているわけではないことがわかる。以下に、データを示して見ていく。

藤田さんの入院期間は、夏の4カ月であった。多くの患者たちは、リハビリで動くと暑さが増すこともあり、半袖で過ごしていた。他方藤田さんは、長袖のTシャツに、長袖のジャージを着用していることが多かった。それについて、次のように語っていた。

❖31－#1 p.8:血圧測定を終えた場面で、坂井「血圧はちょうどいいですね」と言うと、苦笑いしながら「ああいうのに、でないから。」と応える。坂井「しびれですよね。確かに、数字になってててこないから。」藤田「(苦笑いしながら頷く)」という会話がある。一方で、血圧も本来ならばそのものは見えないはずが、測定できることにより、数値で評価され、共有される。他方、しびれには、そのような方法で見える化することができない。

> **抜粋3** ● #3 p.77
>
> 〔 **病室での会話場面──作業療法開始前** 〕
>
> **坂井**:今日は、中、半袖なんですね。
>
> 　と尋ねる。
>
> **藤田**:そう。
>
> 　長袖を着ていないと、左腕が冷えてつらいと話していたので、どうしたのかと思い尋ねる。
>
> ①**坂井**:藤田さん、冷たいの、今どうですか?
>
> **藤田**:**冷たいって、いうより、当たると、気持ち悪い。**
>
> 　半袖などで、肌が露出したところに何かがあたると、気持ちが悪いのだという。
>
> ②**坂井**:ああ、気持ち悪いんですね。
>
> **藤田**:だから、これなんか、**着けると余計、冷たくなる。**
>
> 　と言って、枕元にあったレッグウォーマーを左手を伸ばして一つ取り、見せながら話してく
> れる。
>
> ③**坂井**:ああ、これ、着けると、冷たくなるんですね。
>
> 　藤田さんはウォーマーを左前腕にはめて実演してくれる。
>
> **藤田**:**これ、着けると、冷たくなる。**
>
> **坂井**:ああ、不思議ですね。あっためるものなのに、つめたくなるんですね。

　上記抜粋の会話は、尋ねる私と答える藤田さんの応答がずれていく様子が
わかる。それを以下の三つに整理することができる。

　①「冷たい」ことを尋ねられ、「当たると、気持ち悪い」と答える

　②「気持ち悪いんですね」と確認され、否定はしないが「着けると余計、冷た
　　くなる」と答える

　③「冷たくなるんですね」と確認され、「着けると、冷たくなる」と肯定する。

　それぞれ焦点を当てたことが、順にずれていき、また最初の「冷たい」に戻っ
ていることがわかる。詳しく見てみると、①では、「冷たい」という状態につい
て、今の様子を尋ねられ、藤田さんは「当たると、気持ち悪い。」と自ら「当たる」

ということに焦点を当てていく。長袖のときは、襟を折るなど、避けることができた「当たる」だったが、半袖では腕がほぼ露出していたため、「当たる」機会自体が増えていた。それが、藤田さんに、「冷たいって、いうより、当たると、気持ち悪い。」と、「冷たい」を退かせ、「気持ち悪い」を語らせていた。そこに②で、「気持ち悪いんですね」と私が確認すると、肯定も否定もせずに、「気持ち悪いことが」背景となっていく。そこに、レッグウォーマーを着けるという、「当たる」状況を示し、「余計、冷たくなる」と、固定した状態ではなく動きを含む「冷たい」に至る。そして、③では、「着けると、冷たくなるんですね」と尋ねられ、藤田さんは反復するように「着けると、冷たくなる」と、実演しながら肯定していた。

　このような様子は、既存の見方では、変幻性がある、訴えが一貫しないと見做される事態だと言える。だが、藤田さんの様子からは、別の見方が提示される。すなわち、そもそも、冷たい、痛い、気持ち悪いなどがはっきりとした基準によって、分割可能な在り方をしているのではないということである。「冷たい」があり、「痛い」が生じる。「痛い」があり、「気持ち悪い」が生じる。「気持ち悪い」があり、「余計冷たくなる」が生じる。何かに対処することが、次の対処しなければならない事態を生み出す。つまり、対処が対処にならないような経験が生じていた。その経験を、患者視点ではなく外部に視点をとると、「変幻性」と映っていたと思われる。

毎回違う人の足みたい

　藤田さんは「他人みたい」「ひとの足みたい」「自分の目じゃないみたい」など、「みたい」と表現しながら、自分であるのに自分ではないように感じられていることを、さまざまな場面で語っていた。概観すると、前半(#1-4)に「他人みたい」と多く語っており、中盤(#8)では「頭ではわかってけど、からだが、」と頭と体を分けるようになっていた。そして、#8以降は、そのような発言がみられなくなっていた。

　以下では、次の視点から検討していきたい。まず、他人と断言せずに、「他人みたい」といわれることの成り立ちである。次に、その「他人みたい」なからだを、藤田さんがどのように生きていたのか、からだの分け方に着目して見ていく。

■■■■■「他人みたい」

　坂井[10]においても、しびれている手足は「人様の手足みたい」と表現されており、麻痺の患者がその手足を「これ」「こいつ」など物扱いする[11]のとは、違う経験がなされていた。他人みたいということは、どのような構造を持っているのか。また、他人や物扱いするのとは違い、完全に自分と切り離さない経験がどのように生じていたのか。前述の**抜粋1**と重なるが、藤田さんは初回のFWにおいて「しびれが、（右手で体の中央を頭から縦に切るように手を動かしながら）左は、づめたい、づめたい。こっちは（左上下肢を触りながら）他人、みたい。」(#1 p.5)と語っていた。「他人みたい」と語る際の、藤田さんが自らのからだを触る動きに注目し、検討していきたい。

抜粋4 ◉ #2 p.26-27

◖ **病室での会話場面** ◗

　藤田さんは、右手をウォーカーの太くしてあるグリップにのせながら、

藤田：曲がるの、難しい。

坂井：曲がるのが、難しいですか？ それは、右回り[32]が？

藤田：**両方。**①（左手で、左腿、膝、脛あたりを行ったり来たり、さするように動かしながら）**左、膝下、しびれているから、うまく回れない。**②（さらに、ごしごしとこするようにさすりながら）**こっちは、他人のようだし、しびれているから。**（ちょっと顔を斜め上に上げ、こちらを見ながら）これがなければ、はやいよね〜。

（はっきりとした明るめの口調、半分あきらめを含んだような表情で）。

　そして、ウォーカーで病棟内を歩いていると、自分がしびれがあるためにおぼつかない感覚の中で歩いているが、③それは他人には「みえないから、楽してるみたい」に見られていると語る藤田さん。

　藤田さんは「こっち」が他人みたいであることを、**抜粋1・4**のいずれにおいても触りながら語っていた。「他人みたい」であることが、自らのからだを触ることで、どのように藤田さんにわかることになるのか。**抜粋4**の藤田さんの発言①②

❖32…「左回りは上手ですね」とリハスタッフからコメントされることが多いのに対して、右回りのときに大回りになったり、壁にぶつかったりする様子がしばしば確認されていた。

138　　　II…しびれている身体で生きる経験

に注目し、詳細に見ていく。

①では、しびれていることに焦点が当たっており、（左手で、左腿、膝、脛あたりを行ったり来たり、さするように動かしながら）という動作が見られた。藤田さんは、しびれている左手で、しびれている足を触りながら、そこに差異があることを感じ、しびれている範囲が膝下であることを特定していた。いわば、能動的に触れている左手のしびれには言及せず、触れられている足に志向性がむけられ、足のほうにしびれを感じさせていた。

さらに、②では（ごしごしとこするようにさすりながら）「こっちは、他人のようだし、しびれているから。」と述べていた。①と②はほぼ同じように見えるが、②では動きに力が入っており、「他人のようだし」が付け加えられていた。ここでは、何が志向されていたのか。①と同様に、触れられている足のほうに関心が向けられているが、①よりも力強い（ごしごしとこする）動きで、さらに能動性を強め、それに応えてくるもの、すなわち嵩をもつ身体である"自分"からの応答を探っていたと思われる。その応答が、病前とは異なることが「他人のようだし」と言及されることにつながる。これは、江川さんの「中がわからない」というエピソードを想起させる。

以上のことから、しびれていることが、イコール、「他人のようだ」というわけではないと言える。しびれていることだけで、他人のようだと言えるのならば、①の動きだけでも充分である。だが、藤田さんは、（ごしごしとこする）動きをし、自分であることの応答を得ようとしていた。つまり、「他人のようだ」ということには、しびれが表面だけにとどまる経験ではなく、応じている自分のからだの手応えに関連していたと言える。

「毎回、違う人の足みたい」：不連続な行為可能性

ここでは、「他人みたい」という表現から、「他人の、足みたい」「違う人の足みたい」と、足が主題的に語られていたことを見ていきたい。何が、どのように分けられたり、分けられなかったりするのかも含めて検討していきたい。次節の『こわい』でも議論しているが、藤田さんは、多くの場面で「他人の足、みたいだから、困っちゃうねー」(#3 p.75)のように、左右を特定することなく「他人の足みたい」と言っていた。その中で、次の二つだけ左右を特定するような動きが見られた。

> **抜粋5 ● #2 p.48**
>
> 〔作業療法終了後、病室で休憩していた場面——理学療法の直前〕
>
> ちょっとまだ時間があったので、先ほどの座位から立位になる練習のことを尋ねてみた。
>
> 坂井：さっきの、お辞儀のようにして立つの、やっぱり怖いですか？
>
> 藤田：こっち(左足を触りながら)が、**他人の、足みたい、だから、体重を、乗せられない。**
> だから、靴も、壊れる(右側だけ甲のサイドに入っているゴムが伸びてしまった)。^{※33}

ここでは、左足を触りながら「こっち」を特定し、それに対して「他人の、足み
たい」と語っていた。動作の基盤となる体重を乗せるという文脈において、左
足が他人の足みたいという意味が発生していた。この「他人の、足みたい」とい
うことは、体重を乗せるという運動の問題でもあり、身を委ねるという自らの身
体に対する無条件の信頼が損なわれていたことでもある。それは、「こっち」と
される左足だけの問題のように見えるが、「だから」と右足の靴が壊れてしまっ
たことに藤田さんは接続していた。他人の足みたいに感じる「こっち」に体重を
乗せられないことが、右足に過度に力が入ってしまうことにつながる。「こっち」
が他人の足みたいであることは、「こっち」だけにはとどまらず、右足を含むか
らだへと波及していたことがわかる。

> **抜粋6 ● #4 p.86**
>
> 〔病室での会話——次に始まる理学療法を待っていた場面〕
>
> 理学の時間の訓練の話になる。
>
> 藤田：三つも、四つも、いろいろ言われるけど、できないよ。
>
> 坂井：ああ、訓練中に、前見て、とか、
>
> 藤田：前見て、とか、足をどうとか、三つも、四つも言われても、できないよ。せ
> いぜい、二つまでだよ。
>
> 坂井：(藤田さんの足元を指さして：真っ赤な靴下が見える。)やっぱり、足元見ちゃいますか？
>
> 藤田：**見ちゃいますね、左が、こわい。**

❖33…リハビリ用に自宅から持ってきてもらった運動靴の甲部分にあるゴムが、右足だけ2
カ月弱履いているなかで、伸びきってしまい、靴がすぐに脱げてしまう状態となってしまい、
藤田さんはリハビリ病院で販売している靴を購入するということがあった。

と言い、左手をウォーカーのグリップ、右手をベッド柵においてぐっと立ち上がる。そして、足元をみながら、

藤田：人の足みたいだから。（右足を前や横、左足にぶつけるように動かし）**こっち（右足）がぶつかる**（2回ほど右足を左足に寄せる）。**見てないと、こわいね。**

　「左が、こわい」と言い藤田さんは立ち上がり、足元を見ながら「ひとの足みたいだから」と言及していた。ここだけ見ると、左足が「ひとの足みたい」のようにも読める。だが、藤田さんは（右足を前や横、左足にぶつけるように動かし）（2回ほど右足を左足に寄せる）など、失調があり勝手に動いてしまう右足に焦点を当てた動きをしていた。ここでも、**抜粋5**同様、左右両方を含めての「ひとの足みたい」であると言える。すなわち、ぶつかっていく右足があり、それに伴うこわさが左に現れていること、これらが分けられることなく経験されていたことが「ひとの足みたい」であり、それが藤田さんをして、足元を「見ちゃいますね」と監視することにつながっていた。

　また、「他人の足みたい」といわれる状況は、毎日同じではなかった。**抜粋7**は、理学療法で、裸足で実施していたベンチでの立ち座りの訓練が終わったところである。**抜粋8**は、その30分後に、次の訓練である言語療法に向かう場面である。

抜粋7 ◉ #4 p.91

⊂ 理学療法場面 ⊃

PT3は使い捨ての消毒布を持ってきて、藤田さんの前にしゃがみこみ、左足から拭いていく。

藤田：これが、毎日、違う人の足、みたいだから、困る。

PT3：いつも、感覚が違うんですか？

　と言いながら、藤田さんの赤い靴下を取り履かせて、右足を拭く。

藤田：そう。

たまに立たないとこわい〜藤田さんの経験

> **抜粋8** ● #4 p.95

> 《 **歩行器を使い、歩いて言語療法室に向かっていた場面** 》
>
> 　ST1は藤田さんの自主トレファイルを取り、藤田さんに続いてカーテンから出る。
>
> **ST1**：今日は、昨日よりスムーズですね。
>
> 　と藤田さんの歩く様子をみてすぐに言う。
>
> **藤田**：うん。毎日、違うから、こわい。
>
> 　廊下をゆらゆら歩きながら進む。

　ここでは、毎日・違うということに着目したい。一見すると、**抜粋7**「毎日、違う人の足」というのは、自分の足との対比において「違う人の足」と言われていたようにも見える。だが、**抜粋8**ではST1からの、昨日と今日を比較した発言を受けて、藤田さんは「うん。」と、良い状態であることを肯定し、すぐに、毎日違うことを理由として、こわいに接続した。ここでの「毎日」とは、昨日－今日－明日という連続性を含まず、むしろ、いつも同じではない「毎日」であり、それが藤田さんに訪れていた。

　何が同じではないのか。場面を見てみると、これらは訓練直後の小休憩であったり、言語室に歩いているときなど、動作の中で藤田さんに現れていた。つまり、「毎日違う」ということさえも、やってみることで、実際の行為の最中に確かめられていた。毎日違うということは、私たちの普段の生活の中ではほとんど起きず、昨日できたことは今日もできると考えるまでもなく、わかっている。だが、藤田さんは、昨日できていたことが、今日やってみるとできない。逆に、言語室に向かうときのように、昨日は上手く歩けなかったのに、今日はできるということが生じていた。ここから、歩く、立ち上がるという一つひとつの行為の可能性そのものが安定していないことがわかる。そのことが、誰とも定めることができない「毎日、違う人の足」という経験を藤田さんにさせていたことがわかる。それが、「ひとの足みたい」であるばかりではなく、さらに「毎日、違う人の足」という、他人性をさらに複雑にしていたと言える。

■■■■■■「冷たいほうが、ゆうこと、きかない」

　「他人みたい」な身体は、実際に藤田さんにどのように現れ、どのように経験
されていたのだろうか。顕著に現れたのが、やはりリハビリ時であった。以下の
抜粋は、理学療法で立ち座りの訓練と、ふくらはぎを鍛える運動をしていた場
面である。藤田さんのからだの動きと、その感じ方に着目して見ていきたい。

抜粋9 ＊ #3 p.70

〔 **理学療法場面** 〕

　PT1「何も摑まらないで、座りますよ。」と指示。①方向転換し、ベンチの方向にお尻を向
けて、あとは座るだけというところで、一旦停止ボタンが押されたかのように藤田さんは直
立して止まっている。（どうしたんだろう? と不思議に思って見守る私）PT1も見守っている。

藤田[a]：わかってるけど、

　と爆発的な大きな声で、ちょっとイライラを含ませている。PT1にからだを押し下げるように
動きを少し誘導され、4人かけの左から2席目に座る。PT1は道具を持ってくるために、
ちょっと離れる。私は、ベンチの藤田さんの左隣に腰かける。

藤田[a']：わかってるけど、できない、からだが、動かない。こっち（左足を触り）**も、収拾、
つかないし、こっち**（右足を触り）**も、収拾、つかないし。わかっているけど、できない。**

　と私に語る藤田さん。

坂井：体がうごかないんですね〜。

　と藤田さんの腿のあたりをみながらしみじみつぶやく。

藤田：うん。

　とうなずく。

　PT1が背もたれ、肘置き付きの椅子を一脚持ってこっちに戻ってくる。

　（10行略：壁に両手をついて、つま先一踵と交互に上下させていく訓練が始まる）

　そして、カウントが再開される。10回目のカウントで「もっと高く」とつま先立ちでもっと伸び
るようにPT1から指示が入る。藤田さんの口は半開きのまま。カウントは続く。最後、20
回目のときも「一番高く〜」とPT1から指示が入る。②藤田さんは思いっきりつま先立ちを
した状態で、カウントが終わっても壁に手を付き、へばりついたまま停止しているような姿
になっている。PT1がもういいですよという雰囲気で声をかけると、

たまに立たないとこわい〜藤田さんの経験　143

藤田[b]：下ろせない、下りない。

　と助けを求めるように壁に向いたまま話す。

　PT1が藤田さんの腰に自分の手をはさむように添えて、ゆっくり下ろしてくる。

藤田：やっと、下りたー。

　藤田さんはPT1の指示に従い動いているが、①②ともに動きの切り替えの際に、次に求められている動作に移行できず、止まってしまっていた。自分のからだでありながら、自分で動かすことができない場面が、不意に生じていたことがわかる。そして、動きの再開には（PT1にからだを押し下げるように動きを少し誘導され）のように、他者によるきっかけづくりを要した。着目したいのは、そのとき藤田さんが[a']「わかってるけど、」や[b]「おろせない、おりない。」と語っていた点である。ここには複数の視点が含まれている。まず[a']を見てみると、「わかってるけど、できない」自分と、「からだが、動かない。」と、自分とからだが分けられていた。そして、「収拾、つかないし」を繰り返し、からだが動かないということが、右も左も、何も混乱している状態であり、藤田さんのコントロール下にないことが示される。そして再び、「わかっているけど、できない。」自分に戻っていた。[b]でも同様に、自分で「おろせない」し、からだが「おりない」という、自分とからだという二つの視点が含まれていた。これらは、前述で確認した、「他人みたい」なからだの現れであり、自分と、自分でありながら他人みたいな自分との同居状態であると言える。

　さらに、藤田さんはそのような状態であることを、先に確認した「冷たい」を用いて別様にも語っていた。ここに、「冷たい」と「他人みたい」の関係が伺える。次の抜粋は、同日の作業療法の場面であり、状況は**抜粋9**と同様に、次の動きに移行できず、ここでもOT1にきっかけをつくってもらったところである。

抜粋10 ● #3 p.80

⊂ **作業療法場面** ⊃

　2回目も、苦しい笑顔で起きてくるが、起き上がったところから一旦停止したようになる。

　戻っていいよ、とボソッとOT1に言われ、

藤田：**戻れないんだよ**

とつぶやく。

OT1が自分の手を奥にぐっと押しやり、藤田さんが戻るきっかけをつくる。ゆっくり戻っていく。3回目も起き上がったはいいが、また戻れない。

藤田：**冷たいほうが、ゆうこと、きかない。**

と左が思うように動かないのだと話す。

　藤田さんは、「冷たいほうが、ゆうこと、きなかい。」と、"自分"の視点に立ち、「冷たいほう」を動かそうとしても、動かないという、コントロールできない状況であることを示す。ここでは「冷たいほうが」と名指されていたことに着目してみたい。藤田さんが**抜粋1**で最初に語ったように、「しびれが、（右手で体の中央を頭から縦に切るように手を動かしながら）左は、づめたい、づめたい。こっちは（左上下肢を触りながら）他人、みたい。」(#1 p.5)と、「冷たい」と「他人みたい」は並列されており、冷たいということは、他人みたいということも含んでおり、他人みたいであることが、冷たいということも含んでいた。さらに、「冷たいほう」というのは、手や足に分解できる経験ではなく、「こっち」と名指される全体であり、それは同時に「他人みたい」ということでもあった。その、他人みたいということも、手足のことではなく、「ゆうこと、きかない」からだであり、それがまた「冷たい」に戻ってくる。

　さらに、「ゆうこと、きかない」というのは、他人みたいとされる「こっち」との間に指示関係が成立しないということでもあり、関係性における冷たさも含みもっていた。上記訓練終了後に、病室に戻るなり、藤田さんは左手を持ち上げながら「こっちどうしても、つめたいんだよ。」(#3 p.83)と語っていた。この「冷たい」ということは、自分の思い通りに動かないということを意味しており、それは他人みたいとイコールになる。足については、他人みたいな足として言われているが、手については、冷たいということでその意味を代弁させていた。そして、この思い通りにならないことが、次項の「つながらない」という、二元論的な語りに繋がっていく。

たまに立たないとこわい〜藤田さんの経験　　**145**

■■■■「頭の中では、わかってるけど、つながらない」：他人みたいな自分

　　抜粋11#8では、「他人みたい」という表現が見られなくなり、頭と体を分ける
ようなフレーズがしばしばみられた[34]。藤田さんが、「他人みたい」「こっち」「冷
たい」と表現しているからだを、どのように生きていたのか、そこでどのような意
味が立ち上がってきていたのかも含め検討していこう。

　　以下の抜粋は、#8の朝に、藤田さんの病室に挨拶に行き、そこで20分ほど
話していた場面（p.163-165）の一部である。次節の『こわい』で検討した、不意に
立ち上がる動作がこの直前にもみられ、腰かけたところからになる。

抜粋11#8 p.164-165

〔 **病室での会話** 〕

藤田さんは、ゆっくりベッドに腰かけてから、右手をグリップを握る形のまま腿の上において
から、右手に左手をぎゅっと押し当てて伸ばすような動きをして合掌を一瞬して、また手を
腿の上に戻す。

藤田：（右手の平を顔のほうに向けてじっと見てから）左手が、壊れてっから、

坂井：（自分の右手を伸ばして）右手ですか？

藤田：右手、壊れてっから、こうやって（ウォーカーのグリップに手をのばしていく）、つかん
　　で、（また手を戻してきて）、これしか、できない。あと、何も、

坂井：あとは、何もしてくれないんですよね。

　　うなずく藤田さん。①そして、左手をウォーカーにのばして、右手もウォーカーにのばし、グ
　　リップをつかむとぎゅっと立ち上がり、

藤田：だから、こわいね。

坂井：こわい。

藤田②：（左手をグリップから外して）**こっち、全部、しびれてっし、**（右手もグリップからはずし、
　　左手で右の第4・5指をさっと触り）**こっちも、2本、しびれてっし、だから3本。**

　　そして、③ウォーカーから両手を放して、左手でウォーカーを左前にぐっとおしやって、何にも
　　つかまらずに立ちながら、

　　❖34 #8 p.166「こっち、半分、しびれてっから」と言い、「頭の中では、わかってるけど、つ
　　ながんない。」、p.168-169「こっちが、しびれてっから（左手で腿をごしごしこすって）、頭で
　　はわかってっけど、からだが、」：いずれの場面でも、しびれとからめながら語られていた。

藤田：（左手で頭をポンと触って）**頭の中では、わかってるけど、からだが**（左手で左腿や左腹部を触りながら）、**ついてこない。**

と言い、その場で足踏みするように、右、左、右、左と交互に足を挙げる。

藤田④：**こっち、半分**（からだの前に左手をおいて切るような動きをしながら）、**しびれがなければ、はやい、**

と、足踏みを続けながら話す。以前は、つかまらずに立つだけでも大変で、片足立ちをするのもこわごわだったのに、足踏みをしていてもからだが前後左右にあまりぶれず、安心して見ていられる。すごいなと思い、

坂井：藤田さん、でも、だいぶしっかり立ってられるようになりましたよね。

藤田：（苦笑いがにやけたような顔になりうなずき）後ろにはいかなくなった（左手で後頭部を触りながら）。

坂井：左右にも（いかなくなった）。バランス、よくなってきましたね。

と言うと、にこっと笑いながら、

藤田：でも、まだだね。家、帰れない。

と足踏みを続けながら話し、ベッドのほうに向きを変えながら、ベッドの近くまで行くとゆっくり座る。⑤藤田さんはウォーカーに左手を伸ばすが届かない距離にあり、私がウォーカーを近くによせると、「すいません」と藤田さん。

藤田：**頭の中では、わかってっけど、からだが、ついてこない。**

坂井：からだが、ついてこないんですね。

うなずく藤田さん。

　ここでは、「こわい」と、しびれと、「頭の中では、わかってっけど、からだが、ついてこない。」ということが、絡まりながら展開されていた。

　まず、藤田さんは自らの手に対して「壊れてる」と器械を形容するように語り、①のように壊れている手でウォーカーを掴み立ち上がり「だから、こわいね。」と言う。壊れてる、だから、こわいとも取れるが、同時に別のこわさも生じていた。それが、②である。藤田さんはウォーカーのグリップから、左手、右手の順に手を放しながら、しびれていることを示す。立ち上がるという行為とともに「こわいね」と言うのは、「壊れてる」手でグリップを握り、そこを起点に力を入れ立ち

たまに立たないとこわい〜藤田さんの経験　147

上がらなければならないことであり、また、グリップを握ることで、より露わになるしびれていることでもあり、そのしびれがはっきりすることで、10本の指のうち、しびれていないのが右手の第1指〜3指までの3本だけであり、そこだけを頼りに行為をしていることでもある。

　続けて、藤田さんは③のように、ウォーカーから両手を放すという、危険行為ギリギリの状態を敢えてつくった。そして、左手で頭をポンと触って「頭の中では、わかってるけど、からだが(左手で左腿や左腹部を触りながら)、ついてこない。」と語りながら、足を挙げるという、より不安定な状態を左右交互につくり出した。これは、先述の**抜粋9**の「わかってるけど、できない、からだが、動かない。」(#3 p.70)と文法上は似ているが、状況は異なる。**抜粋9**では、本当に動かない状況において語られていたのに対して、ここでは、立位を維持できているし、交互に足を挙げてもよろけることもない。では、藤田さんにおいて何がなされていたのか。「頭の中では、わかってるけど、」できない自分が意識されると同時に、「からだ」が、すなわち、「こっち」であり、「他人みたい」であり、「冷たいほう」であるからだが、ついてこないものとして経験されていた。ポンと触った頭も、左腿も左腹部なども、藤田さんでありながら、後者はついてこないものとして経験されていた。藤田さんは行為と伴に、そこに「からだが、ついてこない」というずれを感じる。行為によって、わかっている頭と、ついてこないからだが離れていることに気づかされていた。

　そこに、④で「こっち、半分」が浮き上がり、「しびれがなければ、はやい」と、しびれが絡まるように語られていた。「しびれがなければ、はやい」とは、何がはやいのか語られておらず、一見すると意味が通りづらい。だが、行為の発現のたびに、「頭の中では、わかってる」こと、いわば自らのイメージする身体の動きに、実際の動きが「ついてこない」、トレースできていないことがわかる。このずれが、藤田さんにとっては、しびれが間に挟まるように経験されており、それがなければからだがついていくことが、「しびれがなければ、はやい」と見通されていた。

　さらに、足踏みを続ける藤田さんに、出来ていることを伝えると、藤田さんか

❖35　病院内での藤田さんの安静度は、ウォーカーを使用してであれば病棟内フリー。スタッフの見守りがあれば、フリーハンド歩行は可能だが、あくまで訓練の一環としての許可である。基本的には、ウォーカーや手すり、壁など何かしらのものにつかまることが必要とされていた。以前も、一人で何にもつかまらずに立位をしていて、転んだことがあるという。

らはこわいも、しびれも出てこないが、「でも、まだだね。」と、目指す出来には
到達していないことが語られた。そして、⑤で藤田さんは少し離れたところに置
いたウォーカーに手を伸ばすが届かず、私が手の届くところに移動させた。そ
れを受けて、再び「頭の中では、わかってっけど、からだが、ついてこない。」と
語った。点線の下線②⑤で、藤田さんとウォーカーの位置を確認したい。②で
藤田さんは(左手でウォーカーを左前にぐっとおしやって)おり、ベッドサイドからは離れた
位置にあり、⑤でも(届かない距離にあり)と、ベッドに端坐位になったままでは届
かないことがわかる。だが、藤田さんは、その離れたウォーカーに手を伸ばし
ていた。これは、届かないものに手を伸ばして、届かないと言っているようだが、
藤田さんにおいてはその先の動きも志向されていたのではないか。つまり、取
ろうとして手を伸ばすことに伴い、腰が持ち上がり、足が一歩前に出て、手に
届くようにからだが応答するはずが、それがなかったのである。これは、前述
でみた、次の動作がわかっていてもできなかったことからもわかる。この、行為
を志向することに伴うからだの応答がないことが、藤田さんをして、「頭の中で
は、わかってけど、からだが、ついてこない」と、頭とからだを分けさせていた。

2 身体の現れと、生活世界の変容

　藤田さんは「こわい」ということを、さまざまな文脈において語っていた。例
えば、端坐位から何もつかまらずに立ち座りする訓練で「こわいね」とつぶやく
(#3 p.72)など、その様子からは動作に伴う"怖い"という意味にも見える。他方で、
藤田さんは動作後すぐに(右の第4・5指を左手でぎゅっとにぎり、「しびれてる。」と言い腿の
上あたりで、両手を合掌するように合わせ、じっとみつめる。)(#3 p.72)など、「こわい」は動
作だけに限定されないさまざまな意味を伴っていた。藤田さんの「こわい」はど
のように現れ、どのような意味が立ち上がっていたのか。

■■■■「たまに、立たないと、こわい」：今の行為可能性を確認する
　藤田さんは、ベッドサイドで私と話しているときや、個室でのインタビュー時、
さらには一人でいるとき、自宅退院してからも端坐位から立ち上がることがし

ばしばあった。

　以下は、私が初めてその場面に遭遇したときである。理学療法が始まる30分前から、藤田さんの病室でいろいろ話をしており、自主トレの話をした後に、理学療法での指導について語っていた場面である。

抜粋12◉#2 p.29-30

⌒**病室での会話―理学療法前**⌒

藤田：いろいろ、言われても、三つも、四つも、できない（苦笑）。我慢が、多いから、どこが、痛いのか、わからない（苦笑）。しびれも、こっち（左）全体、（顔の真ん中に左手をおき、切るようなジェスチャーをして）からしびれてるから、寝ても、起きても、だめ。

坂井：しびれが、変わんないですか？

藤田：しびれ、だけじゃ、ないけどね。薬、今、切れてるから、（肩も）痛い。

　と左肩をさすりながら話す。そして、①端坐位になっているところから、浅く座り、左手をウォーカーに、右手をベッド柵につかみ、

藤田：こうしないと、わかんない。

　と言いながら、ぐっと腕の力で立ち上がり、右手をウォーカーの太くしてあるお手製グリップにうつす。突然立ち上がった藤田さん、そしてそのコメントの意味がつかめず、どうしたんだろうと驚きながら、足元でしゃがみながら見守る。

②**藤田：ときどき、こうしないと、わかんない……**

　立位のまま、まっすぐ前をみて、歩き出すわけではないが、足に交互に体重を乗せるようにぎゅっぎゅと床を押すようにして、

藤田：立つと、わかる。

坂井：立つと、わかる。

　藤田さんはゆっくりベッドに座る。

❖**36‥#6 p.139**：訪室すると、まさに端坐位から立位になる途中で、立位になってまた端坐位に戻るという場面があった。「立つ練習をしているんですか？」と尋ねると、藤田さんはうなずいて、「こわい。こうやってないと、こわい。」と語った。

❖**37‥#17 p.346**：退院後約2週間経過し、初めて自宅に訪問した際に、奥さんが「パパも座ったら？なんか、いつも立ってるんですよ。」と言い、実際に、その後もダイニングの椅子から、ふと立ち上がることがしばしばあった。

坂井：立たないと、わかんない。

③藤田：**立てるかも、わかんない。**

　といいながら、再び藤田さんは左手をウォーカーのグリップにかけ、右手をベッド柵に置き、すっと立ち上がる。

坂井：立てるかも、

藤田：見えない、でしょ？これで（ウォーカー）、歩いているから、曲がるのも、こわい。

　と言いながら、ゆっくりベッドに座る。そして、

藤田：（ベッドに深く座りなおしながら）**深く、座らないと、危ない。座ってる、感じ、しないから、ほんとは、これも、危ない**（左のお尻、腿、膝をしゅっしゅとトレパンの上からこすりながら）

坂井：ああ、こっちが、しびれているから、座っている感じがないんですね。

　藤田さんの話にうなずきながら聞きかえす。

藤田：**他人の、足、みたいだから、つらい。**

　ここでは、何がと特定されないままに、藤田さんは立ったり座ったりを繰り返し、「わかる―わかんない」が、次のように展開されていた。

①「こうしないと、わかんない」と言いながら、立ち上がる
②「ときどき、こうしないと、わかんない……」と言い、足に交互に体重を乗せるようにぎゅっぎゅと床を押すようにして「立つと、わかる。」と言い、ゆっくり座る。
③「立てるかも、わかんない」と言いながら、立ち上がる→座る→「座っている感じしない」
④「他人の、足、みたいだから、つらい。」

　藤田さんには、何がわかり、何がわからないこととして浮上していたのか。また、そこにはどのような関係があるのか。詳細にみていくと、①の「こうしないと」とは、立ち上がることが要請されていたとわかる。そして、立位のまま②「ときどき、こうしないと、わかんない……」と、①同様「こうしないと」とあるが、ここでは別の意味で用いられていた。立ち上がることだけでは、わからない何かがわ

かり、それが「こうしないと」という、（足に交互に体重を乗せるようにぎゅっぎゅっと床を押す）動きをさせていた。これは、床に接地している感覚や、踏み込んだ足応えを確認しているという側面もあるだろう。だが、動きに注目すると、感覚を確認する前に、足に体重を乗せられること自体を確認していたことがわかる。つまり、ここでは、立つという動作ができるかではなく、足に体重を乗せられるかどうかを、「ときどき」実際にやってみることで確認しないと、わからないような状態にあることが示されていた。これには、④の他人の足みたい[*38]ということも関連していた。

　「立つと、わかる。」といい、ゆっくり座った藤田さんだが、「立たないと、わからない。」と尋ねられ、③「立てるかも、わかんない。」と、今度は立ち上がりの動作の可能性を確かめる。そして、「見えない、でしょ？」と他者である私の視点を先取りし、立てるかもわからないという藤田さんの状態が、他者とは共有しづらいことが示される。そこを基点に、立つという動的な側面から、座っているという静的状態についても言及していく。「深く、座らないと、危ない。」と、座っている様子に問題はないように他者から見えたとしても、そうではないことが改めて言語化される。「座ってる、感じ、しないから、」と、座っているのが自分だとわかっていても、その感じが藤田さんの手元にはない。"座っている感じ"という普段は意識化されない前意識的な次元のものが、その不在、つまり"座っている感じ"がないことがわかることによって気づかれてしまう。そして、藤田さんは「こっち」と言われる左側をこすり感じを確かめる。

　注目したいのは、これらが④「他人の、足、みたいだから、つらい。」に着地していた点である。そこから、2点見えてくる。まず、「わからない」ことが、藤田さんに自分の足を、他人の足みたいに感じさせていたことである。その逆ではない。そして、「わからない」は、「わかる」に変わる可能性を同時に含んでいた。すなわち、他人の足みたいだから、体重を乗せられない[*39]という足に、体重を乗せられることで、自らの足であることが藤田さんに「わかる」のだろう。

❖38, 39―#2 p.48：理学療法で、立ち座り訓練中に「こわい」とつぶやいた藤田さん。訓練終了後、病室にもどり、私が「さっきの、お辞儀のようにして立つの、やっぱり怖いですか？」と尋ねると、藤田「こっち（左足をさすりながら）が、他人の、足みたい、だから、体重を、乗せられない。だから、靴も、こわれる。」と語っている。→ここでも、体重をのせられないことと、他人の足みたいに感じてしまうことが接続されている。#11 p.229でも同様に、体重移動の難しさを語っている。

だが、それは、座るとまた別のわからなさによって、背後に退いていってしまう。このように、わかる―わからないは、他人みたいであることと表裏一体になり、文脈に応じて反転しながら経験されていた。この反転構造が“何が”を定めづらくし、「わかる―わかんない」が主語のない語りとなっていた。

　2点目は、藤田さんが左右どちらと特定することなく、「他人の足」と言っていたことである。解剖学的な症状から考えると、左が患側、右が健側と言われ、藤田さん自身も「こっち」と区切っていたことから、左足が他人の足だと見做されるだろう。そうだとしたら、座っていることにおいて、患側はわからないにしても、健側には座っている感じがしたはずであるが、そのように経験されてはいなかった。むしろ、上記の様子からは、動いていても、じっとしていても、まずわからなさが生起していたことがわかる。これまでのことから、患側と健側が分けられて経験されてはいないと言える。そのような解剖学的な区分けに先行し、わからなさが常に生じてきてしまうことが、今の行為可能性を藤田さんに確かめさせ、そうせざるを得ないことが、他人みたいと語らせていた。

「たまに、立たないと、こわい」

　前述のことを踏まえ、次に「こわい」という点を見ていきたい。藤田さんにとっての、「こわい」とは何を意味していたのか。以下は、理学療法の前に、藤田さんの病室で、二人で話しながら、担当者が来るのを待っていた場面である。藤田さんは、自主トレについて語り出す。そして、理学・作業・言語すべての自主トレがあるが、理学療法のだけはまだやってないと苦笑いしながら話し、その続きからである。

抜粋13＊#4 p.87

《病室での会話―理学療法前の待ち時間》

藤田：歩くのと、〇×（聞き取り不能）と。ベッドの上で、できるからって（言うけど）、できないけどね。だったら、これ治してくれって言いたくなるけどね。
　　　と珍しくまくし立てるように一息で話す。（しびれのために思うようにできないのに、それがわかって

たまに立たないとこわい〜藤田さんの経験　153

もらえず、課題をかされることにいらだちが募っている様子。）

藤田：あの人たちは、仕事でやっているだけだから、こなしているだけだけど。

　と言い、左手をウォーカーにかけ、右手をベッド柵においてぐっと立ち上がり、

藤田：たまに、立たないと、こわい。

　と言い、ウォーカーのグリップをにぎり、まっすぐ前をみて、棚越しにお隣のベッドの人のこと
　を気にするような視線を送り、立位を維持する。

坂井：こわいのは、しびれているからですか？

藤田：それだけじゃ、ないけど、こわい。

　う〜んと考え、

藤田：歩いている感じしない、っていうか、こわい、なんていうのか、（う〜んと考える）こ
　れが（ウォーカーを触りながら）なしでは歩けない。

坂井：ウォーカーがないと、

藤田：うん。

　　先の**抜粋12**である#2において、立ち上がりながら「ときどき、こうしないと、
わかんない」と語られていたものが、ここでは「たまに、立たないと、こわい。」
となっていた。この「こわい」は、よく考えると不思議な表現になっている。動作
の不安定さに伴うこわさであれば、"立つとこわい"のように、動くこと・すること
に焦点が当たる。だが、ここでは「立たないと、こわい」と、実際に立つという
動作をして、今現在において立てることを確かめないことが、こわさにつながっ
ていた。[40] すなわち、立てないかもしれないという懸念が藤田さんにあり、さらに、
それは自らのからだに対する確信のもてなさから生じていたことがわかる。確
信のもてなさとは、どのように生じていたのか。前項で見たように、藤田さんは
座っていても座っている手応えを感じづらく、それは同時に、自分が曖昧にな
り、ここに居るということを実感しづらい状況でもある。その状態におかれた藤
田さんは、不意に立ち上がるという動きをすることで、自分の身体を確かめるこ
とになる。ここに確かめ、確かめられている藤田さんの身体がある。前項でみ

❖40…#13 p.278:藤田さんがベッドに端坐位になり、二人で話しているときに、不意に足首
を拳上し、くるくる回し始め「運動しないと、こわい。」といい、「今日も、食べたあと、危な
かった。隣に、知っている人がいたから、押さえてくれた。」と、立ち上がろうとして転びそう
になったエピソードを語る。

た「立つとわかる」という確かめが可能であることにより、いつもではなく「たまに」という頻度での要請が生じていたと言える。

　上記の議論を踏まえると、「しびれているからですか?」と尋ねられた藤田さんが、「それだけじゃ、ないけど」と肯定も否定もせずに考え込んだことがうなずける。つまり、しびれという何か一つに起因できるような経験ではなく、しびれていることがからだの手応えを薄めていき、そこに居ることまでも曖昧にしていく。このような広がりを含むものであることが、「それだけじゃ、ないけど」と言われることであり、「歩いている感じしない」と、感覚の問題に広げらることにもなっていた。だが、すぐに「っていうか、こわい、なんていうのか」と、また「こわい」に戻ってくる。そして、再度考え込み、「これがなしでは、歩けない」と、その道具がないと歩けない感じ・からだであること、すなわち自らのからだに対する不信感が再び浮上していた。このような、からだのこわさを踏まえて、どのように「こわい」が生じてくるのかを、次の抜粋と併せて考えていきたい。

抜粋14 ● #6 p.139

〔 病室での会話──昼食前 〕

　カーテンを開けると、端坐位になっている藤田さんがみえる。そして、両手をウォーカーのグリップにおいて、ゆっくりと立ち上がる。そして、またゆっくりと座る。

坂井:立つ練習をしてるんですか?

藤田:(うなずいて)**こわい。こうやってないと、こわい。**

坂井:立てるかどうか、

藤田:**そう、前、立てなくなったから。**

坂井:ああ、夜ですね。

藤田:そう、立てなくなって、ここもよごしちゃった。

　と言い、後ろを振り向くようにして左手でシーツをさする。

坂井:ああ、前、おなかの調子が、お薬のんだときですね。

藤田:**前だけど、**

　とうつむき加減。

坂井:それからは、1回も、

たまに立たないとこわい〜藤田さんの経験　　155

藤田：ない。

坂井：でも、1回でもあると、こわいですよね。

藤田：こわい。

　藤田さんは誰もいない自室で、一人で立ち座りをしていた。そして、「こわい。こうやってないと、こわい。」と、こわさにより行為が促されていたことがわかる。「こうやってないと、こわい」では、立ったり座ったりする動作を、単発で行うのではなく、「やってないと」という動作をし続けることが、こわさを解消する術として示された。そこに、「前、立てなくなったから」というエピソードが理由として挿入され、立てなくなったことが、今、藤田さんが「こうやってないと、こわい」と、動作の継続をしている理由として示されていた。

　まず、**抜粋13**の「たまに、立たないと、こわい」と、**抜粋14**の「こわい。こうやってないと、こわい」で示された、今実際に行い確かめることと、動作の継続がこわさの解消につながる点に注目していきたい。

　私たちは、座っていて、この先立てないかもしれないとは思わないし、そもそもそう考えること自体あまりない。立つ、歩くなど行為の可能性が、現在から未来にむかって無条件に続いていると、どこかで漠然とわかっている。継続できることがどこかでわかっているから、継続しなくてもいられる。だが、藤田さんにとっては、ときどき動作をしたり、それを継続することで、確認しなければならないこととして経験されていた。ここでは、座っているなどに代表される、止まっている状態が続くこと、そこから動き出すことのこわさが伺える。すなわち、以前立つことができた自分、歩けていた自分と、動き始める自分との、つながりにこわさを感じていたと言える。

　なぜか。一つは、先に見たように不確かな"他人みたいなからだ"での動作が、こわさを生んでいると思われる。加えて、「前、立てなくなったから」という過去もあるだろう。一度そのような経験をしたことがこわさにつながり、その都度確認するような強迫行為のようにも見える。だが、藤田さんは、私が「ああ、前、おなかの調子が」と言ったことを受け、「前だけど、」と、「前」が、前のこととして過去になっていないことを示す。藤田さんにとっては、「前」という出来事

が起きた過去を示すと同時に、今も生き続けている「前」として続いていたことがわかる。その「前」は、立てなかったということであり、その過去が今現在を規定し続け、立てる・できる今が重なっても、できない「前」が更新されることなく、つながりを妨げていたと言える。

■■■■■「からだ、固めないと、こわい」：ばらばらなからだ

　ここでは、動いているときの「こわい」について見ていく。藤田さんの歩行は、病棟内ではウォーカーを使い、自主トレや理学療法の時間に、フリーハンド歩行の訓練をしていた状態であった。藤田さんの症状を確認しておくと、目には複視があり、右半身には運動失調症状があった。そして、左半身はしびれており、構音障害もある。後遺症のないところはないといっても過言ではなく、「こわい」というのはある意味当然だとも言える。そのような状態での歩行について、藤田さんはOT1との会話の中で、次のように語っていた。

抜粋15 ● #3 p.79

　〔 **作業療法中** 〕

　藤田さん担当の作業療法士が、理学療法中の歩行の様子をみて、

OT1：さっき、歩いているところ見てたけど、からだ固めて歩いていたね。

藤田：からだ、固めないと、こわい。

OT1：んー、あれじゃ、歩けないよー。

　とマッサージしながら話す。

　プライマリーであるOT1に「体、固めて歩いていたね。」と投げかけられ、藤田さんはそれを受けながら、「こわい」を接続している。このからだ固めるという会話だけ見ていると、からだが動いていない、がちがちした印象を受けるだろう。だが、実際は逆の状況であった。ここで話題とされていた歩行場面が、以下の**抜粋16**になる。リハビリ室は、体育館のように広く、ワンフロアーで理学療法も作業療法も同時に実施していた。そのため、OT1は他の患者を受け持ちながらも、藤田さんの様子が見えるし、プライマリーであるOT1は意識的に見

てもいたのだろう。太字部分が藤田さんの動きになる。

抜粋16 ● #3 p.71-72

◯ **理学療法場面** ◯

靴を履き終えると、PT1がリハ室内を歩く練習をしますといい、藤田さんは立ち上がろうとする。椅子が軽く後ろに反りかえり、倒れることはないが、ガタンと後ろにすこしずれる。藤田さんとPT1は、ガラス窓を背にしてマット方向に進んでいく。

①**最初はPT1が藤田さんの肩に手を乗せているが、手を放すと右腕がぶんぶん振れ、右の体も扉のように開いたり閉じたりを繰り返す。**藤田さんは苦笑いを浮かべながら歩いていく。②マットの中ほどあたりまで歩いていくと、**右足が床にくっついたみたいになり、ひっかかる。**そして、数歩いくと**右半身がぶんぶんブレてくる。ぶんぶん、ゆらゆら、ずんずん歩いていく藤田さん。**マットコーナーの角を左折する。**だんだん右足がずんずん勝手にすすみ、左足がそれを追いかけているような動きになってくる。**マットコーナーの角を左折する。リハ室の中央にマットコーナーがあるので、その周りを一周しているような形になる。角を曲がるとマットコーナーの脇に椅子が3脚ほど置いてある。座って靴を脱ぐための椅子だ。**藤田さんは、ずんずん歩いていき、**目の前に椅子があるところも**そのままずんずん行く、**PT1が藤田さんの右側から身体に触れて、椅子があり「このままいくとぶつかりますよ」と声をかける。藤田さんは、PT1に止められて初めて気が付いたような表情になる。そこで一度立ち止まり、他の患者がすれ違うのを待つ。そして、再び歩き出す。藤田さんはマットコーナーの角を左折して、右手に平行棒があるところを歩く。③二つ目の平行棒あたりで、**ぐらっとからだが揺れる。そのままずんずん揺れながら歩き、**また角を左折する。

PT1「曲がるとき、足細かに」と曲がる際のコツを伝える。④PT1は藤田さんの背中に左手を軽く添える程度に触れる。右上下肢が**ぶんぶんぶれて開きながら歩いていく。**そのブレで体もブレて、歩行全体が危うい感じになる。ぶんぶんの振れが大きくなってきた。PT1は「ベッドに座りましょう」と、マットコーナーの角にあるマット運動用のベッドを指す。藤田さんはドスッとベッドに腰かけると、首をかしげて左手で顔を触る。PT1も藤田さんに並ぶようにベッドに腰かける。無言の2人。藤田さんは斜め下の床あたりに視線を落としている。PT1も黙って横にいる。

太字部分の藤田さんの動きから、「からだ、固めないと、こわい。」がどのよう
に生じていたのかを見ていきたい。まず①で注目したいのは、PT1が藤田さん
の両肩から手を放すと、藤田さんの右腕がぶんぶん振れ、それが右上体にま
で及んでいた。ここでは、PT1によって、固められていた体が、放たれることで、
制御が効かなくなり始めた[*41]。その状態が継続されると、②のように、歩行のリズ
ム全体も、（ずんずん）と藤田さんのコントロールを離れていく。そして、③のように
（ぐらっと）からだが揺れながらも、（ずんずん）は続いていた。ついに④では、PT1
が再び藤田さんのからだに軽く手を添える程度に触れた。すると、（ぶんぶん）と
振れは止まらないものの、揺れや（ずんずん）が消えていった。

　このように見てみると、歩くという動作において藤田さんのからだが、ばらば
らしていたことがわかる[*42]。これは、前節で見た「他人みたい」と藤田さんが称し
ていたことにもつながる。すなわち、「他人みたい」であるとは、収拾つかない
からだであり、制御できないからだであり、それ故、「からだ、固めないと、こ
わい。」のである。いわば、藤田さんのからだが、藤田さんにとって固める必要
のあるからだとして現れていた。その上で、「こわい」というのは、そのからだ
での動作のこわさでもあり、制御の効かないからだそのものについてでもある。
前項で見たように、動かないと、今現在において、それができるかどうかわか
らないこわさが現れる。他方、動きだすと、制御の効かないからだというこわさ
が現れる。何をしても、しなくても「こわい」が生じてきてしまうことがわかる。

▰▰▰「これずっと出てるから、こわい」

　さらに別の角度から語られていた「こわい」を見ていきたい。以下の抜粋は、
言語療法の時間に、プライマリーであるST1にさまざまなことを話していた場面
になる[*43]。この日は、言語療法の冒頭にST1が藤田さんに足の痛みを尋ね、藤
田さんが「こっち、しびれるから、わかんない。」（#6 p.129）と答えたのを契機に[*44]、

❖41…藤田さんは入院4カ月目の#12においても、歩行訓練中にPT1が右手の腕の振りが
　　良くなったことを伝えると、即座に大きな声で「こわいよ。」と答える。何が怖いのか尋ねた
　　PT1に対して、「自分で、制御、できない。（左手で左前胸部あたりを触り、腹部に手を下
　　ろしていきながら）速いのは、みんな同じ」（#12 p.255）と言い、さらに歩行時に腕を振ると、
　　足が前に出てこわいとも語っている。

❖42…前節でみた「頭のなかでは、わかってるけど、つながらない」という、からだが言うこ
　　とを聞かないということとも重なる。

しびれについて語っていた（p.129-133）一部になる。以下では、「しびれてる」と「こわい」に着目して見ていきたい。

抜粋17◦#6 p.132

◖言語療法場面◗

テーブルの上の手を、指を握りあわせるように少し起こして重ね、それからすぐにいつもの右手を押さえるように左手を重ねて置く。

藤田①：こっち向いたり（右にからだを傾け）、こっち向いたり（左にからだを傾け）、（左手を持ち上げて）これもしびれてる。（左手を首の真ん中あたりで半分に切るようなジェスチャーをして、上から下を触りながら）こっちから下は、しびれてるから、わかんない。（左手をひらひらさせて）今も、同じ。夜大変、昼も大変、これずっと出てるから（合掌する様に両手の平を合わせて）**こわい**。こっから先は、出てるところみんな、しびれてる。だから、**こわいね**。（手を動かしながら）こっち２本で（左手は第1・2指を動かして）、こっち３本で（右手は第1・2・3指を動かし）握ってっから、**こわいね**。

と言い、両手を少し離してテーブルの上に置いて、

藤田：音すっからね^{❖45}

ST1：押さえつけるとね。

藤田：もっと、力あれば、

と両手を肘からテーブルについて、

ST1：しびれがあっても、

藤田：できるんだけど……

❖43 付記しておきたいのが、藤田さんにとって言語療法の目的が2つあったということである。本来の目的である構音障害による言語障害の改善の他に、他の訓練のこと、食事のことなどさまざまな思いを聞く場にもなっていた。そのため、プライマリーであるST1が担当のときは、テキストを用いた訓練ではなく、このような会話だけで訓練時間が終わることもしばしばみられた。

❖44 左足の指に、いつできたのかわからない傷があり、そこが化膿していることがスタッフに発見され、数日前より抗生剤入りの軟膏を塗布していた。左がしびれているため、藤田さん自身、傷に気付くことはなかったとのこと。入浴時にどこかにぶつけた可能性が高いとされていた。

❖45 歩行時に出てしまうウォーカーのきしみ音のこと。そのため、直前に〈両手を少し離してテーブルの上に置いて〉というのは、ウォーカーのグリップを握るときの手の様子を再現していると思われる。

と左手を持ち上げて、下ろして手のひらをテーブルにつけて、

藤田②：夜は、二つ、信号があって、**こわいね**。（左手を頭頂部に立てるようにおいて）

　あったかいのと、冷たいのと、二つの指令が来て、**こわいね**。

　と左手で頭を触りながら話す。

藤田：ここは、痛み止めでおさえてるから、わかんないけど（左手で左頸部を触りながら）

　と言い、からだを右、左に動かしながら「こっちがいいんだろうけど」とつぶやく。

　話題が次々に飛んでおり、意図がつかみにくいようにも見える会話になっている。だが、「こわい」に注目してみると、「こわい」が基盤となり、時間的な「ずっと」というしびれの在り方、「出てるところみんな」という範囲が語られ、再び「こわい」に戻っていたことがわかる。

　まず、①から見ていく。藤田さんは「こっち向いたり」と言いながら、右に左にとからだを傾ける動きから、「（左手を持ち上げて）これもしびれてる。」と、からだのしびれを左手が代弁するように語られた。そして、前節でも見たからだを半分に切るようなジェスチャーをしながら、からだを触りながら「こっちから下は、しびれてるから、わかんない。」と、しびれていることを起点（原因）として、「わかんない」ということが示される。

　続けて、藤田さんは（左手をひらひらさせて）と、再び左手を主題的に登場させ「今も、同じ。」と、続いている「今も」という時間、何とは言わない「同じ」を出現させる。そして、この「今も」は、「夜大変、昼も大変」と昼夜という枠を越え、ずっとという時間をつくる。そこにあるのは（合掌する様に両手の平を合わせて）確かめられた「これずっと出てるから」というしびれであり、しびれが続いていることが「こわい」という意味を立ち上がらせていた。この「ずっと」という広がりは、別の広がりも触発していた。藤田さんは、さらに続けて「こっから先は、出てるところみんな、しびれてる。だから、こわいね。」と、「こっから先」というある一線から先「みんな」という、どこまでという終点のない範囲を示し、その広がりがここでは「こわい」という意味を浮かび上がらせた。

　次に、動くことに関連した「こわい」へと展開していく様子を見ていきたい。藤田さんは、上記のようなしびれを示しながら、ウォーカーのグリップや手すりなどを

握るときのことを想起する。ここでも、まず手全体を動かし、次いでしびれていない左右の指をそれぞれに動かし、「こわい」と言う。前節での議論と重なるが、しびれていない指のみで握るという行為が、よりどころの少なさを示しつつ、それでもそこに身を預けなければならない不安定さが、「こわい」につながっていた。さらに、②では、動作時ではなく臥床時のことが語られた。ここでも、直前に左手を持ち上げ主題的に浮かび上がらせ、夜間には「二つ、信号があって」「二つの指令が来て」と、日中は背景に沈み込んでいるものが、安静にしていることによりやって来ることが「信号」や「指令」に例えられ、語られていた。医学的には、昼間と夜間とで別のことが起きているわけではないが、夜間には藤田さんに主題的に浮かんで来るのである。この、「夜は、二つの信号があって」と、からだが分けられるような経験がやって来ることが、ここで藤田さんに「こわい」とされていた。グリップを握るときのように、藤田さんが能動的に動いても「こわい」が生じ、臥床時のように、能動的な動きが少なくても「こわい」が生じていた。そこには、能動的であるか否かにかかわらず、「こわい」が生じてくる経験の構造が見て取れた。

わからない

前述までの抜粋部分においても見受けられたように、藤田さんは何か尋ねられると「わかんない」と答えている場面が多くあった。このような患者の様子は、先行研究において[11]、適切な言葉が見当たらず表現しづらいとされていた。この「わかんない」とは、どのようなことなのか。ここでは、痛みや疲れなど、わかる―わからない以前に、私たちがすでにそれとしてわかることに着目し、それらが藤田さんにどのように経験され、「わかんない」ということが生じていたのか、見ていきたい。

「どこが痛いのかわからない」

藤田さんは、痛みを問われていない中で、自ら「どこが痛いのか、わからない」と語り出す場面があった。注目したいのは、藤田さんは痛いのがわからないのではなく、「どこが」痛いのかわからないと、身体の場所を特定することの

162　　Ⅱ…しびれている身体で生きる経験

問題として示していた点である。以下の抜粋は、9時10分からのリハビリの前に、藤田さんの病室で25分ほど話していた場面(#1 p.4-10)の一部である。

抜粋18※#1 p.9

〔**病室での会話──理学療法前**〕

ふとベッドサイドの窓をみると、晴天の空に、緑の木々が青々とゆらいでいるのが見える。梅雨の合間の晴れだが、梅雨時期にはしびれや痛みがひどくなると聞くので、尋ねてみた。

坂井:藤田さん、梅雨で雨降っているときとか、しびれがひどくなったりとかします?

藤田:う"〜ん、わかんない。しびれが、とれないから。**しびれてるから、冷たいから、わがんない。お腹、痛いのか、どこが痛いのか**。だから、これ(ジャージの上着)ぎてる。中も、長袖。これ。(左手を伸ばして袖口がみえるようにしてくれる)寒いから、長袖じゃないと、半袖は、寒くて、いられない。

　天候によりしびれがひどくなることがあるか尋ねられた藤田さんは、困惑し、「わかんない」と答え、「しびれが、とれないから」と、その理由を追加した。ここでは、応答における地と図の反転が見られる。すなわち、図として尋ねられた"しびれ"が、わからなくさせている地である"しびれ"として応じられていた。「しびれが、とれない」という常に続いているしびれが、逆説的だが、しびれを図として把握できなくさせていることが伺える。それを「しびれてるから、冷たいから」という状態としてあることを示し、「わがんない。」という意味が立ち上がっていた。

　ここで前節の議論を思い起こしたい。藤田さんにおいて、「こっち」として区切られながら示されていた「冷たい」ということは、温度の問題だけではなく、他人みたいなどさまざまな意味を包含していた。そして、そこでは、医学的な健側──患側という枠組みを超えた経験となっていた。ここでも、同様のことが言える。つ

❖46─#1 p.7:坂井「藤田さんは、いつから、これ(ウォーカー)なんですか?」藤田「ぎだどぎから(来たときから)。歩き、始めから、がわんない(かわんない)。どこが、痛いのか、わからないから、つらい……」#1 p.17:藤田「あどは、肩が、痛くて(左肩を触りながら)、痛いの、いっぱい、あるから、どこが、痛いのか、わからない……」→いずれも、痛みについて問われているわけではないところで、自ら藤田さんが「どこが痛いのかわからない」と語っていることがわかる。

❖47─#1 p.17:藤田「あどは、肩が、痛くて(左肩を触りながら)、痛いの、いっぱい、あるから、どこが、痛いのか、わからない……」→痛みがあること自体を把握している。

まり、「しびれてるから、冷たいから、わがんない。」というのは、しびれている左側だけのことではない。藤田さん自身も、左右を特定していない。つまり、藤田さんにとって、しびれていることは、他人みたいと感じていることでもあり、それはしびれている部分の問題だけではなく、からだとしてのわからなさへとつながるものでもあった。ここに、「どこが痛いのかわからない」という、「どこが」に応じる、自らの身体における「ここ」を「痛い」として特定しづらくさせている様子がわかる。

さらに、痛みについて問われていない中での、「どこが痛いのかわからない」と場所を含む形で藤田さんから語られたことに注目したい。上記のことから、藤田さんにおいても痛みそのものに焦点が当たっているというよりは、身体におけるはっきりしない経験が、しびれについて尋ねられたことに触発されたと思われる。しびれていることは、これまで言われてきたような感覚だけの問題ではなく、身体における場所を特定することにも関連していることがわかる。

■■■■■「しびれてるのに、痛い」

前項で見た「どこが痛いのかわからない」ということが、しびれとの関係で確認されたが、そのわからないことを前提として、痛みが把握されたり、評価されたり、病前とは違う「痛い」の意味が立ち上がっている様子が見られた。

以下では、藤田さんの足の指に"できていた傷"について、その言及を追いながら見ていきたい。"できていた傷"としたのは、藤田さん自身は気づいておらず、いつどこでできたものかわからず、スタッフにより発見された傷だからである。以下の**抜粋19#6**は傷が発見された1〜2日後であり、**抜粋20#9**はその20日後であった。[48, 49]

❖48…裸足になるのは、主に入浴時であるため、その際にどこかにぶつけたことがきっかけではないかとされていた。

❖49…しびれている患者さんには、しばしばみられるケースである。予備調査においても、同じように足の指に、同じような傷ができ、それに気付かない患者さんがいた。化膿しており、腫れていたが、痛みを尋ねると、「しびれがあるからわかんないんですけど、しびれの彼方に痛みがあるような気がする。」とその方は教えてくれた。

> **抜粋19◉#6 p.129**
>
> 〔言語療法場面〕
>
> ST：足の痛みはどうですか？
>
> 藤田：わかんない。
>
> 　と言いながら、重ねていた左手を持ち上げて胸の前あたりの高さまで持ち上げて、手の甲、平、甲と表裏返しながらじっと見て、
>
> 藤田：**こっち（左）しびれるから、わかんない。**
>
> 　と答える。
>
> 　STは藤田さんに、今、塗り薬（ゲンタシン）を塗っているが、痛くなったら言ってください、改善されないようだったら飲み薬も検討していますからと伝える。
>
> 藤田：大丈夫。
>
> 　と明るい口調ではっきり答える。

　足にできていた傷について、「足の痛みはどうですか？」と尋ねられた藤田さんは、「わかんない」とだけ答えた。これは、場所を定めることの難しさについて言及した、前述の「どこが痛いのかわからない」とは異なる水準である。痛みがあるとも、ないとも定めていない「わかんない」である。続く、藤田さんの点線部の動きに着目したい。藤田さんは左手を動かし、じっと見るということをしていた。足のことを尋ねられ、手を動かし凝視するというのは、何のつながりもない行為のように見える。だが、藤田さんは、動かしている左手、動かされている左手を今ここで感じながら「こっち、しびれるから、わかんない。」と、「わかんない」の理由を見つける。この順番に注目したい。すでに**抜粋12**の議論でも述べたように、わかんないことが、藤田さんに先に生じており、左手を動かしながら「しびれる」ことを発見している。「しびれている」という常としてある状態だけではなく、ここでは動かすことに伴う「しびれる」ということが藤田さんに生起され、わかんない理由として意味づけられていた。

　#6では「わかんない。」とされた、足の痛みが、20日後の#9では別様に現れていた。傷の状態としては、抗生剤入りの軟膏塗布では改善せず、内服投与に変更したものの、腫脹や化膿は続いていた。付記すると、リハビリという場の

特性上、足に傷があっても、歩行訓練をやめることはできず、負荷がかかり続けることによる治りづらさも避けがたくあった。そのため、創部に靴が当たらないように少し緩めのものを使用するなど、工夫がなされていた。[50]

抜粋20 ● #9 p.182

〔 **理学療法前──廊下で藤田さんとともに開始を待つ場面** 〕

　靴がまだ病棟のレンタルのままだった。

坂井：そういえば、足の傷はどうですか?

　と足元をみながら尋ねると、

藤田：変わんない。

　と即答。

坂井：ああ、あんまり変わんないですか? 薬は、抗生剤は?

藤田：飲んでない。

坂井：もう、おわったんですね。

藤田：しびれてるのに、痛いから、相当、痛いんだ。

坂井：あー、なるほど。

藤田：2回、出した。

坂井：え、2回、出した? 膿を、2回出したんですね?

藤田：それやったら、少し楽になった。

　「しびれてるのに、痛いから、相当、痛いんだ。」という点に注目したい。**抜粋19**で見たように、しびれによってわからないはずの痛みが、ここでは藤田さんに「しびれてるのに、痛いから」と「痛い」ことが把握されていた。わからないはずのことが、わかることが、病前の痛い基準に照らしあわされ「相当、痛いんだ。」という意味を立ち上げていた。今、藤田さんに現れているのが「痛い」ということであるにもかかわらず、しびれていてわからないというフィルターを通して、手元にはないはずの「相当、痛いんだ」という、からだとしての痛みの程度も同時に把握されていた。さらに、その約1週間後が#10になる。上記で、排膿により

---

　　[50]…病棟にある貸出し用の靴で、藤田さん所有のスニーカータイプよりも、作りが全体的に緩めの室内履きタイプであった。

Ⅱ…しびれている身体で生きる経験

「少し楽になった」ということを踏まえて見ていきたい。

抜粋21 ※#10 p.207

〔 **病室での会話場面** 〕

坂井：指は、足の指は今どうですか?

藤田：**痛みがわかんないから。**

坂井：うーん、しびれで?

藤田：**この前は、しびれてるより、痛かったから、今はそれよりはいい。**

うーんといいながら2人で窓の外を見る。

　ここでも、「痛みがわかんないから」と#6で見た「わかんない」という、ベースの状態に戻っていることがわかる。そのわからない理由として「しびれで?」と問われ、藤田さんは「この前は、しびれてるより、痛かったから、今はそれよりはいい。」と、しびれている状態を基準とし、しびれてるより痛かった「この前」という意味が立ち上がり、そこを起点として差を比較することが可能になり、今は「それよりはいい。」と評価が可能になっていた。ここでは、痛みとして藤田さんの手元にないものが、しびれを基準にして推測することがなされていた。いわば、しびれていてわからないことが新たな地平となり、今感じる─感じない痛みの意味を成り立たせていた。それは、これまでとは違う形での把握が可能になっていたとも言える。

■■■■「わけわかんないから、しびれてっから」：疲れとしては答えられない

　疲れについて以下で見ていくにあたり、藤田さんの入院生活を再度確認しておきたい。藤田さんは、毎日リハビリ9単位(180分)[※51]と、その合間に自主トレ課題を行っていた。また、外を歩く練習が含まれていた理学療法や、腹筋など筋トレが多い作業療法については、夏という季節柄もあり負荷も大きかった。藤田さん自身も、「こんなオヤジつかまえて、ボクサーにでもするのか」と冗談まじりに、そのきつさを訴えることがあった。このような、ハードな訓練であるため、PTやOTも藤田さんに疲労を尋ねながら実施する場面が多かった。疲れを尋

❖51…調査協力施設では、休日を含め週7日間リハビリを提供できる体制を有していた。

たまに立たないとこわい～藤田さんの経験

ねられた際の藤田さんの応答の仕方に注目していきたい。

抜粋22 ● #2 p.35

◜PT20分病棟廊下での歩行訓練◝

なんとかカウンター付近の一番込み合っているところを通り抜けると、廊下奥に向かって、大きくぶんぶん揺れながら歩いていく。歩幅も大きくなっていき、先ほどよりもスピードがぐんと上がっている。あっという間に廊下奥に近づく、だんだんなめらかな歩行になる。ガラス窓に両手をつき、右回りにゆっくりと向きを変える。

PT2：疲れは、どうですか？

　と、この時間は20分間歩きっぱなしなので、と疲労具合を尋ねられると、

藤田：……、（まっすぐカウンター方向をみて、ちょっと間があり、苦笑して）行きましょう。

❖この後、カウンター方向へ歩き始める。

抜粋23 ● #3 p.75

◜PT60分終了直後に、食堂で昼食をとり、病室に戻る場面◝

ウォーカーにつかまり食堂を背にして歩き出すが、いつもよりゆらゆらふらふらして足取りがおぼつかない印象。ゆらゆらカウンター前を通り過ぎ、まっすぐ行きそうな勢いで、直前のところでぐいっと右に曲がり、廊下をゆらゆら歩いていく。

坂井：足が、疲れてますね。

　と右側に付き添いながら話す。

藤田：他人の足、みたいだから、困っちゃうねー。

　と明るく返す。

　廊下には人がいないが、向かって右側に車いすが2台置いてある。藤田さんは廊下の左寄りをふらふら歩いていく。

　上記の歩行場面の抜粋において、PT2や私には藤田さんの様子（点線部分）が、訓練時間の長さもあり、疲れとして映っていた。だが、藤田さんは「・・・、行きましょう。」「他人の足、みたいだから、困っちゃうねー。」と、疲れへの問いに対して、肯定も否定もしていない。訓練中の場面では、「疲れている」という

168　　II…しびれている身体で生きる経験

声を発することもできず、「……」となっているようにも見えるだろう。しかし、炎天下での外歩き訓練で、傾斜が30度程ある急な坂道を登っていたときに「かなり、きつい。」と、登りながらつぶやいていたり(#7 p.150)、言語療法でも長文になると「くるし〜」や、作業療法での筋トレなどでも「きつい?」と尋ねられると「うん。」と答えた場面も多々あった。つまり、"きつい""苦しい"など、負荷に対しては応答できるが、"疲れ"という問いに対しては、応答しづらいことがわかる。応答しづらいことがどのように生じていたのかを見ていきたい。

　まず、藤田さんが疲れについて尋ねられ、「他人の足、みたいだから、困っちゃうねー。」と応じていたことに注目したい。点線部分にある(ゆらゆら歩いてい)様子が、傍にいた私には藤田さんの疲れとして見えたのに対して、藤田さんには疲れではなく、「他人の足、みたい」と感じられていた。この、他人の足みたいであることを手がかりに、考えてみたい。疲れというのは、だるさや体の重さなどが、ほかのどこでもない自分のからだに、自ずと現れてくるものである。言い換えると、疲れるという経験が成り立つということは、自らの手元にからだがあるということでもある。藤田さんにおいて、「他人の足、みたい」とされるからだは、疲れをそれとして実感するはずのからだが、変容していることが伺える。つまり、「他人の足、みたい」という状態においては、"疲れるという経験"は浮かび上がらず、疲れを問われても答えづらい構造がここに確認できる。

　それでも、藤田さんには「疲れ」ということが尋ねられてしまう。

抜粋24 ● #8 p.179

〇PT80分終了直後に、食堂で昼食をとり、歯磨きをしてベッドに戻る場面〇

藤田：これ、なくてもいいんだけど(ウォーカーを指して)、1時間、歩いた後だから、

坂井：足、もつれちゃいますね。

　藤田さんが苦笑いしながらうなずく。

坂井：やっぱり、左が疲れます?

藤田：(左腿を触りながら)わけわかんないから、しびれてっから。

　4単位連続の理学療法(FN#8 p.167-177)で、フリーハンド室内歩行や模擬和室で

の動作訓練、歩行器での外歩き、バランスボールを使っての体幹トレーニングなどをこなした後だが、ふらついている様子はなかった。藤田さん自身「これ、なくてもいいんだけど」と、歩行器は念のため使っていることを示していた。そこへ、「やっぱり、左が疲れます?」と尋ねられ、藤田さんは左腿を触りながら「わけわかんないから、しびれてっから」と答える。「やっぱり」は藤田さんにおいては、全く心当たりのない「やっぱり」であるが、左腿を触り確かめる。だが、そこには「疲れ」に応答するものがなく、「わけわかんないから」と、わからないのではなく、そこに含まれるわけ(訳)すなわち疲れに相当するものが、しびれていることでわからないことが示される。

　しびれていることで、他人の足みたいであるため、藤田さんには疲れがそれとわかる形では現れておらず、それを問われると、「しびれてっから」と、すべてのわからなさを含み込ませるようなしびれが現れる。既出の江川さんの「筋肉痛が来ない」との類似が思いおこされる。江川さん同様、藤田さんの疲れに関しても、疲れの"有無"やそれが"わかる─わからない"ということが、はっきりと自覚しづらくなっていたことがわかる。

平らだけど、平らじゃない

　入院4カ月近くなると、藤田さんの訓練には自宅退院を想定した内容が増えてきた。その代表が伝い歩きである。これまで歩行器を使い移動していたトイレや食堂に、壁やテーブル、手すりなど身の回りのものにつかまり、両手でからだを支えながら移動しなければならなくなった。それに伴い、これまで歩行器のグリップを握ることが多かった手に、それ以外のものと新たな接触が生じるようになっていた。この頃から藤田さんは「平らに感じない」、「同じ感じがしない」としばしば語るようになった。これらがどのように成り立っていたのか、見ていきたい。

■■■■「同じ感じがしない」

　まず、手について、左右を比べ主題的に語られていた箇所を見ていきたい。以下の抜粋は、足の傷が痛いという話から、1週間前からしびれの薬を飲み[※52]

❖52─商品名:リリカ

II…しびれている身体で生きる経験

始めたこともあり、バランスが悪いという話題になった場面である。藤田さんが、指を2本立てながら、1日2回飲んでいると語った直後である。

抜粋25 #11 p.227-228

病室での会話

そして、両手を胸の高さに持ち上げて手のひらを顔のほうにむけてじっと見て、指を動かしながら、

藤田：これと、これ、同じ壁持ってるのに[*53]、同じ感じがしない。

と左右の手を見ながら話す。

坂井：同じ、感じがしないですか？ どっちが、どうとか、ありますか？

藤田：うーん、右は、下手くそだから。

右手を見ながら、仕方がないよなぁというあきらめのような、困ったなぁというような雰囲気で明るく話す。

〈中略：薬を飲んで変わったかを坂井が尋ね、藤田さんが答えるというやり取り〉

坂井：ああ、今は、痛いだけ。お薬飲んで、ふらふらするとかは？

藤田：する。ただ、ふらふらする。これに慣れないと、いけない。

と言い、すっと立ち上がる。そして、フリーハンドで棚のほうに4歩ほど歩いていき、

藤田：前は、しなかった。（目の前の壁に両手をぺたっとついて）これと、これ違う（左右の手を交互に見比べて）。

坂井：ちがう？ どんな風に、

藤田：これが壁（右手見て、動かしながら）。こっちは、うーん、

坂井：硬くないですか？

藤田：うーん、硬くない。壁でも、違う。うーん、違うものみたい。同じなのに、違うものみたい。

ベッドに戻り、端坐位になり、またすっと立ち上がり、からだを左右に揺らす。

藤田：体重、移動が、大変。

と言いながら、足踏みする様にしたり、からだを左右にかるく揺らしたりしながら、まっすぐ棚の方を見て、

❖53…自宅に帰ってからの室内移動を想定し、トイレや食堂への移動も自主トレの一環として、壁を伝いながら歩いていく"伝い歩き"という指示が出ていた。

たまに立たないとこわい～藤田さんの経験　171

藤田：結局、歩くとき、うー、

坂井：足、しびれている感じは、薬飲むと、どうですか？

藤田：（左手で左臀部から大腿部を、ポンポンと叩くような感じで触りながら）前は、しびれてる
　　　のあったけど、痛いの、なくなって、ただ、体重移動が、難しい。（左右にからだ
　　　を動かしながら）右と、左、違う。

　　　といい、ベッドに腰かける。

坂井：体重乗りにくいの、どっちとかありますか？

　　　すっと、立ち上がり、藤田さんは左右にからだを軽く揺らして、

藤田：う～ん、右、左？ 左で、歩いてる。

　　　と右が乗りにくいので、左を中心に歩いていると語る。

坂井：でも、歩くのしっかりしてきましたよね。

藤田：これ、なくても、大丈夫。

　　　とウォーカーを指して話す。

　ここでは、話題が移りながら展開されていた。整理すると、次のようになり、
語ったことが次の話題の基盤となり、それがまた次の基盤となっていた。

①指を動かしながら「これと、これ、同じ壁持ってるのに、同じ感じがしな
　　い。」と語る→「右手が下手くそ」
②実際に両手を壁につけ、「これと、これ違う」→左手で触れているものに
　　対して「うーん」と悩み、「同じなのに、違うものみたい」と語る
③立ち上がり、からだを左右に揺らしながら体重移動の話、歩くことについ
　　て言及していく。

　まず、①からみていきたい。藤田さんは「これと、これ、同じ壁持ってるのに、[54]
同じ感じがしない。」と、左右の手を見ながら話していた。ここでは、指を動か
し語っているものの、②のように実際に壁に触れることはしていない。その中で、

❖54−「壁持ってるのに」という持っているという表現だが、伝い歩きのために壁に手をつい
　　ており、手すりを持っているという動作と同様に、藤田さんには"壁持っている"と、壁が
　　伝い歩きにおいては持っているものとして現れていることが伺える。

「壁持ってるのに」とまず動作の主体としての藤田さんが「持ってる」ことを示す。だが、その後は「同じ感じがしない。」と藤田さんは語っていた。私は「どっちが、どうとか、ありますか?」と藤田さんの手の感じ方のほうに焦点を当てていたが、何が「同じ感じがしない」のかを、藤田さんは語っていない。また、「どっちが、」という左右どちらかを問われた藤田さんは、「うーん」と困りながらも、「右は、下手くそだから。」と運動失調のある右手について語った。ここでは、「同じ感じしない」という"感じ"から、下手くそという"動作主体"のほうに話題が切り替わっていた。

　②になると、藤田さんは(すっと立ち上がり)歩いていき、実際に確かめるかのように壁に両手をつけ、「これと、これ違う」と左右の手を交互に見比べて、「違う」ということを示す。ここは①と同じパターンにも見えるが、「同じ感じしない」が「違う」と言い換えられていた。それが、左右の手の感覚が違うとも、触れている壁が違うとも、自分にも壁にも帰属しない形になっている。さらに、「どんな風に?」と、違いの詳細を尋ねられると、藤田さんはまず右手を動かしながら「これが壁」と、触っている物の現れを示す。だが、左手に焦点を当てると、「うーん」を繰り返しながら、「違うものみたい」に着地していく。どのように「みたい」に着地していくのか、見ていきたい。

　まず、藤田さんは(左右の手を交互に見比べて)(右手を見て、動かしながら)と、触れながら、動かしながら直に触れている様子を見ていた。見るとは、触れるのとは異なり、距離を取ることで可能になる行為である。それを、藤田さんはここで意図的に行っていた。壁に直に触れている自分から距離を取り、その様子を自分で見る。その中で、接触という直に触れるところで確かに生起してきた「違う」と感じる自分と、距離を取って見ることで、同じものに触れていることが、わかってしまうことが同時に起きていた。いわば、触覚と視覚が一致しないことが起きていた。このずれの中で、違うと感じた自分と、そのように感じられた壁、いずれも藤田さんにとっては確かにそのように現れていた。と同時に、ずれも確かに把握されており、「違う」とも「同じ」とも断言できないことが、藤田さんに「みたい」と断定をさけた表現をさせていた。

　さらに、上記抜粋で見られた(すっと立ち上がる)ことに着目すると、「同じ感じがしない」「同じものなのに、違うものみたい」が、別様にも立ち上がってきていたことがわかる。すなわち、前項の『こわい』でも確認した、からだへの不信感とも言え

ることが、ここでも出現していたことがわかる。右手の運動失調だけの問題でもな
く、触れたときの感覚だけの問題でもなく、すっと立ち上がり、今現在の行為可能
性を確認したくなるような、からだへの不信感・不安感があった。このことが、①〜
③にみられる展開を生んでいた。つまり、「同じ感じがしない」ということが、手に
ついて主題的に感じられていても、そこに手の動きも浮かんで来ることで、からだ
の動きへと及んでいき、立ち上がることがなされ、立つことで体重移動、歩くとい
うことに繋がっていた。このように、一つのことが、次のことを引き上げてきて、そ
れに続けて別の物がまた引き上げられる。手と足を分けているようでありながら、
藤田さんの中では、ひとつの経験に含まれる、分けがたいものとして現れていた。

■■■■「平らだけど、平らじゃない」

　前項の③を受けて、ここでは続けて歩くという切り口から、左右についての
語りと、感じる足と感じられる床の関係について見ていきたい。重複になるが、
上記抜粋を以下に示し、検討していく。

再掲：抜粋25◉#11 p.228

　〔病室での会話〕

藤田：うーん、硬くない。壁でも、違う。うーん、違うものみたい。同じなのに、違うも
　のみたい。

　　ベッドに戻り、端坐位になり、またすっと立ち上がり、からだを左右に揺らす。

藤田：体重、移動が、大変。

　　と言いながら、足踏みする様にしたり、からだを左右にかるく揺らしたりしながら、まっすぐ
　　棚の方を見て、

藤田：結局、歩くとき、うー、

坂井：足、しびれている感じは、薬飲むと、どうですか？

藤田：（左手で左臀部から大腿部を、ポンポンと叩くような感じで触りながら）前は、しびれてる
　のあったけど、痛いの、なくなって、ただ、体重移動が、難しい。（左右にからだ
　を動かしながら）右と、左、違う。

　　といい、ベッドに腰かける。

坂井:体重乗りにくいの、どっちとかありますか?

　すっと、立ち上がり、藤田さんは左右にからだを軽く揺らして、

藤田:う〜ん、右、左? 左で、歩いてる。

　と右が乗りにくいので、左を中心に歩いていると語る。

坂井:でも、歩くのしっかりしてきましたよね。

藤田:これ、なくても、大丈夫。

　とウォーカーを指して話す。

　まず、左右についてである。藤田さんは壁を手で触り見ながら、「同じなのに、違うものみたい。」と言いベッドに戻った後に、またすぐに立ち上がっていた。「同じなのに、違うものみたい」と自ら語ったことに触発され、自らのからだにおいて同様のことが発見されてしまう。それが、(またすっと立ち上がり、からだを左右に揺らす)ことによって確認されていた。ここでは、藤田さんは(からだを左右に揺らす)動きを繰り返していた。自らのからだに左右対になっている足が、「同じなのに、違うものみたい」として問われていた。それは、「体重、移動が、大変」として、藤田さんに経験されていた。体重を乗せるのではなく、移動という動きに焦点が当たっていることから、歩くことが志向されていたと言える。つまり、左右交互に体重を移動させるというのは、歩行運動を成り立たせている基本でもある。これが難しいということが、「右と、左、違う」という言葉に表れていた。

　だが、ここでも、差異としては確定されるものの、その詳細は示されていない。それが、質問のずれから見える。藤田さんは「体重乗りにくいの、どっちとかありますか?」と尋ねられ、「う〜ん、右、左?」と迷っていた。藤田さんは体重移動と語っており、体重が乗りにくいほうがどちらかに固定しているのではない。つまり、移動という一連の流れを含む動作においては、左右交互に均一に移動が繋がれるというところに、同じという意味が成り立つ。だが、藤田さんは「右と、左、違う」と感じているわけであり、それが「同じなのに、違うものみたい」ということであり、歩行という全体の中でのみ差異として感じられるのである。

　以下では、藤田さんが歩くということから、"感じる"ということに焦点を絞り、感じる足と感じられる床の関係について見ていく。

> **抜粋26 ◦ #15 p.322**
>
> ◯**リハビリ室でのフリーハンド歩行訓練**◯
>
> 藤田さんは左折するところを、そのままの勢いで歩いていき、柱にぶつかりそうになる。OT1が背後から制止して、OT1「接触事故だよ〜。」と言いながら、また歩き出す。藤田さんが椅子のところに来ると、OT1が椅子の座面の向きを片手でひょいっと変える。藤田さんは左手でアームレストをつかみゆっくり座る。OT1はマットを拭いてきますと言い、離れる。藤田さんが後ろの方を振り向き、私と目があう。藤田さんは左靴のマジックテープを剥がして、靴を履いたまま左足の外側を触りながら、
>
> **藤田：ここが、平らに、感じない。**
>
> **坂井**：足の裏が、平らに感じないですか？
>
> **藤田**：（うなずいて、また左足の外側を触り）**そう、平らに、感じない。**
>
> OT1が戻ってくる。

　藤田さんは、上手くいかない歩行の原因を帰するかのように、（左足の外側を触りながら）語る一方で、"何が、何を"平らに感じないのかという関係を含まずに語っていた。藤田さんにとっては、"左足が床を平らに感じない"でも、"左足を、平らに感じない"でもない。「ここが、平らに、感じない。」という、藤田さんにとってそのように"感じない"ことが問われている。この、"平らじゃない"とは言わず、「平らに、感じない。」と断定を避けていたことに着目したい。藤田さんは退院後の#17でも「平らだけど、平らじゃないもん。ロープの上に、いるみたい。」（#17 p.349）と語っており、足の裏も平らだし、床も平らだし、つまりどちらも平らであることをわかっていた。だけど、平らに感じない、ロープの上にいるみたいなのである。それは、歩くという、接地することにより、そのようなものとして、如何ともしがたく現れてしまっており、感じる足にも、接地する床にも、起因しない経験となっていた。そこには、わかっている世界と、藤田さんに現れる世界との差異がある一方で、その差異は、真偽として問われるものではなく、藤田さんにおいてはいずれも疑いようのない現れであった。

3 「変わんない」の成り立ち

　藤田さんは、リハビリ時に理学療法士や作業療法士から、「体調どうですか?」「足どうですか?」「しびれは?」と尋ねられたり、検温に来た看護師に「体調どうですか?」とさまざまなスタイルで問われていたが、いずれにも「変わんない。」と答えることが多かった。この、問いのバリエーションに関わらない、「変わんない」という応答の成り立ちを見ていきたい。

〈 分 節 し が た さ の 現 れ 〉

　「変わんない」という応答が続くことだけをみると、機能回復において何も変わっていないかのように思われる。だが、藤田さんは、歩行器や杖などの歩行補助具を使わずに、伝い歩きでトイレに行けるようになったり、利き手交換した左手で自助具を用いて箸を使ったりするなど、ADL面での変化はあった。また、藤田さん自身も、「毎回、違う人の、足みたい。」と歩くことにおいて、毎回違うという、変わんないとは相容れない状況も確認できる。では、「変わんない」ということが、藤田さんにおいてどのように生じ、そこでどのような意味が立ち現れていたのだろうか。以下に、藤田さんが「変わんないね」とつぶやいた場面(#3)、検温の場面(#6)、そして理学療法士に「変わんない?」と先取りされた(#16)三つの場面を抜粋し示していく。

抜粋27・#3 p.83

《 作業療法　ポールに輪投げの輪をかける〈輪かけ〉訓練場面 》

　次は同じ輪かけだが、左足を前に出して、左手でかけるという動きになる。藤田さんの右手に輪が全部かけられ、OT1は左側にたち、右手を藤田さんの右腰に当てて支える。5、6回行ったところで、

OT1：あんま、こわくない?

藤田：こわく、ない。

　左はスムーズ。最後の8つ目をかけるときに、少しゆらゆらしてしまう。次は、逆になる。右足を前に出し、右手で輪をかける。

たまに立たないとこわい〜藤田さんの経験 | 177

藤田：右の、ほうが、こわい

と1回やるとつぶやく。3回目の右足を出したときに、ブンと前に足が大きく出てしまう。4回目も、小さいながらもブンと出る。

OT1：どっちこわいとかある？

藤田：こっちが、こわい

と失調のある右の動作のほうが怖いと話す。

6回目の右足を出すときに、また大きくブンと足が出る。輪をかけて、右足を戻すときもよろけてしまう。苦笑いする藤田さん。だんだん、輪を持つ右手に力が入るが、最後の2回ほどはスムーズにできる。

OT1：万歳してみて。

両手を万歳する藤田さん。

藤田：こわ、く、ない

フリーハンドでソファーまでの5歩ほどを歩く。ソファーに座ると、OT1が道具を片づけるために席を外す。藤田さんは左手を見ながら、「**変わんないね。**」とつぶやく。 OT1が戻り、病棟に戻ろうと言われる。

　輪かけの訓練の後に尋ねられていない場面で「変わんないね。」と藤田さんがつぶやいていたことを見ていきたい。輪かけの場面では、点線部のように左で行う動作はスムーズで、むしろ運動失調のある右での動作が不安定である。だが、藤田さんは右手についてではなく、(左手を見ながら)「変わんないね。」とつぶやいていた。ここでは、まず訓練の中で動作が不安定になるということが、自他ともに見えていたことが確認できる。すなわち、よろけた拍子に(苦笑い)という形で藤田さんが自覚しており、OT1が(右手を藤田さんの右腰に当てて支える)ことから、他者にも支えが必要な状態であることが伝わっていた。つまり、不安定な右の動作は、変わっていることも、変わっていないことも見えてしまう。他方、左についてはスムーズであり、動作の中で何かが際立つことはない。この自ずと見えてしまうことが、逆説的だが、藤田さんに見えづらいことを自ら見るということを促す。そして、何がと名指しづらい、なんらかのものが志向され、「変わんないね。」とされていた。この名指しづらい何ものかについては、次の

抜粋と併せて見ていく。

　以下の場面は、階段を2往復する自主トレを終えて病室に戻り、ベッドに座ったところである。

> **抜粋28** #6 p.138
>
> 《自主トレ後、病室に戻った場面》
>
> 坂井：階段、やっぱり大変ですね。
>
> 藤田：大変。
>
> 坂井：でも、前より、下りが、安定してきましたね。
>
> 藤田：う～ん。
>
> 坂井：汗が、
>
> 　　と藤田さんの顔に汗がにじみ出てきているのが気になり伝えると、
>
> 藤田：<u>わかんない、汗、出ても、こっち</u>（左半分切るようなジェスチャーをして）<u>半分、しびれてっから。</u>
>
> 坂井：ああ、暑かったですもんね。
>
> 藤田：これ（長袖ジャージ）、脱いだら、いいんだけど、脱ぐと、こっちが（左）、冷たいから。
>
> 　　と、左手で右手を触りながら、手をヒラヒラさせながら話す。すると、スタッフが病室に入ってくる気配があり、バイタル測定に来た看護師だった。
>
> NS：<u>体調どうですか？</u>
>
> 藤田：<u>変わんない。</u>
>
> NS：足の痛みは？
>
> 藤田：<u>こっち、しびれてっから。</u>
>
> 　　わからないというニュアンスで話す。看護師はうんうんと言いながら、血圧を測ったり、体温を測ったりしている。

　重複になるが、藤田さんの「こっち」について前節までの議論を確認したい。藤田さんの「こっち」には、冷たい、しびれている、他人みたいなどが含まれており、さらにわからなさもあった。上記の二重線部分においても、それが見て取れる。

たまに立たないとこわい～藤田さんの経験　　179

その間に挟まれるように「変わんない」と語られる。通底するしびれが他を覆い隠しわからなくさせる一方で、冷たい、しびれている、痛い、他人みたいということや、しびれている左という局所だけに留まらないからだへと波及するような分節しづらい状態にあった。その中で、「体調どうですか?」と問われることは、藤田さんに何がどうであるという形式では答えづらいことを浮き上がらせる。それが、「変わんない」という、それ以上分節できない応答で示されていたことからわかる。

　「変わんない」の分節しづらさは、「変わんない」が先取りされてしまった場面からも伺える。以下は、退院日である#16に最後のリハビリに出かける場面である。PT5は以前にも、リハビリ時に「調子、どうですか?」と尋ね、藤田さんが「変わんない。」と応答したことに対し、「(苦笑いしながら)変わんない? そっか、変わんないか。」とつぶやく場面があった(#13 p.280)。

抜粋29 ● #16 p.333

《病棟からリハビリ室に向かう場面》

　PT5が、さっとこちらのほうに笑顔で向かってくる。

PT5: では、行きましょうか最後。

　と言いながら、ウォーカーを脇にスッとずらす。

藤田:(1～2歩歩きだし)こわい。

　PT5は藤田さんの左隣についている。藤田さんはこわいとつぶやきながらも、廊下を歩き出す。右腕が前後に大きくブンブン振られて、コマ送りの映像のようにぎこちない感じで傾きながら進んでいく。

PT5: 足どうですか? 変わんない?

藤田:(ブンブン歩きながら)大丈夫。

PT5:(笑ながら突っ込むようなかんじで)大丈夫って、何ですか～。

(❖この後は、エレベーターに乗りリハ室に移動している。)

　藤田さんは、「変わんない」といういつもの返答がPT5に先に言われてしまうと、「大丈夫」という肯定も否定もせず、問いの水準とは異なる形で応答した。ここに、藤田さんの「変わんない」の現れが見て取れる。すなわち、何かに対し

て評価を含む"変わる―変わらない"ということではなく、大丈夫に置き換えられたように、そこには何かを指示する働きはなく、むしろ、それができない、つまり分節しづらい様子を示していることが、ここからも確認できる。

　さらに、「大丈夫」という応答が生じていることにも着目したい。どのように問われても、「変わんない」という何がどうとは言えない、評価を含めない応答でありながら、そこには「大丈夫」という、ある確かさの把握が成り立っていた。抜粋点線部のような不安定さがあるものの、歩くことができている。その中で、何がどうであるから大丈夫という分節化の手前で、「大丈夫」という手応えともいえるものが、藤田さんに生じていた。分節しづらいものをそれとして含みもちながら、それらを大丈夫として把握していた。言い換えると、しびれている身体なりの確かさの把握である。

■■■■ 過去にならない「今」が重なっていく

　藤田さんが、常に「変わんない」と現在形で答え続けていたことに着目したい。変わったでもなければ、変わらなかったでもない、「変わんない」という藤田さんの経験が、どのように生じていたのか見ていきたい。[55]

> **抜粋30 ● #2 p.49-50**
>
> ◖リハビリ室でマットに移動している場面◗
>
> PT1に付き添われ、マット上を歩いていく藤田さん。枕の置いてある位置の近くで、「ここですか？」と確認しながら止まろうとすると、後ろにグランと倒れそうになる。PT1に支えられ、体勢を立て直し、枕の近くで膝立ちになり、それから、両手をマットにつき四つん這いになる。それから仰向けになるように指示がでて、藤田さんはさっと四つん這いから仰向けになる。そして大の字になる。PT1が体調どうですかと尋ねると、
>
> **藤田：変わんない、ですね、しびれ。**
>
> **PT1：しびれは、朝と夕の違いはありますか？　どちらがひどいとか、**
>
> **藤田：同じ、です。**
>
> と即答。

　❖55…ここではすべてのデータを示すことはできないが、どの場面においても、どの問いにたいしても「変わんない」と藤田さんは応答している。

前項でも確認したように、ここでも点線部の(後ろにグランと倒れそう)になるとい
う、コントロールが利かないからだが自他ともに見えてしまう。そこへ、「体調
どうですか」という症状に絞らない聞き方をされ、藤田さんはまず「しびれ」を
主題化し、変んないということを示す。マットへの移動という動作の中で、自
ずと露わになる動きとしてのからだが、そうではない「しびれ」を語らせていた。
藤田さんの応答に対して、PT1が時間帯による変化や、左右という視点から、
比較による差に焦点を当てると「同じ、です。」と、差がないとして実感されてい
たことが示される。前述までを踏まえると、「変わんない」という応答が続くこと
は、藤田さんが病前とは異なる地平、つまりしびれている身体が経験の基盤と
なっていたことを伺わせる。しびれていることが、他をわかりづらくさせ、何か
を変化として生じさせるのとは違う位相に藤田さんを留める。加えて、比較が成
り立つには、ある2点以上の時間が必要となる。だが、前節の『こわい』で見た
ように、基本的に現在に繋がれている藤田さんには、「今」という時間が続い
ており、それは、クロノロジカルな時間とは異なる位相である。つまり、「今」が
つながらずに続くことにより、変わるということを実感することが難しい状態にあ
ることが、しびれている身体では起きていたことがわかる。

■■■■「治んなかった」

　入院3カ月頃(#10)になると、家庭訪問が実施され、藤田さんの状態に合わ
せた手すりの位置など、自宅の改修について具体的な助言がなされ、訓練でも
トイレの出入りなど自宅での動作を想定した内容が増えていった。これまで藤
田さんは、しびれについて「変わんない」と答えることが多かったが、以下では
「治んなかった」と語っていた。この「治んなかった」の成り立ちを、『変わんな
い』の議論も踏まえて見ていきたい。

　以下の抜粋は、藤田さんが食堂ラウンジで痛み止めを内服し、足の処置を[56]
待っているところに、私も一緒に座り30分ほど話していた場面(p.206-212)の一
部である。藤田さんは、隣にいた不穏行動のある患者さんが、看護師になだめ
られている様子を聞きながら、入院が長くなると皆ストレスがたまると言い、自
身の外泊の話をし始めた。

❖56…足の処置とは、既出の左足指にできていた傷の、消毒・軟膏塗布の処置である。

> **抜粋31●#10 p.208**
>
> **藤田**：えーっと、13、15日、からとか、そして、次に、帰って、それから、
>
> と、自宅の改修工事をして、それから試験外泊をして、退院の準備を整えると、α +5月の
>
> 1週目か2週目になるんじゃないかという話をする。
>
> **坂井**：床の張り替えなんでしたっけ？
>
> **藤田**：そう。
>
> **坂井**：手すりは、
>
> **藤田**：大丈夫。 **❖57**
>
> **坂井**：（自宅の改修）工事はどのくらい、かかるんですかね？
>
> 2、3日の予定で、今聞いていると藤田さんは答え、ふと両手をテーブルの上に乗せて、
>
> 左手をじっと見ながら、
>
> **藤田：とうとう、治んなかった。しびれ。**
>
> **坂井**：ああ、変わんないですか？
>
> **藤田：変わんないし、最近は、ひどい、半袖、だから余計きつい。**でも、暑いから、
>
> 汗かくから、仕方ない。
>
> と左手を見ながら話す。

　退院という話題から、藤田さんが「とうとう、治んなかった。しびれ。」と語って
いたことに着目したい。自宅の改修工事が進むなど、退院準備が藤田さんの
周りで具体的に整えられていくことで、退院は他の誰でもない"自分の退院"と
なっていた。それは、（α +5月の1週目か2週目になるんじゃないかという話をする）よう
に、月日の目途が藤田さんの中で立てられていることからも伺える。退院という
時間の区切りが、自らの目の前に訪れたことで、しびれが「とうとう、治んなかっ
た。」という完了した意味を帯びて現れていた。この「とうとう」に注目したい。「と
うとう」というのは、今、急に治らないことが藤田さんに立ち上がったのではなく、
むしろ、これまでも念頭に置かれていたことに終着点が見えたことで、「とうと
う」という最終的な結果として、「治んなかった」が生じてきたことがわかる。さ
らに、もう一つ「治んなかった」を立ち上げているものが、退院がもつ制度的意

❖57　藤田さんの親を自宅介護していたときと、数か月前に妻が脳卒中になったことで、ト
イレや風呂には手すりが設置されていた。

たまに立たないとこわい〜藤田さんの経験

味である。退院とは、改善を目指して入院した先にあるゴール地点である。そこを過ぎ自宅に帰ることは、ある完了した状態を示し、その地点が見えてきたことが、藤田さんに「治んなかった」という意味を先取りして立ち上げていた。

　藤田さんの点線部の動きである(ふと両手をテーブルの上に乗せて、左手をじっと見ながら、)(左手を見ながら話す)についても詳しく見ていきたい。前項である『変わんない』では、このような動きがほとんど見られず、即答していることが多いが、ここでは左手を見ることが意識的になされていた。自分の退院が具体的に見えてきたことに促され、藤田さんに両手をテーブルの上に乗せ、しびれている左手を見るということをさせている。そこでは、左手が主題的に眺められ、見る―見られることにおいて、「治んなかった」ことが立ち上がっていた。さらに、前項では「変わんない」としてそれ以上分節できなかったことが、ここでは「変わんないし、最近は、ひどい、半袖、だから余計きつい。」と、「変わんない」を足場にして「最近は、ひどい」という時間を含む評価や、「半袖、だから余計きつい。」という状況に応じて現れるきつさが分節されていた。

　医療者は、医学的な知識に基づいて"治る―治らない"を分類しており、しびれにおいても治らないものとして患者と関わっている。他方、患者はそのような見通しがあることを説明され、念頭に置きつつも、自らのからだ、そして退院という区切りの時間から、"治る―治らない"という意味を立ち上げ、また更新させていたと言える。

〈参考文献〉

1）山内典子：看護をとおしてみえる片麻痺を伴う脳血管障害患者の身体経験，すぴか書房，2007.

2）坂井志織：日常生活を通してみる脳卒中後のしびれの体験とその意味，日本看護科学会誌，28（4），p.55-63, 2008.

3）前掲1）

4）登喜和江，蓬莱節子，山下裕紀，髙田早苗，柴田しおり：脳卒中者が体験しているしびれや痛みの様相，日本看護科学会誌，25（2），p.75-84, 2005.

5）前掲4）

6）前掲4）

7）登喜和江，前川泰子，山居輝美，和田恵美子，蓬莱節子，山下裕紀，髙田早苗：脳血管障害後遺症としての痛みやしびれの日常生活への影響と対処法，神戸市看護大紀要，11, p.27-36, 2007.

8）土田美保子，土屋陽子：回復期にある脳卒中患者のしびれ・痛みと対処行動の様相，日本リハビリテーション看護学会誌，2（1），p.11-16, 2012.

9）松原貴子，沖田実，森岡周：Pain Rehabilitation―ペインリハビリテーション，三輪書店，2011.

10）前掲2）

11）前掲4）

II…しびれている身体で生きる経験

III

しびれている身体への接近

しびれは、神経損傷に起因した、神経支配領域に現れる"限局された部位"の症状として扱われてきた。そのため、症状が出現する部位に焦点を当てた、手指の巧緻性の低下などに焦点が当たることが多く[1, 2]、患側―健側という身体を切り分ける見方が無自覚のうちに浸透していた。

他方で、本書第二部『しびれている身体で生きる経験』では、「からだがバラバラになっている気がする」など、部分を特定せずに"からだ"という表現がなされており、部分の問題というよりも、むしろ自分という存在の在り様を問われるような経験をしていたことが明らかになった。このような患者の声は、これまでも耳にしたことがあり、気になっていた医療者は多いと思われる。だが、ひとたび医療の文脈にのると、評価スケールを用いて測定しようとしたり、医学的な因果関係を用いて説明したりすることに傾倒しがちである。それは、患者の手元で生じていた経験そのものに関心を寄せ探求するのではなく、原因を探し対処法を模索することへ医療者を向かわせていた。すでに、一部の研究[3]では、しびれが実存を揺るがす可能性を含んでいることを示唆していたが、十分な議論が尽くされているとは言い難い。

これまで医療者の気がかりの一つでありながら、ほとんど研究として取り上げられることがなかった、しびれている患者の経験。そこへの接近を可能にしてくれるのが、現象学的な態度であり、その切り口から事象に迫っていくことである。そこで見えて来たのは、"生きられた身体（Lived Body）"におけるしびれている身体の経験であった。このような現象学的な記述により明らかにされた経験は、同じ経験をしている患者やケアに携わる医療者に、しびれている身体で生きる自らの経験、あるいは患者の経験を捉え直すことを触発し、新たな理解を生むことを可能にすると考える。

例えば、読み手が医療者である場合、これまでは患者の訴えが、治すことを期待されるような対処すべきことのように聞こえていたり、難治性であることを受容していないように聞こえていたのが、患者がその身体で何をどのように感じ、訴えを発していたのかを理解することにつながる可能性がある。いわば、見えていたのに見ていなかったもの、聞こえていたのに聞いていなかった患者の声、そこに含まれていた意味がわかり、新たな理解や多方面の関心を生む。実

際、私が病院で調査をしていると、私がしびれの患者に関心を寄せていることが、その病棟全体の関心を高めたり、私と患者との会話を耳にし、患者のことを軽症だと見做していたが、そうではなかったと気づかされたということが起きていた。上記のように医療者の見方がかわることで、先行研究で示されていた「医療者にわかってもらえない」という患者の経験が、わかってもらえた経験になる可能性がある。患者と看護師が伴にしびれている身体に近づき、理解しようとしていくとき、本記述はその道標になり、ケアを拓くことにつながると考える。

　以下第一章では、しびれている身体の多様な現れが、どのように成り立ち、またそこにはどのような意味が現れていたのかを考察し、しびれている身体への接近を試みた。さらに、身体とは一見つながりが薄いように思われる時間についても、一考している。しびれている身体との交叉において、患者らはどのように時間を経験しているのか、生きられた時間に迫ることを狙っている。
　第二章ではケアを拓くと題し、実践においてどのようにケアを創っていけるか、しびれを共に捉えるという視点から、新たなケアの方向性を提示していきたい。

しびれている身体で生きる

1 しびれている身体

　本書の記述で明らかになった、しびれている身体について、既存の概念と照らし合わせて議論してみたい。

　まず、解剖学的に"限局された部位"がそれとしてはっきりすることが、同時に部分を特定せずに"からだ"を出現させていた点について考えてみよう。付章の文献検討でも述べるが、医療の現場、研究、そして社会的にも、しびれは"限局された部位"の症状であると見做されている。先行研究[4]においても、この見方を裏付ける結果が確認されている。確かに、本書においても参加者らは「こっち、半分、冷たいし、しびれてる。」「ひどいのはこの2本。」など、ある範囲をはっきりと示していた。他方で、動作の中では「からだが、バラバラになっている気がする。」や「からだ、固めないと、こわい。」と、部分を特定せずに"からだ"という表現が見られた。これまでは、前者だけに焦点が当てられがちであったが、後者の経験も含めて"彼らの経験"である。では、この相反する二つの側面がどのように成り立っているのか、以下で詳細にみていこう。

■■■■「からだが、バラバラになっている気がする」：まとまらないからだ

　参加者の語りや動作には、しびれている範囲を示す様子が多く見受けられた。藤田さんは、脳卒中による障害範囲を示すかのように、体を縦半分に切るようなジェスチャーをしながら「こっち、半分、冷たいし、しびれてる。」と言い、江川さんも、左の第4・5指をスッと抜くように触りながら、「この2本ですね」とからだの部位を示していた。これらは、解剖学的な損傷部位と一致し、"限局された部位"の症状として生じていたように見える。

他方で、それとは矛盾するような記述も多く見られた。第二部第一章で詳細を記述した江川さんの例を示しながら見ていきたい。江川さんは下肢全体がしびれており、その状態での歩行は、雲の上を歩いているような不安定なものだった。さらに難易度が上がる、早歩きや小走りの訓練もなされており、その中で江川さんは「からだが後ろに行くんだよね〜」「からだがおかしい（笑）からだが、バラバラになっている気がする（笑）足のことばかり気にしているから。」と語っていた。しびれている足を意識的にコントロールしなければならないことが、しびれている足よりも、むしろ「からだ」を主題的に浮き上がらせ、おかしいもの、バラバラになっている気がすると感じさせていた。私たちは普段、歩いたり走ったりする中で、自分のからだを意識することはあまりない。むしろ、寒い時期であれば氷で滑らないかと路面状況を確かめながら歩いたり、ウインドーショッピングのように周囲のほうに気が向いたり、考えごとをしながら歩いていることもある。いわば、自分以外のところに注意が向けられている。それでも、問題なく歩き続けることができる。

　ところが、江川さんにおいては逆に、歩くことができていたにもかかわらず、床や周囲の状況ではなく、「からだ」が違和感として強く現れていた。どのようにこの違和感は生じていたのか。江川さんの語りに戻ると、江川さんではなく、江川さんの代わりに「からだが」主語になっていた。これは、何を意味しているのか。江川さんが「からだ」と語っていたのは、それが〈江川さんの＝私の〉経験としてはっきり実感されるような形ではなかったと考えられる。言い換えると、そこに表れていたのは"私のからだ"ではなかったのだろう。私が動く主体として一方でありながら、他方ではそこに〈私の〉ではない「からだ」が現れてしまうことが、違和感としてあったと考えられる。

　さらに、しびれている身体に、どのように「からだ」が浮き上がってきたのか検討していく。先に見たように、普段私たちは動作において自らのからだを気にしてはいない。それは、無自覚であることが、世界が現れる場として〈身体〉が働くことを可能にしている[5]ことと関連している。すなわち、身体が媒体となり背後に沈み込むことで、からだには注意が向かなくなり、動作の目的に自ずと注意が向かう。このような〈場〉としての身体の働きから考えてみると、しびれてい

る身体の現れが特徴的に見えてくる。

　しびれている身体では、記述で示したようにからだが目的に向かって動き出していた。しびれを感じながらも動きつつ、接触においてより強くしびれを自覚させられることが起きていた。それにより、動き始めは目的に促され無自覚であったとしても、動作の中で繰り返されるさまざまな接触によりしびれが強く現れ、自覚のほうに引き寄せられ、身体が背景に沈み込むのではなく、逆に前面に出てきてしまうことが起きていた。だが、自らの身体が自覚的に現れていながらも、同時に世界もそこには現れていた。いわば、しびれている身体は、背後に沈みこまない世界の現出の〈場〉となっていた。それ故、水滴や衣類という馴染みのものが「当たる」ものとして現れたり、床に足が付いていても「平らだけど、平らじゃない」と感じるような生活世界の変容が生じていた。また、本来であれば〈場〉として意識されないはずの身体も、「からだ」としてそこに同時に出現していた。

　次に、手についての記述から、これまでの健側―患側という見方を問い直してみたい。引き続き、江川さんの例で進めていこう。からだを、健側―患側のように部分に分けて捉える見方は、医療者だけではなく、患者である江川さんにも浸透していた。退院直前に、江川さんは「でも、左手だからね、利き手は右だから、なんか生活で困るかな〜?」と、しびれている左手をあまり使わないようにしたら、大丈夫ではないかと語っていた。いわば、しびれているのは左手という患側とされる部分であり、健側であり利き手でもある右手を使うことが江川さんにおいて想定されていた。だが、退院後には「そう、しびれに意外に支配されましたね（手を揉むように触りながら）。何するにも触るじゃないですか〜（右手で左第4・5指を軽く握るようにスッと触りながら）、だから、それこそ、ここ（腿を触りながら）に当たってゾワゾワする。スーパーの袋? あれも、（手に持つジェスチャーをして）うわぁ! っていう感じで、」と、思ったより大変だったと、想定通りにはいかなかったことがわかる。

　江川さんが考えていたように、からだを健側―患側として使い分けていたら、記述で開示されたような生活上の多様な困難さは生じなかっただろう。では、

どのように「しびれに意外に支配されましたね」と言われる事態が生じていたのか。次のような場面があった。江川さんは医師から困っていることはないかと尋ねられると、（両手を胸の高さに持ち上げて、指を動かしながら）「手がしびれて、ビニール袋が嫌なこと。必ず触らないといけないじゃないですか、ごみ袋とか」と答えていた。江川さんの困ることは、静止している状態ではなく、何かに触るという動作の中で常に出現していた。通常は、ごみ箱にビニール袋をかける際など、動作において左右の腕をどのように動かし、どの指でどのように掴んでなど考えて動いてはいない。むしろ、上でも触れたように考えるまでもなく、からだが自ずと目的に向かって一挙に動いてしまう。いわば、からだが自然と動きだし、その中では動いているからだには注意が向かず、むしろ目的のほうに注意が向き、行為が達成されている。このとき、私たちの手や足は、操作されるパーツとしてボディに付いているのではなく、それ自体が何かをする主体として〈身体〉のまとまりを保っている。

　江川さんの経験においても、目的に向かってからだが自然に動きだしていた。それが、健側だけで物に触れるのではなく、病前と同じように両手で触れることにつながり、「手がしびれて」ということがそこで現れていた。言い換えると、健側―患側のようには分割できない、何かに向かう手〈身体〉が無自覚に物に接触してしまい、しびれを出現させ、目的に向かう前に「うわぁ」と江川さんを一旦立ち止まらせていた。これが、江川さんに「しびれに意外に支配されましたね」と経験させていたと言える。

　これは、序論で触れた〈身体〉が習慣的身体と顕在的身体という二層からなる[6]ということにも関係している。病前の生活時間を含み込んだ江川さんの習慣的身体が、慣れ親しんだ状況に促され、無自覚にからだが動くことを可能にしていた。だが、物に触れると同時に、しびれが強く自覚され顕在的身体である江川さんを立ち止まらされていた。通常は、習慣的身体と顕在的身体は統合されており、それが〈身体〉が自覚されないことでもある。だが、接触によりしびれが強く自覚されるために、習慣的身体が促すとおりに、顕在的身体が行為に向かえず、ずれが生じ、しびれに支配されているように感じさせていた。

　加えて、しびれの在り様からも、上述のことが裏付けられた。しびれが限局さ

しびれている身体で生きる　193

れたある部位の経験だとしたら、それは「しびれがある」と語られるだろう。だが、予備調査においても、「しびれがあると大変ですよね」と言った私に対して、「しびれているけど、できないわけじゃないからね。」と患者は答えた。本調査のFWでも、患者からはしびれがあると言われたことはなかった。状態を示す「しびれている」という表現からも、しびれがある部位に"在る"のではなく、〈身体〉がその状態になっており、部位としてではなく、切り分けられないからだとして経験されていたことがわかる。

■■■■■「中がわからない」：応答しないからだ

　先行研究では、しびれの"巧緻性の低下"によるADL面への影響という側面に焦点が当たり[7-9]、それへの対処方を模索する研究がなされてきた[10, 11]。いわば、しびれている身体と物など外部との交わりに視座が取られていた。本書においても、中山さんがポケットからお札を取り出せず、恥ずかしい思いをしたことや、江川さんがレジ待ちでコインを握っている間に落としてしまったことが、それにあたる。

　他方で、「中」が生じてくるような経験も記述された。これは、従来の議論が外部との関係であったのに対して、からだの表面を覆う「皮膚」と「中」という、いわばしびれている身体において二項が生じていたと言える。それは、あらかじめ外があり、それに応じて「中」が生じるのではなく、触れることを契機にして初めて生じるような「中」であった。以下では、どのように「中」が生じ、そこにはどのような意味を伴っていたのか見ていこう。

　江川さんは、自らのからだを触りながら、「そう、触られるとわかるんだけど、中身が違う人みたい?! 皮膚は確かに自分なんだけど、中身が違う人みたい。」と語っていた。「触られるとわかるんだけど」「皮膚は確かに自分なんだけど」と、皮膚の感覚があることを触りながら確かめる一方で、「だけど」を末尾につけ、「中身が違う人みたい」と「中身」と言われる事態も、接触により生じていたことを示していた。このことが、「自分」と併せて語られていたことに注目したい。皮膚を触り確かに自分だとわかることが、「中身が違う人みたい」という逆の事

態を、どのように生じさせていたのだろうか。

　記述で開示されたように、患者らは常にしびれを感じており、さらに接触においてそれを強く感じていた。その状況においては、接触面である皮膚に注意を向けざるを得ず、そこでは同時にしびれを強く感じている自分も、はっきりと自覚することになる。それが、「皮膚は確かに自分」と語らせていた。だが、それだけではなく、皮膚表面において強く自分を感じることが、「中身」を生じさせ、自分と対比させてそこに「違う人みたい」であることを発見させていた。

　私たちは、自分のからだに触り、皮膚を「自分」だと感じたり、「中」を感じたりすることはない。いわば、しびれていない身体においては「自分」や「中」としてからだが分けられてはいない。また、何かに触れることは、接触という出来事がまず立ち上がり、そこに意味が現れてくる。例えば、真冬の浴室に足を踏み入れると、私たちは「冷たい！」という経験をする。それは、床が冷たいのでもあり、それを冷たく感じた自分がいるのでもあるが、それらを別々に経験して統合しているのではなく、「冷たい！」という一つの経験として私たちに現れている。ところが、しびれている身体においては、そうはなっていない。しびれているために、接触により皮膚表面が際立つとともに、それに覆われ接触している向こう側—物のほう—がどうなっているのかを把握しようにも、上手くいかないということが起きていた。いわば、しびれが間に挟まるようにして、一つの経験として成り立つことを妨げていた。

　ここで、接触において生じていた、江川さんの"触れる—触れられる"という関係から、「中」についてさらに一歩深めて考えてみたい。江川さんは、「触られるとわかるんだけど」と、触れられる側、つまり受身としての自分を確かに感じていた。さらに、上述したように、しびれのために、それが際立って感じられていた。他方で、触れる側を見ていくと、そこにはわからなさが生じていた。能動的に触れていた手に生じた"足のわからなさ"であり、便座に能動的に触れていた腿に生じた、便座とは異なるゼリーみたいな感触である。いずれも、能動的に自らが触れ、世界を把握していこうとする働きが、しびれに覆い隠されはっきりと把握できない様子があった。いわば、接触において同時に生じる

はずの、"触られるという受動"と"触れていく能動"が、後者の働きが妨げられることで、うまく成り立たなくなっていた。接触という契機において生じることが、変容していたとも言える。

　では、しびれている身体における、このような能動的な働きが上手くいかないことは、何を意味するのだろうか。記述によって開示されたのは、世界が現出しなくなるような極端な形ではなく、現出しながらもどこかはっきりしたものではなくなるという、曖昧さを伴う形であった。それは、翻って世界の現出の場としての身体、いわば自己の曖昧さにもつながる。それが、「中身が違う人みたい」と言われることにもなり、かつ自分ということを問いの俎上に載せてくるのだろう。

　このような、「自分」ということの欠如、すなわち、私が世界に触れると、"私であるとわかる"その感じの欠如がベースとしてあることは、さまざまな場面で実感されていた。江川さんは、「体の中から感じる温かさって、しびれてから全然なくて」と、温タオルを足に巻かれても、お風呂に入っても、外的刺激としての温かさはわかっても、それに応える「中から」の応答がないことを不思議そうに語っていた。中山さんは、「感覚がないのに、こうやって動くんだよねー。」と、（不思議そうに指を動かしながら）語った。藤田さんも、歩行のさまざまな場面で「他人の足みたい」と語っていた。動いていることが見えるのに、自分が動いているという感覚が自分のからだに生じていなかった。これらは、動作という接触や、外からの負荷に対して、自分のからだが応える感じのわからなさである。さらに言うと、それは、"自分のからだ"が身近にありながらも、ピタリとは重なりにくい状態であり、それが「私の」出来事としての実感を疎遠にしていたと言える。また、先の議論にも重なるが、しびれが限局された部位の問題であれば、江川さんの上半身はお風呂の温かさがわかり、中山さん、藤田さんの"健側"では動きがわかり、しびれている"患側"だけがわからないはずである。だが、そうはなっていない。部分的に生じたことが、そこだけに留まらず、からだとして自らが応えることを妨げるような状態になっていた。

　しびれている身体に生じる「中」ということは、「外」に対応するような空間的な「中」ではない。物との接触面である皮膚表面において、しびれが際立つこ

とで、本来はなかった境界をからだに作ることになっていた。しびれをはっきり感じることが、「中」を成り立たせていたとも言える。また、「中」ができるということ自体が、世界の働きかけに自分が応えるという、自己としての応答が難しい状態にあることを示していた。それは、言い換えると、病前のようには応答しない身体で生きているということでもある。

　次に、少し別の角度から見てみよう。出来事の生じていた順序である。一見すると、からだを触ることによって、「中身」が発見されていたように思われる。だが、この触ることはどのように生じてきたのだろうか。江川さんは、急性期病院での次のような日常的な出来事を語り、それから「触られるとわかるんだけど」と語っていた。その出来事とは、江川さんの**抜粋1**で語られていた、清拭時に温タオルが足に触れたときに、「ここ触られるとわかんなかったのね」や、タオルケットの凹凸が当たるだけで鳥肌が立ったり、服がからだに触るだけで「さわさわ」するということである。そして、さわさわするなどの感じはわかるのに、それが「何でかわからない」ということが起きていた。このような生活の中で生じてくる、普段は気にも留めないさまざまな物との接触が、江川さんに「何でかわからない」という疑問を生じさせ、からだを触ることへと向かわせていた。それに促され、からだを触り、「中身」が発見されていた。つまり、「中身」と名指されるより前に、からだに対する疑問が生じ、それが触ることを促す。触ることにより、「中身」がわかる。一方で、その疑問の生成も、意図的ではないさまざまな接触の積み重ねから成っていた。いわば、原因─結果のように、どちらかが原因として先に明確にあるような形ではなく、いずれでもあるような、順序が明確にはわからない中で生じていた。

「他人みたいなからだ」

　既出で見たように、しびれている身体においては自分であるとも自分でないとも言い切れない経験がなされていた。普段、私たちは自分のからだを意識したり、それが自分であるか否かを考えたりしながら生活してはいない。鷲田による身体の論考にあるように、自分の身体はふつう素どおりされる透明なもの

であり、身体はいわば忘れ去られている。それは、「身体をもつというよりもむしろそれを生きている」[12]と、我々の生きられた身体の在り様を示している。ところが、藤田さんはしびれているからだを触りながらや、訓練や生活動作を通して「他人のようだし」や「毎日、違う人の足、みたい」と、身体が透明ではなく姿を現していた様子が記述された。私のからだでありながら"私の"という〈身体〉の人称性が問われてしまう経験がどのように生じていたのか、及びそのようなしびれている身体での生を深く掘り下げてみよう。

　藤田さんは、「他人みたい」「自分の目じゃないみたい」と自らのからだについてや、両手で壁に触れた感じが「同じなのに、違うものみたい。」と対象の感じ方について、「みたい」と表現していた。坂井[13]においても、「人様の手足みたい」と語られており、しびれている身体の現れの特徴を示していると思われる。片麻痺患者のような"身体が手もとにない状態"[14]とは異なる、「みたい」で表現されるしびれている身体については、これまで詳細に検討されていない。しびれの患者からよく発せられる、この「みたい」という断定を避けた形が、どのように現れるのかを以下で見ていきたい。

　ここでは「他人みたい」ということが、接触において言語化されていたことに注目する。藤田さんは(左上下肢を触りながら)や、(左手で、左腿、膝、脛あたりを行ったり来たり、さするように動かしながら)(ごしごしとこするようにさすりながら)と、いずれの場合も動きを伴いながら、「他人みたい」「他人のようだし」と語っていた。これと、対照的なのが片麻痺患者である。片麻痺患者では、麻痺した足に自ら触れても、そこに何も感じない状態になり、足を「これ」と言い、自分の足じゃないと断言する[15]。臥床時でも、足がどこにあるのかわからないと言うこともある。普段は無自覚に接触している、ベッドや布団などの感じも、麻痺した足にないためだろう。他方で、しびれている身体が、「他人」にならないのは、触れられるとわかると言われたように、感覚がなくなるわけではなく、からだに何らかの感じが生じていたためだと考えられる。この何らかの感じが、他人になりきらないように、自己の身体を手元に留めている働きをしていたことがわかる。どのようにそれが可能になっていたのか。

私たちは何か物に触れると、物の質感などだけが生じるのではなく、それを
からだのどこで、どのように感じているのか、からだの内側でも感じている。接
触においてからだに生じるこのような感覚は、物体には生じない身体特有の
出来事である。その感覚を、現象学の創始者であるフッサールは再帰的感覚と
名付け、触れる側が触れられる側に反転しうることを示していた[16]。この再帰
的感覚が生じることが、私たちに"自分のからだ"であることを確認させてくれ
る[17]。言い換えると、物に触れるという外に向かう志向において、同時に内な
る自らのからだも志向されている。つまり、触れている自分のからだを意識す
る手前で確かに実感しているのである。触れることが触れられることにもなると
いう身体の両義性であり、自らのからだに意識を向けると"からだの手ごたえ"
として感じるものである[18]。片麻痺患者の場合は、この内側からの感覚がなく
なり、単なる「物理的事物」[19]のように感じられることが、自らの四肢を他人や
物扱いさせていることがわかる。他方で、しびれている身体では、接触におい
てしびれが自覚されており、それを感じる自分がはっきりとしている。だが、同
時に、先に見た「中」がわからないという事態にもなることで、局在化されて感
じることが難しい場合もある。いわば、再帰的感覚がある部分では満たされて
おり、ある部分では満たされていない状態である。このことが、身体を感じな
がらも自分であるとも、他人であるとも断言できない、「他人みたい」と自らの
身体を形容することになっていた。

　この視点からしびれている身体の経験を見てみると、身体の両義性に変容
が見られることがわかる。しびれている身体では、接触においてしびれをより強
く感じるからだを実感させられ、そのことが自己の身体が他人になりきらないよ
うに、手元に留めていた。一方で、疲れや痛みなど病前の〈身体〉では自ずと
わかっていたことが、しびれていることで覆い隠されるようにわかりづらくなって
いた。いわば接触を契機に前意識的に生じていた内なる自らのからだがおぼ
ろげになり、自らのからだを他人のように感じさせていた。それは、触れること
で触れ返されることが可能であるという、身体の両義性が残されていながら十
全には働かない、身体の両義性の変容が生じた〈身体〉であった。

❖　　　❖　　　❖

このような触れることを契機とした変容を含みもつ、しびれている身体で生活するとはどのようなことなのか。〈身体〉における触覚の特徴を、遠藤は視覚や聴覚が分析する能力であるのに対し、触覚は切り分けないことにあると述べる。それは同時に、「世界によって触れられることで確かにそこに自分がある（居る）という実感」[20]をもたらすと述べ、生きているという実感にもつながるとしている。この点は坂井が、「しびれの介在はふれることを障害し、ふれ合うことで無意識に実感していた自己の存在や、他者との交流といった自己を支える基盤を揺るがす危険性」[21]があることを指摘していた点と重なる。以上の議論を踏まえると、自己を支える基盤を揺るがすという指摘が、患者視点でどのように経験されているかわかる。すなわち、からだの手応えが実感しづらく、歩行など動作としてできているように見えても「毎日、違う人の足みたい」と、行為の可能性も安定しない。さらには、自ずと得られていた実感がわかりづらく、「わかってるけど、できない」と自分のからだを意識的に操作しようとしてる姿が記述された。それは、自らのからだへの信頼が不確かになることであり、私が"私という身体"としてここに居るという、存在の確かさが不確実になる中での生活であり、それがわたしという実存を揺るがす根底にあったと言える。

■■■■「なんか、言ってもぴったりくる感じじゃない」：分節しがたいしびれ

　先行研究[22]では、しびれは多様に表現される一方、表現しがたいこともその特徴であるとされていた。さらに、対処法を試しても「効果がわからない」[23]、また「痛みと区別しがたいもの」[24]という結果が示されていた。神経支配領域としてはっきりしている一方で、表現におけるわからなさ、実感としてのわからなさ、区別のつかなさが生じていた。本書の記述においては、上記を支持する内容とともに、しびれにおけるさまざまな「わからなさ」が、どのように成り立っていたのかも示された。このわからなさの成り立ちを、中山さん、江川さんの記述を示しながら検討していく。

　中山さんは、しびれの表現しがたさについて多く語っていた。その中で、ビリビリなどオノマトペを用いたり、「痔になったときのような」と具体例を示したり、表現に困り「どうやって表現していいかわからない」と言いながらも、表現するこ

とをやめはしなかった。このような中山さんの記述から、区別がつかないということや、わからないと言われることがどのように生じ、そこで何が問われているのかがわかる。

　中山さんは、主治医から言われていることとして「麻痺と、灼熱感と、しびれと。」があると、自らの症状を示したり、「しびれと、麻痺は当初違うものだと思って、わけて考えていましたけど、結局は同じことなんですね、麻痺なんですね。調べてみると、麻痺なんですね。」と、語っていた。このような様子からは、区別ができないというよりも、むしろ専門用語を用いて区別がなされているように見える。他方で、その区別について「もう少し詳しくお聞きしてもいいですか?」と問われると、「麻痺としびれは違うものだと。でも、辞書を調べると、一緒なんですね。結局。麻痺して感覚がなくなる、しびれるから麻痺するという。でも、わからないです、区別ができないですね。」と語っていた。また、具体的な生活場面においては、「本当に便が出そうなのか、灼熱感がそうさせているのかわからないですね。区別がつかない。」と語っており、表現できない・区別しづらいと見做されるような事態も確認できた。

　ここまで見てきた中でもすでに、区別できている様子と区別できない様子が混在していたことがわかる。さらに見ていくと、「灼熱感と、しびれと麻痺は全く別です。」と、なんらかの"区別"が中山さんに生じていたこともわかる。同様のことが、他の参加者にもみられた。江川さんは「すべての感覚がしびれに変わってるんですね〜」と語り、筋肉痛も中から感じる温かさも感じなくなったが、なくなったわけではなく、何かとしてはっきりと把握したり、それをもとに比較し区別するのとは、水準を異にすることが記述された。藤田さんにおいても、しびれと、冷たいと、気持ち悪いが、一見するとそれぞれ区別されているようでもあるが、実は何かに対処することが、次の事態を生み出し、またそれに対処するという、一所に落ち着かないことが確認された。

　これらのことを整理してみると、区別やわからなさとして、次の2点が問われていたと言える。1点目は、症状間の区別がはっきりとはつかないということである。例えば、中山さんであれば、しびれと灼熱感と麻痺というそれぞれの症

状が、分けられて経験されていたのではなく、文脈を含み込んださまざまな関係において、"あれとは違う"というような差異としてのみわかるような在り方をしていた。そのため、症状として何か一つだけを切り離して表現することに常に難しさが伴い、切り離して表現した途端に「なんか言ってもぴったりくる感じじゃない。」と違和感を生じさせていた。

　2点目は、自らの感覚を疑うことである。江川さんはどんなに運動しても筋肉痛がないことについて、「筋肉痛を感じないのか、しびれていてわからないのか、前だったら運動しすぎると筋肉痛になって、それでやりすぎだったんだなってわかるけど、それが全然ないから。」と語っていた。病前においては、痛いと感じたら痛いのであり、感覚を疑うこともなかった。だが、しびれている身体においては、それが問われていた。上述のように、しびれにより何かが、何かとしてはっきり把握しづらくなっている状態は、意味が浮かび上がりづらい状態であるとも言える。江川さんの筋肉痛においては、筋肉痛がないことが、そのまま"筋肉痛がない"という意味にはならず、しびれのために"筋肉痛を感じていない"という意味も同時に生じていた。後者の意味がどのように生じていたのか、さらに考えていこう。

　江川さんは、「前だったら運動しすぎると筋肉痛になって」と、病前の経験を含み込んでいる習慣的身体が、"筋肉痛が来るはず"というある見通しを示すが、顕在的身体にはそれが現れてこない。ここで生じる差異によって、「筋肉痛が来ない」という意味が生じる。このように、来ることがわかっていながら、実際には来ないことが、筋肉痛がないということを際立たせて経験させていた。他方で、習慣的身体による"筋肉痛が来るはず"という理解に促され、"筋肉痛がない"のではなく、"しびれがあることでわからない"だけなのではないかという疑いを生むことにつながっていた。同様のことは、中山さんにも見られた。下腹部がしびれている中山さんは、「本当に便が出そうなのか、灼熱感がそうさせているのかわからない。」と、自らの感覚を疑う様子がみられた。

　このような、自らの感覚を疑うということには、しびれている身体における、習慣的身体と顕在的身体の特有の在り方が見える。逆の状況としての幻影肢

を示しながら検討していきたい。肢体切断となった患者が、すでに自らの手足がないにもかかわらず、手足があるように振る舞い、外傷時の痛みを訴える幻影肢については良く知られている。メルロ゠ポンティも、習慣的身体と顕在的身体の議論において幻影肢について述べており[25]、顕在的身体からはすでに消えている切断肢が、習慣的身体にはまだ残っており、それが患者に肢体や痛みを出現させる[26]という。幻影肢の場合、患者らは痛みを感じる肢体が顕在的身体にはないにもかかわらず、感じている痛みについて疑いを向けることはない。他方で、しびれている身体では、習慣的身体も顕在的身体も保たれており、一見すると変わりはないように見える。だが、そこにはしびれが、接触と同時に際立った形で現れることで、何かを感じていても、習慣的身体が把握していたようには経験されていなかった。この齟齬が生じることが、筋肉痛がないと言い切ることを難しくさせ、あるかもしれないと、自らの感覚を疑うという経験を生んでいた。

■■■■■しびれているという経験：包含される相反する二つの意味

　上記の2点を、しびれている身体としての経験に立ち戻って考えてみたい。そこには、しびれているという経験が二つの意味を同時に包含していたことがわかる。一つが、感覚体験としてはっきりと名指されるしびれであり、もう一つは、ある感覚体験を覆い隠すしびれである。これらの"わかること―覆い隠すこと"という、相反することがどのように生じていたのか詳細に検討する。

　まず、前者の感覚体験としてのしびれであるが、これは、江川さんが左第4・5指を触りながらしびれを特定したり、中山さんが「正座をしてビリビリする、ああいう感じだと」と例えていた、いわゆる障害部位に生じていた"局在化される経験"である。先行研究において、主に論じられているのはこちらになる。一方、後者は「すべての感覚がしびれに変わってるんですね～」「しびれるから、わかんない」と語られたように、しびれていることが、他の感覚があるのかないのかも含めてわからなくさせている、"非局在化される経験"である。これらが、どのような関係になっていたのか、その現れ方に着目しながら見ていきたい。しびれが局在化され経験されていたのは、他者から「どこがしびれているか」や

「しびれの感じ」を尋ねられるなど、しびれに焦点があてられている状況においてである。このように、あらかじめ、しびれに志向性が向けられている状況においては、先に見た再帰的感覚が働き、どこがどんなふうにしびれているのかを局在化することが可能になっていた。

　他方で、しびれが非局在化されて経験されていたのは、しびれ以外に志向性が向けられていた状況においてであった。例えば先に示した、江川さんの「すべての感覚がしびれに変わってるんですね〜」では、その直前に、温かさを感じないことや筋肉痛がないということが語られていた。つまり、温かさや筋肉痛を感じることに志向性が向けられると、それらがないことに加えて、しびれていることが発見されていた。藤田さんが足に傷が出来たときも、「足の痛みはどうですか？」と問われ、「しびれるから、わかんない」と答えていた。このように、どこという局在化を伴わず、他の感覚を覆い隠すようにしびれが浮き上がってくることが、非局在化される経験であった。

　だが、このような自らの身体に向けられた志向性の違いによる、局在化―非局在化される経験が確認された一方で、両者が分かちがたく現れていた状況もあった。それは、身体ではなく世界のほうに志向性が向けられる状況においてであった。言い換えると、上記で見たような静止した状況ではなく、行為の発動においてであった。例えば、江川さんは、物に触れたり歩いたりする際に、接触の度にビリビリと手や足裏に局在化されるしびれを感じていた。それが、触れている感覚を不確かにさせ、「ふわふわする」といわれるような接地している感覚を曖昧にさせると同時に、「このビリビリがないと、歩けないんじゃないかって」と、歩行を可能にする目印にもなっていた。しびれが局在化されることが、わからないという非局在化される経験を生むと同時に、局在化されることで、わからない中でも世界に能動的に向かっていく足場をつくっていたと言える。

　つまり、しびれているという経験には、志向性がどこに、そして何に向かっているのかによって、局在化と非局在化される異なった経験としての現れが一方で生じていた。他方では、局在化することが非局在化を生み、非局在化によって生じる難しさを、局在化されるという特徴が補うという分けられない現れとして、経験されていた。

2 しびれている身体で生きる〜生活世界の変容

　これまでしびれの日常生活への影響として、巧緻性の低下や、感覚がわからない怖さ、仕事や家事が十分にできないこと等による社会生活への影響、心理面では改善しないしびれによる憂鬱な気分などが挙げられていた[27]。別の視点からは、機能低下に伴う苦痛に加えて、当たり前のことが当たり前ではなくなるという日常性が脅かされるということが指摘されていた[28]。このようなしびれの生活における困難さや、ADLやQOLの低下につながることが示されている一方で、それらがどのように生じてくるのか当事者の経験に基づいた探究は充分にはされてはいない。

　これまでの本書における記述を通して、しびれている身体に接近する糸口が見えてきた。本項では、"しびれている身体"に視座をとり、しびれている身体で生きるということは、どのような生活世界(Lebenswelt)を生きていることなのかを考察していく。さらに、しびれている身体で生きられている生活世界に投錨されていることは、世界内存在である自己がどのように現れているのかも探究していく。それによって、上記の問いの答えが記述されると考える。

■■■「平らだけど、平らじゃない」：わかっている世界と現れてくる世界の差異

　本書において生活世界の変容がさまざまな水準において記述された。江川さんは、生活のさまざまな場面で生じる物との接触を、「当たる」と語っていた。病前は、触れていることすら意識しなかったような、身の回りの物との接触において、「当たる」という意味が生じていた。それに伴い「嫌な感じ」や「気持ち悪さ」も生じ、避けなければならないものとして、身の回りの物が現れていた。藤田さんもまた、さまざまなものに触れる機会が増えていく中で、違和感を多く語っていた。以下で詳細に見てみよう。

　藤田さんは、両手を壁に付き、（左右の手を交互に見比べて）「これと、これ違う」

❖1──フッサール後期哲学の鍵概念。フッサールの定式によれば「われわれの全生活が実際にそこで営まれているところの、現実に直観され、現実に経験され、また経験されうるこの世界」とされている。ごく簡単にまとめると、自然科学的に説明された世界、抽象化された世界ではなく、日常的な志向性によってまとめ上げられ、意味づけられた世界。

と語り、「同じなのに、違うものみたい。」と対象の感じ方について違和感を示したり、歩行についても、足の裏や床という主語を定めずに「平らだけど、平らじゃない」と語っていた。

　ここでは、複雑なことが起きていた。自ら壁に触れながら、触れている自分を見るという触覚と視覚の2重構造の中で、双方の現れが一致しない経験をしていた。藤田さんにおいて、触覚と視覚が分けられて経験されていたことと、それによって生じていたことに注目したい。まず、前者については、解剖学的には触覚と視覚は別の感覚であるとされており、それらが別々に経験されていると見做されることが多い。だが、日常生活において私たちは、それぞれの感覚を別々に受け取り、それを統合することで何かを把握してはいない。むしろ、一つの感覚が他の感覚を引き起こす、相互的な感覚の往来がまず先に経験されている。このような「共感覚」と言われることを、メルロ゠ポンティは次のように〈身体〉に視座をとり述べている。「私の身体とはまさしく相互感覚的な等価関係と転換との完全に出来上がった一体系」であるとし、「感官というものは訳者を要さず一方から他方へと翻訳されるし、観念を介さずに互いに理解し合う。」[30]と述べている。このように、本来分かれずに一息に経験されるものが、藤田さんにおいては上述も含め、度々分けられている様子が記述された。

　どのように、分けられる経験が生じてきたのか。手が壁に触れているとき、足が床に触れているときなど、接触を契機にして、藤田さんはじっと見るということをしていた。すなわち、接触により、触れて感じたことと、見て感じたこととの差が生じ、見比べ凝視することを促す。言い換えると、触れることによって、「違う」と感じる自分がいる一方で、それを見ている自分には、同じものであることが見えてしまっていた。ここでは、何が経験されていたのか。本来「共感覚」として分けられずに経験されていたことが、触れることにより触覚と視覚に違いが生じ、無自覚のうちになされていた感覚の一体化が損なわれていた可能性がある。さらに、見えて同じものだとわかってしまう前に、習慣的身体としての手には、壁の固有の質感がわかってしまってもいる。そうであればしびれの経験は、触れると同時に習慣的身体と顕在的身体においても、ずれが生じていたと言える。

❖　　❖　　❖

さらに、先行研究において「しびれだけではなく、温度感覚の変化も伴っていた」[31]とされていた点について、そのように現れる成り立ちが中山さんの記述に見られた。「今夏なんだけど、両手が金属に触れると冷たいんだよね」と、誰しも通常経験している、金属に触れた際の冷たさを、中山さんはあえて主題化して語っていた。中山さん自身、今夏であることを述べ、冷たいとことさらに感じることが季節柄不自然であることを自覚していた。その上で、「冷たさに非常に弱い」と言い、「弱い」と感じる自らの身体を地盤とし、そこにおいて金属が「非常に冷たい」と、程度の甚だしさを伴い現れていたことを示していた。つまり、江川さんの「当たる」にもつながるが、「冷たい」ということが、温度感覚の変化として、しびれと切り離されて生じていたのではない。むしろ、しびれている身体が地盤となることで、病前には何ともなかったものが「当たる」と感じられたり、通常でも冷たく感じるものを、「非常に冷たい」と過度な意味を伴い出会われ、そのような生活世界を生きていた。

　それらの意味の立ち現れ方に着目してみる。いずれも、生活の中でふと出会うと同時に、「当たる」「冷たさに非常に弱い」「平らじゃない」という意味として、世界が現れてしまっていた。参加者らは、しびれている身体で世界に住まう中で、タオルケットやビニール袋、床、滴や金属といった視覚的には相変わらず馴染みのものが、触れ―触れられるという出会いにおいて、見知らぬものになるという経験をしていた。このような経験は、しびれがあることや以前のようにはできないことを一時的に忘れてしまい、動作の失敗により気づかされる、しびれ特有の認識の形として示されていた[32]。他方で、本記述からは、忘れるとされていたことの、別様な現れが見て取れた。すなわち、自らのからだを含み込んだ"見え―見られている世界"と、"触れ―触れられた世界"の差異が生じていたということである。彼らに見えていたのは、病前から知っている馴染みの世界であり、雨は雨であり、床は床である住み慣れた光景である。その馴染みの世界に促されて動くが、動くと同時に、光景が変容してしまう。触れるというのは、身体的な動きを伴うものである。いわば、動くことは"触れ―触れられる"ことである。この"触れ―触れられる"中で、前述の意味が生じていたことに注

目したい。しびれている身体には、見えている馴染みの世界が、触れると同時に変容して現れる。すなわち、自らの身体も含み込んだ馴染みの光景に、自ずとからだは応答し動いていくが、触れたその瞬間に光景は変容し、後から振り返るように、「忘れていた」ことに気づかされていた。

　さらに、"触れ―触れられた"しびれている身体において、世界が現れることに注目すると、しびれが主観的であるとされていることの成り立ちが伺える。これまで見てきたように、彼らにおいてすでに"見え―見られている世界"と"触れ―触れられた世界"の差異が生じていた。いわば、しびれている身体を生きるという構造のなかに、見てわかることと、触れてわかることのずれがすでに含み込まれていた。先の議論とも重なるが、しびれは多様な経験の在り方をしており、自らの身体である、習慣的身体と顕在的身体においても齟齬が生じていた。このような在り方をしていることが、しびれを、他のどの自覚症状よりも、さらに主観的と思わせ、わからないものという見えを作っていたと言える。

　これまで見てきたように、しびれている身体では一見すると変わらないように見えても、かすかな違和感を含む経験がなされていた。すなわち、自分であることがわかりながらも、自分として応答しない身体であり、同じ壁であると知りながらも、違うものとして現れてしまうことである。つまり、さまざまな物や自らのからだとの出会いにおいて、感覚の一体化が損なわれたり、習慣的身体と顕在的身体との調和が歪む経験であった。

「何していても気持ちが悪い」：からだが意識される

　これまで見てきたように、しびれている身体においては、コントロールが利かないような"応答しないからだ"の在り様や、自らの身体を「他人みたい」と感じるような"自分のからだ"が疎遠になるような様子が記述された。いわば、しびれていることにより、からだとしてわかっていたことが、覆い隠され曖昧になる経験だと言える。そのような中で、患者らは「気持ち悪い」「嫌な感じ」としびれについて表現していた。これらは、ビリビリなどオノマトペで示されるしびれの感じ方を表していた。加えて、感じ方だけではなく、しびれている身体で生きると

❖2──p. 200「なんか、言ってもぴったりくる感じじゃない」：分節しがたいしびれ

いうことにおける側面も含意していたと思われる。中山さんの記述から詳細に検討していく。

　中山さんの抜粋6（本書p.102）で示したように、しびれについて語る中で、オノマトペを用いた後に「なんか言ってもぴったりくる感じじゃない。便秘になって、トイレで座ると、便秘云々と言うよりは、気持ちが悪い。リハビリしていても、何していても気持ちが悪い。」と表現するに至った。ぴったりこないことがわかったあとに、トイレやリハビリなどの具体的な生活場面を挙げ、「何していても気持ちが悪い」と表現されたことに着目したい。これは、何か一つの症状だけを説明しようとしているというよりは、「何していても」という何らかの関わりによって生じること、つまり、しびれている身体で世界に投企された、世界内存在としての生[❖3]きづらさを示していると思われる。どのように、「何していても気持ちが悪い」が生じていたのか、〈身体〉という視点からみていこう。

　先の議論でも触れたが、何かをしているとき、私たちは自分のからだをほとんど意識してはいない。例えば、排便のためにトイレに座った際に、どのように座るかを考える必要もなく座り、安定した姿勢を保つことができている。そこでは、便のほうに注意が向かい、座っていることは背景に退いている。ところが、中山さんは逆のことを語っていた。便秘という特に排便が気になる状況でトイレに座っても、便秘のことよりも、気持ちが悪いことが前面に出てきてしまう。仮に、完全麻痺で動けなかったり、感覚が完全に消失しているのであれば、このような気持ち悪さは生じてこないだろう。だが、前節「しびれている身体」で見たように、自らの身体が背後に退かず、「からだ」が違和感を伴い現れていた。つまり、「気持ちが悪い」というのは、自分のからだが背景に退かないこと、常に何かをすることにおいて、目的よりも先にからだが自覚される気持ち悪さであると言える。

　身体的存在でありながら、からだを感じることが気持ち悪さにつながるというのは、どのように生じていたのか。現れていたからだにヒントがある。中山さんの状況を見ると、「気持ち悪い」と語る前に、「腰部、臀部、座っていても当

❖3──世界内存在（独:In-der-Welt-sein）『存在と時間』期のハイデガーの思索の中心概念の一つ。孤立した人間が、それ自体完結した外的世界に対して認識主体として向かい合い、接近してゆくという近代哲学の基本的な構図を排し、自分がつねにすでに一定の世界の内にいることを既成事実として見出すほかない人間の在りようを強調するものである[33]。

たるところが、ピリピリする、どうやって表現していいかわからない」(#1 p.15-16)と、接触面に生じる感覚を語っていた。つまり、腿やお尻に「当たる」という意味が生じ、そこに注意が向かってしまうことで、便座に座っている私も同時に浮き上がってくる。私たちは普段座るということにおいて、"私が座っている"と考えることはない。いわば、私という意識が働くこともなく、すでにからだが座ってしまっている。普段は感じることのない、私たちが身体的存在として生きている基盤ともなっていることまでも、しびれとともに見えてしまう。つまり、感じられずに働くことで、その役割を果たしていたものまでも、しびれによって感じられてしまう、過度に意識がそこに向かっていってしまうことが、からだを感じる気持ち悪さにつながっていた。

3 しびれている身体で生きられた時間

　私たちは、時間をどのように経験しているのだろうか。時計の針が進んだことや、太陽が西の空に沈むこと、カレンダーを毎年替えることで、さまざまな時間を経験している。いわば、外から時間を知ると言えるだろう。他方で、私たちは時間をからだで感じてもいる。空腹でお腹が鳴れば、食事から数時間経過したことを知り、運動の翌々日になって筋肉痛を感じることで若い頃との差を感じ、歳をとったことを実感する。後者は、私たちの身体によって生きられている時間だと言えるだろう。

　しびれている身体で生きる経験において、時間はどのように現れるのだろうか。これまでしびれの経験について、時間という視点から議論されたものは見当たらない。医療の場では、急性期－回復期－慢性期－終末期と分けられているように、線形の時計時間が前提となっている。時計時間は、同じリズムで等間隔に刻まれ、一定に流れていくものとして考えられている。上で言うところの外の時間である。一方で、私は臨床実践や調査[34]においてしびれの患者の語りを耳にする中で、しびれ特有の時間経験がなされているように感じるようになった。それは、例えるなら"時間が進まない"ようなイメージである。「発症から何年」等の表現は現場では日常的になされている。そこでは一定の時間が

経過していることが暗黙裡に含まれているが、患者の語りを聞いていると時間が前に進まないような、発症付近のある時点に留まっているような感じを受けることが多かった。医師が外来患者について、「もう何年も経っているのに、同じことを繰り返し訴えてくる。」と対応の難しさとして語っているのを耳にしたこともあった。医療の場では時計時間が前提となっているが、後者はそれとは異なる時間として経験されていたことがうかがえる。どのような身体で生きているかによって、そこで生じる時間や意味が異なると考えられる。ベナー／ルーベルは医療現場に浸透している線形の時間を批判し、生きられた時間を捉える必要性を唱えているが、身体から立ち上がる生きられた時間の記述には至っていない。それを捉えるには、時間だけを扱ったり、身体だけを扱ったりするのではなく、しびれている身体と時間との関係性ごと捉えることが要となる。以下では、メルロ゠ポンティの身体論を思想的背景とし、しびれている身体で生きられた時間を身体経験から記述することを試みる。

■■■■■「どうやって歩いていいかわからない」：動作と時間

　先述で見てきたように、しびれている身体で生きることが、あらたな意味を生じさせていた様子が明らかになった。さらに、その意味はあらかじめ変わらないものとしてあるものではなく、しびれている身体で世界に向かう中で、それとして現れ、循環的・順次的に生じることが見て取れた。まずは、江川さんの「疲れてくると、どうやって歩いていいかわからない」という退院後の経験を入り口に、しびれている身体と動作、そして習慣や時間がどのように現れてくるのかを見ていきたい。

　江川さんはリハビリ病院に約1カ月入院し、歩行が安定したと評価され自宅退院となった。だが、外来リハビリ初日に「歩いているうちに、膝とかわからなくなる。」と担当PTに伝えていた。歩けることが、少し先の時間における、何らか

❖4──「過去の経験と先取りされた未来によって特定の意味を帯びる現在のうちに人間が錨を下ろしているということ。」「人は自分のそれまでの経験に対する自分なりの解釈を持ってその都度の現在を生きており、その意味で現在と言う瞬間は人生の過去の瞬間全てと結びついている。そして過去と現在のこうした意味的結びつきを背景として、何かが未来の可能性として立ち現れてくる。」[35]

のわからなさを生んでいた。この、時間を含み込んだわからなさが、退院後に生じていたことに着目したい。江川さんは、食料品を買いに行ったり、リハビリを兼ねて散歩をしたりと、長距離・長時間歩く機会が増えた。歩くことができるという機能回復が、長く歩くことを可能にし、そのことがわからなさを生んでいた。このわからなさは、江川さん自身にも明確に意識化されていない。医師から歩いていてどうなるか詳細を尋ねられると、「なんだろう、、、筋肉の疲れじゃない、しびれてて、ふわふわしてて、膝が疲れてくる、しびれてて、足がしんどくなって、」と、因果関係にはのらない分節がなされた。しびれていることで、ふわふわしたり、わからなさが出現し、その中で歩行を続けることが、生理学的な筋肉疲労とはちがう疲れを生み、その疲れが歩き方までもわからなくさせる循環的な現れをしていた。それ故、江川さんには歩けないことだけではなく、歩き続ける延長線上に、「転んだらどうしよう」という事態が生じる可能性が見えていた。

　では、身体的に習慣化されているはずの「歩く」ということが、歩くことにより、わからなくなるという逆説的な事態が、どのように生じていたのだろうか。先行研究[36]においても、職場などの馴染みの場にいくと、自然にからだが動きだし、動作が失敗することで、以前のようにはできないことに、その都度気づかされることが示されていた。いわば、これまで培った習慣的身体が場に触発され働きだし、顕在的身体がその通りには動かないことで、"動作が失敗する"ことが生じていたと考えられる。他方で、上記の江川さんの場合はどうだろうか。歩いている江川さんにおいては、すでに習慣的身体が働いており、顕在的身体も歩いており、明らかな"動作の失敗"はない。江川さんの周囲にはりめぐらされた実践的領野が保たれているように見える。だが、歩き続ける中で、顕在的身体が「歩いている」にもかかわらず、江川さんはわからなくなるのである。

▬▬▬「筋肉痛が来ない」： 予期としての先取り

　江川さんは、「筋肉痛が来ない」ということを繰り返し語っていた。そこには、筋肉痛を感じないというからだの変化だけではなく、時間に関する経験の変容も見て取れる。「来ない」という経験が、いかに成り立っていたのか。

江川さんは「今までだったら、次の日、アイテェってなるのが、なくて、筋肉痛よりしびれが先に来ちゃう。」と語っていた。病前は、昨日"この体"で運動したことが、今日の"この体"に筋肉痛として現れていた。このように筋肉痛が生じることを繰り返す中で、どのくらいの負荷で筋肉痛になるのかという、翌日のからだに生じてくることの見通しが自ずと立つようになっていた。それが、実際に筋肉痛になることで予期が現実となる。さらには、「運動しすぎると筋肉痛になって、それでやりすぎだったんだなってわかるけど」と、筋肉痛になることが、昨日の運動の負荷が大きすぎたと判断する材料になっていた。

　そこでは身体が織りなす時間をたどることができており、筋肉痛になったことを起点として、過去の経験が捉え直されやりすぎだったという意味が与えられていた。さらに、捉え直された過去の経験と現在の筋肉痛が、未来において実施する際の基準となっていた。その基準が見当たらない今、江川さんは「わかんないです、鍛えられてるか。効いてないのかな？ おそろしくない?!」と判断する術がないことと、漠然とした不安を感じていた。このように、筋肉痛が来ないことは、過去や未来をも捉えがたくしていた。「筋肉痛が来ない」というのは、自ずと見通される筋肉痛が生じるはずという先取りがまずあり、それが現実に訪れないことで「来ない」として経験されていたことがわかる。

　筋肉痛が生じるはずの場面で起きていたのが、「筋肉痛よりしびれが先に来ちゃう」という事態だった。ここには、先の"筋肉痛が来るはず"という先取りされた時間に、筋肉痛ではなくしびれが生じていた。いわば予期と現実の不一致である。ところが、しびれが起きた現実によって、筋肉痛が来るはずという予期が否定されてはいない。江川さんにとっては、"筋肉痛が来るはず"ということがある確かさを伴い現れており、来なかったというよりも、むしろ先行する時間を飛び越えるかのように、「しびれが先に来ちゃう」という意味を生んでいた。

　この経験は、習慣的身体として前項で議論した働きが、時間経験を生み出していると言える。習慣的身体が"起きるはず"のある事態を先行して示すが、顕在的身体においてはそれとは別の事態が生じる。上述のように、起きなかったことを起きなかったこととして確定することが難しく、起きる可能性を残したま

まに、しびれが先に来るという、二重の「今」が並存していた。それは言い換えると、習慣的身体によって見通された、来るはずの時間を、自らのからだでたどることが難しくなることだとも言える。中山さんは「いつからっていうのは、わからない。」と、症状の始まりを尋ねられ「わからない」を重ね、過去の時間におけるわからなさを示していた。未来についても同様に、中山さんは季節の移り変わりを示してから、「どうなるのか、不安だよね。」と語り、見通しが立たないことを示していた。二重になった曖昧な「今」が起点となることで、過去や未来の把握も同時に曖昧になることが、中山さんの記述にも現れていた。

　一般的な認識としては、過去―現在―未来が規則正しく連なって経験されていると考えられがちである。だが、生きられた経験に立ち戻ると、そのようにはなっていないことを、メルロ゠ポンティがすでに指摘していた[37]。しびれている身体で生きられている時間に忠実に見てみると、患者らの時間経験が次のようになされていたと言える。起点となる身体の「今」が、しびれによって曖昧で不確かなものとなり、起点が曖昧なまま、過去に意味を与え、未来を掴みとっていく。それは、自らの身体で見通した時間を、自らたどっていくことが難しくなるような、つながらない時間の中で生きていくことだと言える。

■■■■「こわい」：待期としての先取り

　身体と時間を別の角度から考えさせるのが、藤田さんの「こわい」である。藤田さんは「こわい。こうやってないと、こわい。」と、一人で病室にいるときも立ち座りをし、"現在"における行為可能性を確かめる様子が見られ、自宅退院後もしばらく続いていた。

　このような藤田さんの記述から、次のことが言える。すなわち、立ち座りがその都度確認され、毎回できたとしても、それが、常に現在だけに留まり、未来の動作の可能性を保障することにつながっていかない。このように今の藤田さんに"確認"を要請していた一つの側面として、「前、立てなくなったから」ということがある。それは、一度そのような経験をしたことがこわさにつながり、その都度確認するような強迫行為のようにも見える。だが、藤田さんは「前だけど、」と「前」が、前のこととして過去になっていないことを示していた。藤田さん

にとっては、「前」という出来事が起きた過去を示すと同時に、今も生き続けている「前」として続いていたことがわかる。その「前」は、立てなかったということであり、その過去が今現在を規定し続け"できる今"が重なっても、できない「前」が更新されづらく、できる未来の先取りを難しくさせていた。この行為可能性の先取りが難しいことが、実際の行為でその都度埋めることを促し、待つという"していない時間"を「こわい」不安定なものにさせていた。

　これは、待期を可能にするできる身体の先取りが難しくなっていたということでもある。待つことを可能にするのは、していない状態を可能にすることでもある。行為をしていない状態でいるということは、いつでもできることに結びついている身体的な構えがとれていることでもある。それが、"待つという行為をしていない時間"を可能にしていた。ところが、藤田さんは"しないでいること"にこわさを感じ、していない時間をする時間に変え、できることを確かめ続けていた。藤田さんにおいては、できるようになっている今の自分が、行為可能性を担保する身体的時間を導いていないことがわかる。

　一方で、できるようになったことを「毎日やってっから」と答えた藤田さんや、うまく走れないことを「走ってなかったから」と語った江川さんからは、行為可能性が、習慣の問題に接続されていることがわかる。このように、習慣と関連づけて語られていたことは、どのように考えられるだろうか。メルロ=ポンティの言葉を借りると、「習慣の獲得とは身体図式の組み替えであり更新である」[38)]とされる。いわば、身体図式という無自覚に働く習慣的身体に、新たな行為が沈殿し、意識しなくともできるようになることである。上述の江川さん、藤田さんの記述に照らしてみると、歩くことや立ち座りが、しびれている身体の習慣的身体に組み込まれづらいと言える。いわば、顕在がいつまでも習慣的な層に馴染んでいかず、常に顕在的層に留まり、新たな動作の習慣化が難しいという事態を引き起こしていた。そのため、いつも意識して歩いたり、立ち座りをしなければならない。それが、藤田さんにおいて見られた常に現在が続くことであり、「こわい」ということであり、江川さんにおける歩いている中で生じてくる、歩くことのわからなさであると考えられる。

しびれている身体における経験が、つながらない時間を生じさせていたことが記述された。両者の経験は一見異なるようにみえるが、身体による先取りの変容が軸となっていた。

これらの経験は、メルロ゠ポンティ[39]の習慣的身体／顕在的身体の視点を通すと、しびれている身体で生きられている時間が見えてくる。江川さんにおいては、習慣的身体が"起きるはず"のある事態を先行して示すが、顕在的身体においてはそれとは別の事態が生じ、起きる可能性を残したままにしびれが先に来るという、「今」の並存が生じていた。この並存した「今」が起点となることで、過去や未来の把握も曖昧になる。さらに、藤田さんでは、行為可能性が習慣的身体に組み込まれづらく、顕在がいつまでも習慣的な層に馴染んでいかず、常に顕在的層に留まり、新たな動作の習慣化を難しくさせていた。しびれている身体においては、自らの身体で見通した来るはずの時間を、自らの身体でたどることが難しくなったり、今できた動作が明日もできるという未来の行為可能性の担保となりづらいような、身体が織りなす時間がつながりにくい中での生となっていた。

以上の考察から、ベナーら[40]の投企的身体について新たな指摘ができる。ベナーらは投企的身体を、我々が持つ、動作・行為への構え、つまり潜在的な行為可能性を加味した身体の在り方と定義している。それは、その人がどのような熟練技能を実際にどれだけ行使してきたかという経験によって境界づけられているという(p.83)。これに加え、藤田さんの経験から、投企的身体は熟練技能の蓄積という一方向的なものだけではなく、常に習慣的身体─顕在的身体との間で更新されている動的なものであること、さらに、そこには"自身の身体"としてのからだが手元にあるかどうかが関連していると言える。つまり、投企的身体を支えているのは、これまでの実際の動きの蓄積だけでは不十分であり、"自分が"ということが前意識的に把握されていること、その上に成り立つ顕在的身体と習慣的身体の動的循環であると言える。

ここで冒頭の問いに戻ってみる。他者にとっては、何年経っても同じこと訴えているように聞こえることが、彼らにとっては同じように"何年経っても"というようには経験されていないことがわかる。これまでの習慣が継続される一方で、

新たな習慣は定着しづらい。いわば、身体において習慣という未来の先取りと過去の定着の歯車がかみ合わず、相殺するように「今」に留まることが生じていたと考えられる。

■■■■■「治らない」という意味の発生と更新

　病気になった人にとって、"治るのかどうか"は重要な関心ごとの一つである。しかし、関心の向かい方には違いがあるように思われる。例えば、糖尿病では「病気であること」を受け入れられない[41]ということや、脳卒中後遺症による運動麻痺では、動く・できるという水準で回復への願望が示されていた[42]。そこでは、治るのかどうかという議論は見当たらない。つまり、患者の関心がそこへは向かっていないことが伺える。では、しびれではどうだろうか。

　しびれは"難治性"と称されるように、医療者にとっては「治らないもの」として、広く認識されている。患者への病状説明では、中山さんの記述にもあるように、主治医から「年単位で付き合っていくものだ。」と曖昧に伝えられることが多い。その一方で、「それは、治らないっていうことだろうと。」と、患者も難治性であることを受け入れているように見える。他方で、「こういうのはすぐには治らないから」と、治ることへの希望を持ち続けているようにも見える。このような、しびれにまつわる「治る―治らない」を、患者の経験からこの意味の生成や更新のされ方を見ていきたい。

　江川さんや中山さんにおいては、折々に「治る―治らない」が話題に上がっていたのに対して、藤田さんは入院3カ月頃に「とうとう、治んなかった。しびれ。」と語られたのみであった。藤田さん宅の改修工事が進み、退院という時間の区切りが、自らの目の前に訪れたことで、しびれが「とうとう、治んなかった。」という完了した意味を帯びて現れていた。藤田さん自身が「とうとう」と語っていたように、治らないということがこれまでも念頭に置かれており、退院という治療の区切りが見えたことで、「治んなかった」という意味が生じてきたことがわかる。この藤田さんの「治んなかった」しびれは、医師から病状説明として告げられるような「治らない症状」としてのしびれではない。むしろ、「治んなかっ

た」ということが、藤田さんがしびれている身体で生きる時間を通して、意味を持って立ち上がってきた。また、そこには退院までの回復を見通していた基準があったことも、示されている。その差異があることが、「治んなかった」と完了した時間を含んで現れていた。

　江川さんにおいては、治る─治らないの意味が、医師からの説明、他の症状との比較、半年という時間的な区切りなど、さまざまな状況の絡みあいの中で生じていた。入院中、江川さんは“治るかどうか”について問うような発言は一度もなかった。このような、すっぽりと訴えがなくなる“空白期間”の存在は、臨床でもしばしば確認される。この“空白期間”の存在が、医療者にとってその後の患者の訴えが、“唐突”のように聞こえさせる可能性がある。他方で、江川さんの経験に立ち帰ってみると、空白とは違う様相が現れてくる。医師からは「治るかどうかわからない」という説明がなされていた一方で、受傷後1カ月頃の江川さんは、「感覚ってどんどん変わっていくから」と語っていた。そこには、自らの意思や努力などとは別の次元のテンポにどんどん乗り、変化を実感していた様子があった。医療者から見た“空白期間”は、“治らない可能性を受容している”のでも、“治るかどうかという不安がない”わけでもない。むしろ、治るかどうかわからないことを念頭におきつつも、変わっていく最中にある身体を生きており、治るかどうかということへの関心が背後に退いていたと言える。

❖　　　❖　　　❖

　次に、時間と症状の意味の含みあいを見ていきたい。江川さんは、受傷3カ月目に医師から「『6カ月経って残っているものは、一生残る』って、一生ものだって」と、治らない可能性、いわゆる“症状固定”に基づく診断を告げられた。他方で、江川さんの実感としては、「しびれはね、右は、前から比べると、少し楽になりました。」と、その時期にはしびれが軽減していたことがわかる。それが基盤となり、『6カ月』までの残り2カ月が、回復可能性を含みもつ時間として意味をもち、治らないということを少し先に置くことを可能にしていた。そして、「そろそろ、半年、今あるのは、一生付き合っていかないと。」と医師から告げられると、「思ったより残った。」という意味が生じてきた。だが、江川さんは「まだね、半年だから、これからどうなるか、よくなるかもしれないし、」と、半年が

ゴールから通過点となり、その先も良くなる可能性がないわけではないものとして拓かれた。そして、次は「1年とか、経ってみないとわからないし……」と評価時点が更新されていた。

　これは、“症状固定”のように、ある時期が来たらそれで症状が変わらないとする見方とは異なる視点を提示している。つまり、患者の生きられた時間においては、半年という症状固定する時期が定まっており、患者がそれを甘受するのではない。時間だけが身体と関係なくあるわけでも、症状だけが治らないものとしてあるのではなく、時間の区切りが症状に「思ったより残った」と意味を持たせ、その意味が半年をゴールではなく、通過点にするという意味の更新を促していた。回復過程にある身体と時間との含みあいが、それぞれに意味を与え経験を成り立たせるという、ダイナミックな意味生成である。

　“症状固定”のように、医療現場には、時計時間の経過に則って、人体にある変化が生じるという見方が強く働いている。この見方が、しびれを訴える患者に向けられたときには、次のようなことが生じる。登喜ら[43]は、しびれ・痛みへの医療者の対応として《本気で取り合ってくれない》というサブカテゴリーを挙げ、しびれを訴えてもノイローゼ扱いされるという患者の語りを紹介していた。医療者にとっては、しびれは“症状固定”しており変化しないものであり、それを訴え続ける行為が、精神疾患や障害受容ができていないという論点に取って代わられる。このような状態が脳卒中後の鬱と捉えることにもつながっている可能性がある。

　ここで、鬱や障害受容という既存の見方を一旦棚上げし、記述に立ち帰り、しびれが時計時間に沿って改善していくのかを、検討してみよう。江川さんは、入院中にはしびれで困るということには言及しておらず、むしろ大丈夫そうだという見通しを立てていた。ところが、退院後の初回外来リハビリで「しびれに意外に支配されましたね。」と、家事などでさまざまなものに触れる度に、しびれが「うわぁ！」という形容しがたい嫌な感じとして現れていた。藤田さんにも同様の様子があり、4カ月近い入院期間の後半に、右手と、しびれている左手を見比べながら、「平らに感じない」「同じ感じがしない」と違和感をしばしば語るようになった。退院を想定した訓練により、歩行器使用ではなく伝い歩きが始ま

り、壁やカーテン、机などさまざまな身の回りのものに触れる機会が増えていた。時間の経過に沿って、症状が改善するという既存の見方からすると、その訴えは入院中に多く、退院前や退院後では少なくなるはずである。記述では、逆のことが示されていた。登喜らは、運動障害と比べて常態化しない様子を、「何らかの刺激によって、不快な知覚と感情を呼び起こすというように固定したものではなく、常態化が困難な変幻性という特徴がある[44]」と考察していた。これを、さらに一歩進めてみよう。症状が常態化するという先入見や、常態化しないことを変幻性と見做すことから離れてみると、次のことが見えてくる。生きられた経験には、"人体"に見られるような、先に述べた医学的な経時変化とは異なる位相があった。すなわち、これまで見てきたようにしびれている身体においては、接触すること自体がしびれを立ち上げる契機になっており、それは時が経てば軽減するという類のものではない。生活には無数の接触が含まれている。スーパーの袋や調理のためボウルに触れたり、食器を洗っている中で滴が足の甲に落ちたり、季節が移り長袖を着ることで新たに衣類と接触する部位が生じるなどである。このような、生活の文脈によって、半年以上経過していてもひどくなったと感じたり、変わらないと感じられていた。つまり、しびれている身体では、"半年""1年"という時計時間がそれとしてある一方で、接触においていつも"あるとき"に戻ってしまうような、別様の時間もあることがわかる。

ケアを拓く
──しびれをともに捉える

　本書から、これまで探究されてこなかった"しびれている身体"で生きる経験とその意味が開示された。このような現象学的な記述により明らかにされた経験は、同じ経験をしている患者たちや彼らに関わる医療者に、しびれている身体で生きる自らの経験、あるいは患者の経験を捉え直すことを触発し、新たな理解を生むことを可能にする。そこで拓かれるのは、しびれをともに捉えるという態度であろう。それがこれまでとは異なる視点から、しびれのケアを創ることにつながる。

　以下では、どのような視点が実践への示唆として、提示されたか述べていきたい。

1　しびれている身体を伝える

　しびれに関しては、長年「慣れるしかない」という説明が医療者からなされてきた。そこには、既存の研究数の少なさもあり、具体的な情報はほとんど含まれていなかった。情報の少なさは、自分だけに起きていることなのか、異常なのではないか、どうなってしまうのかとさまざまな面から患者を不安にさせる。本書の患者らも、リハビリ中に同病の他の患者の様子を観察したり、その患者に関わっていたスタッフに症状について尋ねたり、退院後に外来リハビリに通っていた"先輩患者"にどの時期に、どんなことが起きていたのか尋ねていた。また、インターネット上のSNSを活用し、同病の患者に、自らの身体におきたことを伝えたり、情報を得たりしており、具体的な生活の文脈を伴った情報提供が不足していたことが推察される。そこで、本書で開示されたしびれている身体を基に、からだがどのように経験されるのかについて、次のような具体的な実践、情報提供が可能であると考える。

❖　　　❖　　　❖

まずは、しびれが神経支配領域だけに限局される経験にはなっていないことである。むしろ、動作の中で「からだがバラバラになっている気がする」という、からだのまとまりをも崩していくような経験になるということである。身体丸ごとの経験として、しびれている身体へと視点を移していくことが要請される。局所的な症状として捉えていると、広がりをともなう生きられたしびれの経験に、その都度戸惑うことになる。だが、あらかじめ身体に視点を広げておくことで、状況の意味づけも変わり、それぞれが応答していくことも可能になると思われる。

　また、患者らはしびれている身体を、「患側―健側」という医学的な分類に沿ってのみ経験してはいないことも忘れてはならない。一見すると、当たり前のことのようだが、実際に、患者でさえも患側を使わなければ大丈夫ではないかと考えていた。ところが、生活という文脈を伴った現れの前では、からだを使わない患側、使う健側というように分けることはなされていないし、不可能であった。患者も、医療者もからだを切り分けて部分として見るのではなく、病む身体としてまるごと見ていく全人的な視点を、改めて確認することも大事であろう。

　そして、「他人みたい」という、中間的なしびれている身体のあり様を知るということである。麻痺のように完全に他人であるとも言いきれず、病前のように自分であるとも言いきれない、その間に挟まるような身体経験が至る所でなされていた。このような、他人みたいな自分ということが、自分であるという確かさを揺るがしていた。加えて、行為可能性は保たれていても、その調和が崩れて感じられることも示された。このような視点を含んだ、ケアも重要である。具体的には、麻痺などの他疾患の患者と比べるのではなく、また行為可能性のみに目を向けるのではなく、できている中でも、それをどのように感じているのか確認していくことが重要である。さらに、発症後数年経過した患者経験を明らかにした坂井[45]の研究結果を参照すると、本書のような回復期に、より前述の調和の崩れや自分の不確かさが、問われやすいと言える。いわば、回復期は、これまでとは異なる自らのからだを発見させられる時期でもあるため、より丁寧な関わりが必要であると言える。

❖　　　❖　　　❖

　日常生活の視点からは次のことがある。これまでからだが無自覚に行ってい

たさまざまな区別や、感覚の確かさが損なわれる可能性である。例えば、しび
れなのか、痛みなのか、冷たさなのか、気持ち悪さなのかという症状間の区別
が、しびれによって明確に分けられるような形では、経験されにくくなる。また、
下半身がしびれていると、便が出るのか、ガスなのか、それともしびれや灼熱
感がそう感じさせていて実際は何もないのかという、今自分が感じている感覚
が本当なのかどうかという疑問が生じる。病前であれば、痛いと感じたら疑いよ
うもなく痛かったものが、それがしびれによってわからなくなったりする。症状間
の区別や、感じられたことの確かさは、いずれも病前においては、考えるまでも
なくからだがわかっていたことである。いわば、無自覚にできていたことである。
そのため、できなくなることにも気づきづらいと思われる。特に、懸念されるの
は排泄の問題である。尿漏れや、便意の不確かさなどが生じていたが、それ
らはデリケートな話題であり、語りづらさも見られた。しびれていることで、自律
神経障害とは別の理由から、排泄に関する問題が生じる可能性があることを、
予め伝えておくことも重要である。

　最後に、症状の現れ方についてである。しびれは、物や人などさまざまな関
係性の中で生じていた。まず、物との関係であるが、患者らは、さまざまな物
との接触により、異常な冷たさや飛び上がるような違和感を経験していた。退
院後は、多様なものとの接触の機会も増え、それにより、一時的にしびれがひど
くなったように感じる可能性があることや、季節の変化や、着衣の変化によって、
これまでとは違った感じ方が現れることがあることも、回復期から慢性期への
移行時期には重要な情報となるだろう。

2　評価ではなく、関心を寄せる

　医療実践において症状を的確に捉えることは、治療上非常に重要なことで
ある。リハビリテーションでも、実施しているセラピーの評価として症状の変化を
捉える必要がある。そのため、医療者は無自覚のうちに評価的視点で患者の
症状を見る態度になっている。他方で、私が実施した調査では、私は評価者
ではなく、彼らの経験に関心を寄せるフィールドワーカーであった。例えると、彼

らの経験に伴走する形で傍に居続けた。そのことが、一つのケアの方向性を示していた。具体的にみていこう。

　しびれはこれまで見てきたように、言葉にしづらいことも、困難さの一つであり、患者自身も苦悩する点である。それ故、多くの先行研究では「言葉にならない」とされることが多く、それが一つのレッテルにもなっていた。中山さんは、私が調査に訪れるとしびれについて「痔になったときのような感じ」など比喩を交えたりいろいろしながら、語ってくれた。ときには、うまく言い表せず「何て言っていいかわからない」と言いながらも、表現することを諦めはしなかった。また、何か伝えようとすることで、私が不在のときでもOTやPTに、「坂井さんが来ているから、これはどうなの？」としびれのこと、自らのからだについて積極的に尋ねる様子があった。そして、「坂井さんが来たら、お伝えしようと思っていたんだけど。」と1週間の間に感じたことを報告してくれるようになった。だが、こうも語っていた。「普通は、こういうことって些細なことだから、あっても、それ感じたってドクターには言ってもしょうがないし、めんどくさいやって思って言わないよね。」と、私以外には話していなかったこともわかる。

　言葉にならない、なりづらいといわれるしびれであるが、それは症状だけの特徴ではないことがわかる。言葉になりにくいものであっても、医療者や家族など周囲が関心を寄せ関わり続けることで、患者が言葉を見つけていける可能性がある。逆に、話してもよいと思える相手が居ないとき、患者の中の言葉にするという志向性そのものが薄れていく。そうだとするならば、日常生活の多くの場面に関わっている医療者が、この役割を担えるだろう。清拭や更衣、トイレなどさまざまな場面で患者らは、しびれている身体に出会っていた。そのような場面で、患者は顔をしかめたり、声を漏らしたりする。それを、患者だから当たり前と看做してしまうのではなく、そこに関心を寄せ、その場で患者に声をかけることで、しびれを表現する場を得ることにつながるだろう。それが、患者のしびれている身体の語りを拓く場となり、しびれている身体の声を共に探す第一歩になると言える。それは、治すとは異なるケアの方向性であり、しびれにおいてはここから始めることが肝要である。

　最後に、事象から立ち上がってきたしびれという語の多義性を確認したい。

医療の場でしびれという語を用いると、感覚過敏なのか、鈍麻なのか、消失なのかと分類に当てはめることを迫られる。だが、それには当てはまらない経験であることが明らかになった。過敏と鈍麻という相反する状況が同時に生じたり、文脈に応じて異なるという点を念頭におき、分類するのではなく患者の経験に丁寧に寄り添うことがケアを拓くことにつながるだろう。

〈引用文献〉

1）——登喜和江, 前川泰子, 山居輝美, 和田恵美子, 蓬莱節子, 山下裕紀, 高田早苗：脳血管障害後遺症としての痛みやしびれの日常生活への影響と対処法, 神戸市看護大紀要, 11, p.27-36, 2007.

2）——坂井志織：日常生活を通してみる脳卒中後のしびれの体験とその意味, 日本看護科学会誌, 28（4）, p.55-63, 2008.

3）——前掲2）

4）——登喜和江, 蓬莱節子, 山下裕紀, 高田早苗, 柴田しおり：脳卒中者が体験しているしびれや痛みの様相, 日本看護科学会誌, 25（2）, p.75-84, 2005.

5）——鷲田清一：現代思想の冒険者たちselectメルロ＝ポンティ 可逆性, 講談社, 2003.

6）——M.メルロー・ポンティ 著, 竹内芳郎, 小木貞孝 訳, 知覚の現象学1, p.148, みすず書房, 1945／1967.

7）——前掲3）

8）——前掲1）

9）——前掲2）

10）——前掲1）

11）——土田美保子, 土屋陽子：回復期にある脳卒中患者のしびれ・痛みと対処行動の様相, 日本リハビリテーション看護学会誌, 2（1）, p.11-16, 2012.

12）——鷲田清一：人称と行為, 昭和堂, p.22, 1995.

13）——前掲2）

14）——山内典子：看護をとおしてみえる片麻痺を伴う脳血管障害患者の身体経験, すぴか書房, 2007.

15）——前掲14）

16）——E.フッサール著, 立松弘孝, 別所良美訳, イデーンII-1, みすず書房, p.171-179, 1952／2001.

17）——前掲16）p.179

18）——前掲6）p.165

19）——前掲16）p.171-172

20）——遠藤徹：「気持ちのいい身体」の行方, 鷲田清一編, 身体をめぐるレッスン1-夢見る身体（第1版）, 岩波書店, p.179, 2006.

21）——前掲2）p.61

22）——前掲4）

23）——前掲1）

24）─ 前掲11）

25）─ 前掲6）p.138-159

26）─ 前掲6）p.148-149

27）─ 前掲4）

28）─ 前掲2）

29）─ 木田元, 野家啓一, 村田純一, 鷲田清一 編：現象学事典, 弘文堂, p.279, 1994.

30）─ M.メルロー・ポンティ 著, 竹内芳郎, 木田元, 宮本忠雄 訳：知覚の現象学2, みすず書房, p.47, 1945／1974.

31）─ 前掲4）

32）─ 前掲2）

33）─ 前掲29）

34）─ 前掲2）

35）─ Benner, P. , Wrubel, J., 難波卓志 訳：現象学的人間論と看護, 医学書院, 1989／1999.

36）─ 前掲2）

37）─ 前掲29）p.305-340

38）─ 前掲6）p.239

39）─ 前掲6）p.239

40）─ 前掲34）p.83

41）─ 浮ヶ谷幸代：病気だけど病気ではない─糖尿病とともに生きる生活世界, 誠信書房, 2004.

42）─ 前掲14）

43）─ 前掲4）

44）─ 前掲4）p.83

45）─ 前掲2）

付章

——現象学的看護研究

Ⅰ　現象学と現象学的アプローチ

　現象学（Phenomenology）は、エトムント・フッサール[*1]によって創設された哲学上の立場である。その後、ハイデガー[*2]や、メルロ゠ポンティ[*3]、ガダマー[*4]らによって継承発展し、現代思想の一つの潮流となっている[1-4]。現象学は、哲学という学問領域のみにとどまらず、人の営みや成長・発達、病いなどを研究領野とする社会学、心理学、教育学、精神医学、そして看護学において取り入れられてきた。

　看護学における現象学的研究の方法論には、大別すると三つの傾向がみられる。一つは、ジオルジ[*5]やコレッツィ[*6]、ヴァン・マーネン[*7]ら、心理学や教育学などの他分野で開発された現象学的アプローチを用いて実施された研究である[5-7]。二つ目は、パースィ（Rosemarie Parse）やワトソン（Jean Watson）、ベナー（Patricia Benner）ら、看護研究者が現象学をみずからの分野に取り込み理論構築を行い、それを手法として取り入れたものである[8-10]。その中には、広瀬[11]のようにジオルジの方法とパースィの方法を、研究目的に照らし合わせ改訂したものもある。最後は、上記のような分析方法を用いることなく、現象学の思想を援用し、事象に沿った方法を見出し、記述した研究である[12-14]。どのような方法を用いるのかは、焦点を当てる事象の特徴と研究目的から導き出す必要がある。加えて、既存の分析方法を用いるのか、現象学の思想に立ち帰り自らつくり上げていくのか検討することも必要である[15]。

　本書は、先にも述べたが、しびれというはっきりと言語化することが難しく、かつさまざまな物や人との関係の中で現れてくるものを記述的に示すことが目的である。また、しびれのみを取り出すような見方ではなく、しびれている身体がどのように経験されているのかに焦点を当てている。そのための、データ収集としてフィールドワークを基本に据え、

[*1]── Edmund Husserl, 1859-1938
[*2]── Martin Heidegger, 1889-1976
[*3]── Maurice Merleau-Ponty, 1908-1961
[*4]── Hans-Georg Gadamer, 1900-2002
[*5]── Amedeo Giorgi, 1931-
[*6]── Paul F. Colaizzi, 1938-
[*7]── Max Van Manen, 1942-

そこで記録されたフィールドノーツを分析対象とした。これらを鑑みると、既存の分析方法は、しびれている身体で生きる経験へと接近するための方法として、適していない点や不十分な点を残していると言える。例えば、ジオルジやコレッツィの方法や、解釈的現象学を前提としているヴァン・マーネンの方法、これらを発展させたパースィやワトソンの方法は、意識に現れたものを対象とする点や、研究においてはインタビューデータを主分析対象とする点がそれにあたる。ベナーの方法に関しては、まずハイデガーの『存在と時間』[16]で展開された基礎的存在論に依拠した解釈学的方法である点が、本書の主題と異なる。加えて、『現象学的人間論と看護』の中で、メルロ゠ポンティの身体論に立脚し「熟練技能を具えた習慣的身体」という視点を挙げているが[17]、そこで示されていた習慣的身体は、状況に促され自ずと働きだすような身体ではなく、技能知（ノウハウ）を蓄積している場のように解釈された身体であった。このようなメルロ゠ポンティ解釈は、しびれている身体を捉える上で、かえって一つの先入見になってしまうと考えた。

　本書と同じく、はっきりと意識化されていないことや身体的な現れに着目した研究としてトーマス＆ポリオがある。彼らは、既存の分析方法を詳細に検討し、病いの経験に身体的な側面から迫る上で、「身体性の最も豊かな説明は、メルロ゠ポンティの著作に見いだされる」[18]とし、その思想を援用し分析を行っている。そもそも事象の特徴に即して方法を検討するという現象学の考え方からすると、既存の分析方法に適さない点があるのであれば、分析方法をその事象に合わせて吟味していくことが求められているといえる。

　以上のことから、本書では、身体の現象学を展開したメルロ゠ポンティの現象学が、しびれている身体に接近する方法を示していると考え、分析の理論的背景とした。他方で、メルロ゠ポンティの思想は分析方法ではない。よって、本書では、しびれている身体を記述するにはどのような方法が必要なのか、その方法論の検討も同時に実施される必要があると考えた。

Ⅱ　フィールドワークという方法への接近

　本書では、前述までの検討を踏まえ、しびれを私秘的な、その人にしかわからないような ものとして見る立場をとらない。むしろ、私たち医療者をはじめ、家族や友人などさまざまな人たちとの関わりや、身の回りの道具などの品々、移ろう季節とともに生活する中で生じてくるものとして見ていく立場をとる。

　上記の視点から調査を開始し、参与観察とインタビューからなるフィールドワークを実施していった。インタビューは、日時を決め個室で実施したフォーマルインタビューと、参与観察の中でラウンジや病室、移動中など関わりの中で自然発生的になされたインフォーマルインタビューがある。後者については、歩きながら、リハビリをしながら、周囲の人々と関わりながらダイナミックな形で生じていた。よって、本書ではインタビューとして扱うよりも、むしろ参与観察として動きと会話を分けることなく、フィールドノーツに記載していった。

　調査を進めていく中で、フィールドノーツとフォーマルインタビューとの違いに気が付いた。フィールドノーツでは、歯磨きや食事場面、歩行時など、同伴している際に、しびれについての語りが自ずと始まり、私とのやりとりの中で参加者たちは、しびれている身体について多く語っていた。他方、フォーマルインタビューになると自発的な語りが減り、尋ねても言葉が出てこない場面が多く、それはインタビュー回数を重ねても同様だった。しびれが、他者との関係や動作など、前述のような生活のさまざまな場において現れるのだとしたら、インタビューという言語的側面に重点が置かれる方法のみで掬い上げることが難しかったと思われる。加えて、回復期は、発症から数カ月も経っていない時期であり、自覚的に語ることが難しい時期であることも背景として考えられた。

　そこで、リハビリ場面とその前後の生活動作の時間も含めたフィールドワークをメインに据え、研究活動を継続した。本書においては、研究者と参加者とのコミュニケーションを基盤とし、特定の見方・視点に寄らないJorgensen[19]の参与観察の立場をとった。そのため、フィールドノーツには、その日私がフィールドに入ってから、参加者に会い挨拶し、リハビリの時間や、移動、食事などをともにし、別れるまでを詳細に記載していった。[8]そ

❖8……1回のFN分量は文字数にして2～3万字

こには、雑談の内容、スタッフや病棟の他の患者との会話、しびれと関係ないと思われるようなことも含まれていた。なぜならば、それらが経験を成り立たせる文脈であり、背景だからである。見ている私と、私と会話している参加者、リハビリスタッフや家族との会話など、その場にともに参加していることが、本フィールドノーツの基盤となっていた。いわば、参加者を中心に、私も含めた関わった人・物が登場し、動作だけではなく、表情や会話なども記録に残せる限り記載した。そのため、会話部分はインタビューとして扱い、動作部分はフィールドノーツとして扱うというような、切り分けはできない。むしろ、動作部分を見ている私の存在があるから、そのときのことをスタッフが離席したわずかな合間に、ちょっと話したり、病室に戻ってから話したりということが起きていた。これは、フォーマルインタビューでは難しいことであり、その場に参加者とともに、ライブに参加しながら、見て・聞いて・話してというその全体が本書のフィールドノーツであり、特徴である。このような特徴をもつフィールドノーツが主たる分析対象となったのも、「表現しづらい」「他者にはわからない」と言われているしびれの現れをつかむための方法であり、しびれの現れに即して、現れる場にともに参加するという、しびれという事象が示してきた方法であったと言える。

　次に、フィールドノーツの特徴について検討していきたい。教育分野でフィールドワークに基づく研究を数多く行っている麻生[20]は、観察には2種類あるとしている。一つは、個別性や1回性を重んじ、観察者とのやり取りが生じるような『現象的観察』である。もう一つは、昆虫観察などに代表されるような、目の前の個別性ではなく、その属する「種」や「類」のサンプルとして観察される『科学的観察』である。実験研究などで、ひとを"人体"として観察する場合が後者にあたるだろう。麻生[21]は、出来事（事象）それ自体を客観的に観察するといったことが原理的にはあり得ないとし、人を対象にした観察として『現象的観察』を提唱している。さらに、研究者としてその場に居合わせることについて、次のように述べている。「私たちは身体をもつ存在として、フィールドに足を踏み入れる。そこで生じるのは、個別的で歴史的な事象である」[22]。本書のフィールドノーツは、"しびれの経験に関心を寄せる私という研究者"が、その場を参加者とともに過ごし、そこで生じた一回性の事象を記録したものである。それは、麻生[23]がフィールドノーツを次のように定義づけていることにも裏付けられる。「『現象的観察』における観察記録文（フィールドノーツ）は、観察された『事象』そのものの観察記録ではない。それは『観察者が

事象をどのように観察したか』という体験レポートなのである」[24]。

　そこには、自ずと見ている者のパースペクティブが現れる。そのため、フィールドノーツには、参加者の動きを見て「ゆっくり屈む」「すっと立ち上がる」など、何秒という数字ではなくオノマトペが散見されていた。これらは、本フィールドノーツが『現象的観察』であり、先に示したように個別具体的な経験に根差していることに依る。つまり、予備調査も含めフィールドに長期で入ることが、フィールドワーカーである私に、その場の時間の過ぎ方を染み込ませていった。さらに、数カ月にわたって同じ患者に関わり続けることが、患者の動き方や所要時間を無味乾燥な数字ではなく、「すっと」という改善しているという意味を伴い現れることを可能にする。以上のことから、フィールドノーツが客観的ではないと見做す『科学的観察』とは、立場を異にしており、だからこそ見えてくるものこそを、本書では意味が立ち上がってくる基盤として、分析対象としたのである。

Ⅲ 具体的な方法と手順

1 調査実施施設

　関東圏にある回復期リハビリテーション病院(本書でのAリハビリ病院、200床)1施設である。入院患者の概要は、脳卒中6割・整形外科疾患2割・脊髄損傷1割弱で、その他事故や糖尿病による四肢切断の患者や廃用症候群患者であった。

　当該施設では、入院患者に加え、外来や訪問形式でのリハビリも実施していた。リハビリの実施場所は、リハビリ室だけではなく、病室・病棟の廊下や階段、ラウンジ、患者の状況によっては食事や入浴もリハビリスタッフが担当し、実践形式を多く取り入れた訓練がなされていた。リハビリ室は、療法ごとに部屋が分かれているのではなく、体育館のような広さのオープンスペースで実施されていた。そこには、入院患者だけではなく、外来リハビリを受けている患者も多く、患者同士で声をかけあったりしている様子がしばしば見られた。

　患者へのリハビリは、次のようなチーム体制が取られていた。患者の症状にあわせ必要と判断された、理学・作業・言語の各療法士がプライマリーとして付き、主治医・プライマリー看護師、介護福祉士・ケースワーカが治療方針や退院時の目標設定を実施していた。日々のリハビリは、プライマリーが中心に担当し、不在時にはプライマリーが設定した訓練項目を他のメンバーが実施するという体制であった。

2 研究期間

　研究期間は予備調査も含め、2013年6月から2015年1月までの19カ月(予備調査10カ月、本調査9カ月)であった。予備調査は、先行研究での知見を受け、本書におけるテーマや参加者の条件などを検討し、計画を洗練させることと、どのような調査方法が最もテーマに即しているのかを検討するために実施した。

3　研究参加者

■■■■ 参加者の条件・人数

　当該施設に入院中の患者で、認知機能に障害がない「中枢神経障害によるしびれ」を経験していることを条件とした。本書は、参加者の条件を揃えて共通項を見つけるのではなく、しびれている身体の多様な現れを、文脈や時間経過も含めて記述を通して開示していくことを目的とした。そのため、疾患の種類や、後遺症の程度、年齢などの詳細な条件よりも、むしろしびれを自覚していることを条件とした。そして、調査者としての私とともに、それを語り確かめるためにも、ともに過ごす時間を分かちもつことに重点を置いた。

　次に、参加者の人数について、研究目的とそこから導かれた現象学という研究手法から検討したい。まず、本書は多くの参加者からデータを集め、それをもとに一般化や理論化を目指す研究ではない。故に、量的研究でなされるランダムサンプリングや、質的研究でもGTAでなされる理論的サンプリングのように、信頼性・妥当性を保つために必要とされる数があらかじめ決まってはいない。患者本人も言葉にしづらいしびれの経験を記述していくには、患者数を多く集めることよりも、ひとりひとりの患者との関わりの濃度(密度)が重要となる。すなわち、参加者の回復期の時間を、週1〜2回数カ月にわたって関わり共有することが、データを"厚い記述(Thick description)[*9]"に導いていく。つまり、事前に決まっている人数を満たすことが、本書における基準ではなく、"厚い記述"に達しているかどうかが要となった。いわば、参加者をサンプル(標本)として捉える研究手法とは、考え方を異にしていると言える。

　加えて、現象学的な研究においては、経験を個人に閉じられた数えられるものとして捉えていない。これは、量的研究のサンプリングにおいて、参加者の条件を設定し、どの「1」を取っても同じになるよう操作的に定義するのとは異なる。個別の経験は、さまざまな周囲の人々との関わりの中で、意味を帯びて現れてくる。本書のFNにも現れていたが、参加者の経験は、医師・看護師・リハビリスタッフ・家族・同室の患者・リハビリ室でみ

❖9──「厚い記述(Thick description)」は、エスノグラフィックな研究の一つの方法論的変形と見做すことができるだろう。「厚い記述」という用語は、もとは文化人類学者マリノフスキーの著作で用いられたものであるが、ギアーツ(Geertz, C)が「The interpretation of culture」(1973)を広めた[25]。ギアーツは、「厚い」という語に「かさ」「分量」ではなく、「意味構造のヒエラルキー」、つまり意味構造を表現する記述がなされているものを「厚い記述」としている[26]。

かける入院患者、外来患者などとの関係、さらには時間の経過の中で、立ち現れていた。いわば、ひとりの患者の経験には、数多くの人々が関わっており、その交叉の中で経験が意味を帯びてくる。だとすると、ランダムサンプリングのように、単純に患者一人を「1」として扱うことはできず、その布置を含みもつものとして考える必要がある。故に、参加者数が数名であることが、そのまま数名の経験として捉えられるのではなく、その背後にある多くの人々をも含み込んだ経験の全体として位置づけられる。

▰▰▰▰ 研究参加者概要

　本書では、**表4**（p.237）の方々から研究協力が得られた。[10]協力者数としては、4であるが、それらは「4名」の経験ではなく、事象を開示していくパースペクティブとしてのそれぞれの経験である。発症の経緯やリハビリの経過などの詳細は結果で記載した。なお、結果はAさん（本書での仮名：江川さん）、Bさん（同：中山さん）、Cさん（同：藤田さん）の3名の経験の記述で構成した。Dさんは非外傷性脊髄損傷であり、時間とともに症状が改善し、退院時にはほぼしびれも消失していた。よって、不可逆的である中枢神経障害によるしびれではなく、他の3名とは病態が大きく異なっていたため除外した。

4　　データ収集方法

▰▰▰▰ フィールドワーク

〈実 施 頻 度〉

　フィールドワークは参加者が入院期間中、週1〜2回、1回2〜4時間実施した。退院後も、外来リハビリや訪問リハビリの継続がある場合は、許可を得て実施した。

　上記の頻度とした理由は、回復のスパンと生活の場というフィールドの特徴による。回復期においては1日単位で変化が起きるというより、むしろ、週〜月単位という中期的なスパンで変化が生じるという特徴がある。また、入院期間も2〜3カ月、ときには半年弱になることもある。急性期病院の入院が1週間程度で、治療が主眼とされる場であるとすると、回復期リハビリテーション病院では患者の生活に主眼が置かれ、その再構

❖10 藤田さんから研究への協力承諾を頂き、フィールドワークを開始した後に、藤田さんの奥さんも脳卒中後遺症で、半身しびれていることがわかった。奥さんにもお話を伺っているが、本書では回復期に焦点を当てているため、継続研究の協力者として扱うこととし、本書では参加者としては数えていない。

築にともに取り組んでいる場である。以上のことから、毎日や隔日など短期間に集中して関わるよりも、週1〜2回という頻度で数カ月単位でじっくり関わるほうが、より多層的に患者の経験を記述でき、研究目的から見ても妥当であると考えた。

〈実施場面〉

　あらかじめ場面を限定することなく、リハビリや食事や排泄、テレビを見たり散歩をしたりする入院生活の全般において実施した。場面を限定しない理由は、以下の2点である。

　1点目は場面を限定することによる、ある種の偏りを最小限にするためである。先行して実施した研究では[27]リハビリ場面を中心にフィールドワークを実施していた。リハビリは参加者が自己の身体と向き合う時間であり、かつしびれにより動作ができない場面が顕著に現れるときでもある。その結果、しびれの経験ではなく、しびれに対するリハビリの経験となり、できないことが多く記録された。他方、本書の主眼は、しびれている身体の現れを記述することにある。場面を特定しないことにより、多様な現れをつかむとともに、先に述べた何が地平となり、何がどのように図として現れてくるのかを浮かび上がらせることが可能になると考えたからである。

　2点目として、参加者の経験はある特定の限定された場面だけで生じるのではなく、生活のさまざまな場で他者や物との関係性の中で生じているという立場をとるからである。予備調査では、リハビリ場面には同席していなかったが、散歩や爪切り、テレビやDVD鑑賞、エプロン畳みなどのさまざまな時間を共有する中で、こちらから聞かずとも患者からしびれについて自然と語られた場面が多々あった。そこには、場面を限定していた時には気づかなかったことが多く含まれており、またしびれのみに焦点を当てていたとき[28]とは違う現れ方が確認された。以上の2点を踏まえ、本書では広くさまざまな場と時を参加者と共有することに重きを置き、フィールドワークを実施した。

〈実施方法とその実際〉

　予備調査を通して、看護師である私は相手の存在に促され、とっさに手が出て患者を支えるなど、無自覚にケアをしていること、またそれが可能な距離に位置していたことに気が付いた。それは、一方では参加者の経験を変化させている外部因子であると

[**表4**] 参加者調査概要

	年齢	性別	病名	フィールドワーク			フィールドノーツ		インタビュー
				回数	期間	総時間	総ページ	総文字数	
A	40代	女	脊髄損傷	30回	7カ月	3635分	487ページ	508632文字	6回 319分
B	70代	男	脊髄損傷	8回	2カ月	1500分	123ページ	142949文字	0回
C	50代	男	脳幹出血	20回	7カ月	4420分	377ページ	426938文字	6回 535分
D	80代	女	脊髄損傷	7回	1カ月半	1475分	113ページ	131171文字	1回 38分

いう見方もできるだろう。他方、臨床に眼差しを向けてみると、そのような関わりが患者と医療者の間に日々営まれていた。その営為に、自ずと参加できるのも看護研究者ならではの長所でもある。

フィールドワークでの具体的な動きは、以下の通りであった。まずカルテで、参加者の当日のスケジュールを確認し、挨拶に行く。その際に、どの訓練や自主トレに同行するかを相談したり、その場でいろいろ話しこんだり、ラウンジに移動して話すこともあった。生活援助の許可が得られた参加者については、食事や排泄、清潔行動などの日常生活援助を病棟スタッフの指示のもと実施した。また、何かをするということだけではなく、診察場面に同席したり、訓練の待ち時間などに傍に座り、一緒にその場を共有したりすることもあった。

フィールドワークにおいては、メモ帳（フィールドメモ）を片手に随時メモをとり、合間の時間にステーションで電子メモに入力した。フィールドワーク終了直後に、院内図書室でフィールドノーツを作成し、完成させてから帰宅した。フィールドノーツの作成には、関わった時間のおよそ2.5〜3倍の時間（5〜10時間）を要した。各参加者のフィールドワーク実施回数と期間、フィールドノーツのページ数（文字数）などについては、先に示した**表4**を参照されたい。なお、中山さんＤさんについては、家庭の事情と病状から入院期間中のみ研究協力をいただいた。

❖11─個人ごとにリハビリ単位数が決まっており、スタッフの勤務状況に合わせて、毎日訓練スケジュールが組まれていた。訓練は日中（9-17時）の間になされ、その合間に自主トレ・休憩・食事・入浴などが予定されており、患者は就寝まで予定が詰まっていることも珍しくなかった。

❖12─随時メモを取りながら関わることが可能だったのは、実施施設の特徴もあった。リハビリテーションの学生実習が年間通して行われており、学生たちは患者の様子や、指導内容をメモしながら同伴していた。また、リハビリスタッフも評価のために、数値などを頻繁にメモしたり、訓練メニューを書いたメモをその都度確認していた。そのため、研究者がメモしながら関わることが、通常の病院の風景に馴染んでいた側面もあった。

Ⅲ　具体的な方法と手順　　237

■■■■ インタビュー

インタビューは、フォーマルインタビューとインフォーマルインタビューの双方を実施した。インフォーマルインタビューについては、関わりの中での会話や、参加者からの「何か聞きたいことはありませんか?」という投げかけから始まった会話を、フィールドメモに記録し、フィールドノーツに記載した。ここでは、フォーマルインタビューについて述べていく。

フォーマルインタビューは、面談室のようなプライバシーが保たれ、落ち着いて話すことができる個室で実施した。インタビューはすべて非構造化面接で行い、1回目のインタビューでは「発症からの経過について教えてください」という質問のみ行い、あとは参加者の自由な語りに任せた。2回目以降の入院中のインタビューでは、「○カ月経ちましたがいかがですか?」「最近の調子はどうですか?」というある特定の症状に絞らないオープンクエスチョンのみとした。退院後のインタビューでは、「退院されてからいかがですか?」というオープンクエスチョンを想定していたが、参加者のほうから自発的に語られた。インタビュー回数については、2015年9月現在までの回数を**表4**(p.237)に示した。

5 分析過程

本書は、研究自体が現象学的な態度のもとになされている。さらに、分析については、下記に述べた先行する現象学的アプローチを参照し、しびれの事象に即して実施した。

本項では、まず現象学的研究におけるデータ分析「方法」が意味するところについて述べ、次いで「分析過程」として実施した詳細を論じていくこととする。最後に、現象学的研究において示すべき結果考察の水準について述べる。

■■■■ 現象学的研究における方法(methodos)について

現象学的研究においては、あらかじめ決まった分析方法はなく、むしろ研究テーマや対象によって分析方法を変える必要がある[29]。なぜならば、現象学が「事象そのものへ!」[30]という根本姿勢に依るからであり、本質というものが外から発見されるのではなく、「それが現れる個別的『状況』を通じてしか接近できない」[31]ものだと言われるためである。鷲田は、メルロ=ポンティの『知覚の現象学』の序文で示されていることを、「経験に外部から合理性や真理の基準をあてがうのではなく、経験という偶然的な出来事

238 | 付章——現象学的看護研究

のただなかから合理性や真理が出現してくるその過程を記述的に取り出すのが現象学だ」[32]と端的に示している。ヴァン・マーネンは、現象学的方法と他の質的研究であるエスノグラフィーやGTA、内容分析との違いという点から、次のように述べている。後者は分析前に知りたいことを示す語がすでにわかっており、それを基準としてあらかじめ措定し、分析することができるという。他方、「現象学の方法論は、前もっての仮定がないことを目指す研究へ向けてアプローチを行うものである」[33]とし、何がどのように見つかるかも含めて発見を志向していると述べている。現象学的な看護研究への示唆として、榊原[34]は、自然科学的な見方をカッコに入れ、「生きられた体験」に立ち返りながらも、見つめられている〈事象〉がどのようなものであるかによって、取られる「方法」が異なってくるとし、「方法」はいわば、〈事象〉そのもののほうから定まってくると述べている。さらに、西村[35]はデータ分析の視点も、フィールドノーツやインタビューデータ等々の方から発見されると述べている。村上も、現象学的研究において「特定の方法をあらかじめ設定して事象の分析をすることは不可能である」[36]とし、方法を冒頭に提示する自然科学の論文フォーマットとは合わないことを示している。

　次に、現象学的研究における「方法」の意味するところを確認する。研究において、分析方法と言われる場合、その「方法」とは手順やマニュアルのように捉えられている。量的研究における、プロトコールのようにあらかじめ決まった分析手順に則って実施したり、質的研究ではGTAで見られるようなコード化する基準がそれである。このような「方法」の考え方に従って、再現性の有無についての検討もなされている。他方、現象学では木田が「開かれた方法的態度」であるとし、「方法とは本来、デカルトの解析の方法やヘーゲルの弁証法がそうであったように、思考のスタイル、研究対象に立ち向かう態度のことなのである」[37]としている。村上も、「現象学において『方法』とは、探究すべき現象が見えてくる視点の取り方と、現象の見方のことである」[38]と、木田同様に手順を意味する自然科学の「方法」とは違う水準にあることを強調している。これを受け、松葉、西村[39]らは現象学的研究における分析方法とは、「思考の道筋（メトドス）」であるとし、マニュアル的な分析手順はないことを明示している。

　以上のことから、本書においても、フィールドノーツを作成したり、それを読み込んだりする実施手順はあるものの、「分析方法」としてあらかじめ決まっている何らかの手順に従って分析を行うことはしていない。だが、「思考の道筋」はある。よって、以下に「思考

の道筋」として、事象に沿って実際にどのような手順で、どのように分析を進めていったのかという「分析過程」として示していく。

分析過程

　本書では、フィールドワークを調査手法として用いた。データは、フォーマルインタビューを逐語録にしたものと、参与観察とその中でのインフォーマルインタビューを含む記録であるフィールドノーツの2種類になった。本書ではフィールドノーツを主たる分析対象とした。以下に、実際に行ったフィールドノーツの分析過程を示していく。

(1)　フィールドノーツを繰り返し読んだ。

(2)　フィールドノーツの全データについて、参加者毎に分析を書き込んでいく(松葉, 西村(2014)の別冊『現象学的方法を用いたインタビューデータ分析の実際』と同じ作業になる)。全データとしたのは、研究者の関心に沿ってデータを抜粋したり、都合の良い部分のみを選び分析を加えるのではないということと、全体の布置を捉える目的も含んでいるためである。この過程は、1年から1年半かけて実施し、分析も間を開けて複数回実施した。

(3)　分析に際しては、村上による「付章インタビューを使った現象学の方法」[40]と、松葉, 西村の「現象学的看護研究の実際」[41]を参照した。本書の分析においては、具体的に次の点に着目した。

(4)　時間に関する表現、からだの動きや感じ方に関する表現、しびれに関する言及(表現のされ方やオノマトペと文脈の流れなど)、どのような動作をしながらしびれを語るのか、質問に対する応答と会話の流れに着目しながら繰り返し読んだ。

(5)　表現については、どのように変化しているのか(例えば、しびれ→冷たい→痛い→しびれている)や、その変化を文脈や、回復時期、季節、受診といったイベントなどを背景にして読んだ。また、語尾や、村上[42]でいうところの「ノイズ」といわれる、「でも」「やっぱり」に着目し、それらが繰り返し現れる場面にも注目した。

(6)　江川さん、藤田さんに関してはフィールドノーツのページ数が400〜500近くあったため、全体の経過を把握するために(3)の作業において、フィールドノーツ内で気になった箇所をノートに抜き出し、分析解釈を行い、頻出する言葉や動

作、気になった点を抜き出した。ノートに抜き出し書き写す作業の中で、注意を払って転写していても、時々転写ミスをすることがあった。この転写ミスは、参加者と研究者である私との視点のずれが生じていることを気づかせてくれ、分析を深める契機となった。

(7) 繰り返されていた言葉や動作に関しては、フィールドノーツに付箋で色分けし、フィールドワーク期間を通して、全体的に見られるのか、ある時期に集中しているのかなど、経過の中で把握することも同時に行った。

(8) 上記を何度も繰り返し、その過程でしびれが語られる際によく出てくる動き・表現、印象的な場面・発言などから、いくつかのことがトピックとして見えてきた。

(9) トピックごとに、関連するフィールドノーツデータをすべて抜粋した。全体の中にあったときには気づかなかった語りのトーンや、発症からの時期、季節による変化が見えてきた。また、特定のからだの動きがある特定の文脈で意味をもって現れていたことや、最初は関連があるのか、ないのかもわからなかったトピック間の関係も見えてきた。

(10) 研究目的に照らし合わせ、次の点から結果構成を検討した。データの中心になっていたことが、しびれの感じ方よりも、しびれている身体をどのように感じているかであった。それが、どのような場面でどのように現れてくるのかを記述することを、結果の一つの柱とした。次に、その身体で生きることが生活場面をどのように現象させていたのかを、もう一つの柱として記述した。

(11) 結果構成に従い、フィールドノーツからデータを抜粋し、さらに詳細な分析を加えつつ、事象の記述を行った。表現に関しても抽象的な言葉に置き換えてしまうのではなく、そこに回収しきれないものを含んでいる、参加者の言葉をそのまま用いて記述した。

現象学的研究に求められる記述

先に現象学的な方法とは、「方法的態度」「現象の見方」「思考の道筋」であり、自然科学のような手順を意味していないことを確認した。方法の意味する水準が異なれば、記述として示される水準も異なる。以下では、現象学的研究が目指す記述の水準について先行する議論との関連から述べ、本書での記述考察がどのような視座に立つかを

示していく。

　まず、現象学的研究における「記述」とは、何を意味するのかを述べたい。一般的に用いられている記述とは、単に書くことを指している場合が多いだろう。他方で、鷲田は「記述とは、何かを模写することでも記録することでもなく、その中で初めて〈事象〉があるプロフィールをもって現れてくることになる場を拓くということである」[43]という。別様に表現すると、「記述とは発見でもある」[44]と言われ、記述的にしか接近出来ないものを、記述によって発見することそのことが、現象学的研究における「記述」だと言える。つまり、量的研究においては数値で結果を示すことが方法論上妥当であるように、現象学的研究においては「記述」が発見であり結果であり、その記述そのものが「方法」となる。

　次に、「一般化可能性」についてである。自然科学が認める方法で実施される量的研究と同じ水準での「一般化可能性」を、記述においては求めてはいない。前章でも検討したように、量的研究では接近しづらい事象に迫るために、本書では現象学的な視座にたどり着いた。にもかかわらず、記述において量的研究と同じパラダイムにのってしまっては、本末転倒であり、事象を裏切ることにもなる。現象学的研究は、一般的な「構造」を取り出すことを目的としており、水準の違う一般化であり[45]、「1例のみの分析を通して、普遍性とは異なるタイプの学問的な価値を手に入れる」[46]とされている。つまり、事例を個別の文脈を伴ったままに分析しつつも、掘り下げていくことでケースだけに留まらない"底でのつながり"[47]、いわば「事例の一般化可能な本質」[48]を記述していくことである。

　そこで生み出されるのは、次のような知のかたちである。村上は、「現象学的な研究は、個別と個別が、事象の布置を媒介として響き合うと言うような、触発の仕組みをもつ。誰かの経験の布置は他の誰かの布置と響き合う」[49]とし、読者の個別の経験を触発し、それを蘇らせたり、それを捉え直し、あらたな意味を与えたりし得るかどうかが問われることを示している。ヴァン・マーネン[50]も、優れた現象学的記述は、我々の生きられた生の感覚と共鳴し合うとし、我々が経験したことがある、あるいは経験し得ることだと認識して肯くことができるものであると述べている。私たちの生には二度として全く同じことは生じえない。看護においても、同じ疾患の患者でも、同じケアがあてはまるわけではない。そうだとすると、固定的な枠組みをあてはめる知だけではなく、現場で起きていることに柔軟に対応できる知のかたちが、看護にこそ必要だと言える。

メルロ=ポンティは、「現象学とは何か」を論じた文脈において、私の経験と他者の経験との交叉点で、それら諸経験の絡み合いによって意味が現れてくる[51]と述べており、その都度意味が生成されるとしている。読者の経験を触発するという知のかたちは、常にダイナミックに知を紡ぎ出していくと言える。本書においても、多様な経験を携えた患者と私の経験の絡み合いによって一つの論文が生まれ、その論文と読者との交叉点でまた意味が生まれる。新たな意味が創造され続ける可能性を含んだ、「触発」という知のかたちが、現象学的研究が呈する意義である。

このような、知のスタイルに立つと、稀な一例であるのか、典型例であるのかという区別を越えた、読者の個別の経験を触発する構造を携えているかどうかが、現象学的研究において求められる、記述考察の水準であることがわかる。

6　しびれについての先行研究検討

以下では、しびれについての看護研究について、その発生機序の違いから末梢神経障害と中枢神経障害とに大別し検討していく。

■■■■■ 末梢神経障害によるしびれ

末梢神経障害について概観すると、糖尿病性神経障害では、質問紙調査が2件あり、しびれの日常生活への影響を調べた研究[52]と、神経学的徴候や症状の程度と日常生活の支障、症状への具体的対処を調査したもの[53]であった。また、足トラブルを早期発見するアセスメントツール開発のため、生理学的な調査を実施したもの[54]がある。また、HIVによる末梢神経障害に関する研究も、既存のスクリーニングツール（Subjective Peripheral Neuropathy Screen）のHIV患者への適応を検討した研究が1件のみであった[55]。糖尿病やHIVに関する研究数の多さからすると、神経障害に関する研究の割合は極めて少ないと言える。糖尿病性神経障害は、痛覚低下に伴う感染症や足壊疽、下肢切断という別の側面に繋がる進行性の様相を呈する。HIVにおいても、末梢神経障害が生じてくるということは、生命を脅かす他の合併症のリスクも高まっていることを意味する。いずれも、疾患の進行に伴いさまざまな局面が出現してくる。そのため、しびれが研究において主題的に扱われることが少ないと考えられる。

III　具体的な方法と手順　243

国内外において研究数が増えているのが、CIPN（Chemotherapy-Induced Peripheral Neuropathy）に関するものである。CIPNという用語が広く使われており、研究領域としても確立していること言える。さらに、近年ではTIPN（Taxane-Induced Peripheral Neuropathy）と、原因薬剤を特定した表記も見られるようになってきた。このように、CIPNを扱った研究のほとんど[56-60]が、使用薬剤ごとに適応癌腫とセットにされ研究がなされる傾向にある。

　研究の方向性としては、症状管理と実態調査に大別される。症状マネジメントに関しては、看護師の視点から早期発見のための評価法について[61]や、不安や鬱、痛みに関する対処法を示したもの[62]がある。患者のセルフケアという点からは、温灸の有効性を検討したもの[63, 64]がある。実態調査としては、糖尿病を基礎疾患として持つ乳がん患者のCIPNに対して薬物療法と理学療法を導入してQOLの低下を防いだという事例報告[65]や、末梢神経障害の様相を調べたもの[66, 67]がある。これらの調査では、末梢神経障害の実態がどのようになっているかに焦点があてられており、それを患者がどのように感じていたり、疾患との関連でどのように意味づけていたりするかということは記述されていない。

　総括すると、上記の末梢神経障害に関する文献では、アセスメントツールを開発し、しびれを可視化することで正確に評価しようとする傾向である。両者ともに命を脅かす疾患が薬剤により救われる一方で、その薬剤により末梢神経障害を起こしてしまうという背景がある。そして、末梢神経障害の出現は、薬剤を中止・減量する指標になるため、いつだれが見ても同じ評価ができることが求められている。このような状況においては、まずは末梢神経障害の評価が適切になされることが、治療上の優先事項でもあり、それが患者のQOL向上にもつながる。他方で、評価という方向性だけでは、患者理解に基づくケアは難しい。CIPN領域においても、患者経験を探求し知見を蓄積していくことが必要である。

▰▰▰▰ 中枢神経障害によるしびれ

　中枢神経障害によるしびれでは、脳卒中後遺症と難病関連で研究がなされていた。脳卒中後遺症のしびれに関する研究としては、2000年初めから実施されている登喜ら[68, 69]の研究がある。登喜らの研究は一貫して「しびれは主観的知覚である」という前提に立ち、対処法を見つけていくという方向性をもっている。一方、坂井[70]は後遺症と

付章——現象学的看護研究

してしびれだけが残った患者との関わりの難しさから出発し、患者がどのような経験をしているのかを探求するために、日常生活での体験に着目し、しびれの体験とその意味を質的記述的に明らかにしている。また、回復期リハビリテーションという場に焦点をあて、脳卒中患者のしびれや痛みと対処行動の様相を明らかにした研究[71]がある。難病患者のしびれに関する研究としては、多発性硬化症患者への質問紙調査[72]や、後縦靱帯骨化症への質的研究[73]があり、いずれもしびれを常時感じるつらさを指摘している。

別の角度から研究したものとして、しびれとうつとの関係に焦点を当てた研究[74,87]や、腰椎術後のしびれ[76]、さらに生理学的研究では、健康人の正座によるしびれ感と末梢血流状態との関係を調べた実験研究[77]があった。

以下では、中枢神経障害によるしびれを主題とした上述の4件について検討し、本書のスタンスがどのように導き出されてたかを確認していく。

1点目は、しびれている方へのケアとして、対処法を探すこととは異なる方向のケアの検討である。先行研究で示された[78]しびれている人に特徴的であった「家族らと過ごす」「積極的に人と話をする」などの他者との交流と、「一人で耐える」という一見正反対の対処方法だが、これはどちらも他者にわかってほしいということが根底にあると言える。わかってほしいけどわかってもらえないから「一人で耐える」という対処をする人、わかってほしいから「積極的に人と話をする」「患者会などに参加する」という人。これらは痛みや麻痺などとは違うしびれの一つの特徴である。そうだとすると、対処法を探す手前に、患者が経験していることを経験しているままに記述する、このことが求められていると言える。

2点目は、研究方法についてである。登喜ら[79]は、しびれには変幻性があり、また表現することが難しいと述べているが、2007年論文では量的なスケールを用いて評価していた。ここに一つ矛盾がある。常に状況によって移ろいやすいものを、質問紙という決められた枠で捉えることは、患者経験を大きく離れることになり、また表現できないとするものを、強さという物差しでVASを用いて点数化していることも同様である。このことから、しびれの経験を量的な研究のみで探究することは、しびれという事象を捉え損ねることになる。よって、先行研究[80-82]でなされたGTAや質問紙とは異なる理論的背景が必要とされていると言える。

前述の研究がしびれの様相や対処法を探究する方向性であったのに対して、坂井[83]は、個々の患者の経験に着目し当事者の視点からその経験を探究している点が特徴的である。坂井[84]は、脳卒中後遺症としてしびれだけが残った患者との関わりの難しさから出発し、患者がどのような経験をしているのかを、日常生活での体験から質的記述的に明らかにした。結果において、日常生活の文脈を残しつつ、当事者の視点からしびれがどのように現れ、それをどのように体験していくのかということが記述されたことは意義深い。考察においては、運動と触覚を切り離し、運動に触覚が伴わないことが微細な動作において困難さが生じる原因だと、因果関係的な説明をしている。また、日常性の喪失が苦悩につながると考察されているが、部分的にできること―できないことが混在しており、喪失とは言い切れない状態が結果から伺える。むしろ、はっきりとどちらかに固定しないことが苦しさを招いていると言える。また、慣れるというプロセスに着目している点には独自性があるが、その分析が「日々の積み重ねの中でごく自然に生じている」と簡潔にまとめられていた。これを、身体化されていく過程としてさらに緻密な分析がなされることが期待される。

■■■■しびれの看護研究のまとめ

ここまでの先行研究の検討から、次の2点が示唆される。1点目は研究方法の選択についてである。登喜ら[85, 86]、土田，土屋[87]ともにGTA／M-GTAを用いていた。だが複雑に絡み合った、またインタビューデータだけで十分に表現しきれない微妙な感覚的なものを扱っているため、文脈から切り離しカテゴリー化し一般化を目指すGTAと、しびれという事象がそぐわないことが示された。

以上のことから、患者が経験していることに接近していくためには、個別の文脈を切り離さず、事象の現れにそって分析を行う必要があると言える。そこで、要請されるのが、現象学的な方法的態度であり、分析の視点の取り方である。その視点はどのように定まってくるのか。現象学的研究では、あらかじめ決まった見方に沿って解釈したり、複数参加者の経験から個別の文脈を切り離し、類型化や理論化を目指すのではない。むしろ、個別の事象が示すとおりに、事象がどのような意味を伴い、どのように経験されているのかを探究する。その際、探究する事象に対して、無自覚に働いてしまう先入見に気づかせてくれるのが現象学の思想であり、先入見を留保し事象に臨むことが現象学

的態度によって可能になる。それにより、これまで見ていたのに見えていなかった視点に研究者が気づくことを可能にする。いわば、隠れていた探究すべきものを、見えるようにするその切り口を示してくれるのが、現象学である。ここで、切り口としたのは、事象の分析に際しても現象学をあてはめると、それは現象学が一つの先入見となり、本末転倒となるからである。したがって、現象学という切り口によって、初めて見えてきたものを、見えたままに記述的に発見していくことが現象学的研究の成果となる。

　また、現象学的研究では、個別事例の内容ではなく、事象がどのように成り立っているのかを、記述で開示していくことが目指される。成り立ちとは、意味がいかに生起してくるのかを捉えることであり、鷲田によると、「世界をそれが現れているかぎりでその現れにそくして問題にする。だからそこでは、現れの構造、つまりは、何かが何かとして何かに対して現れるときのその〈関係〉が問題となる。しかもそれらの〈関係〉が、その生成を可能にしている媒体、ないしは条件もろとも問題となるのである」[88]と述べられる。本書においては、患者が"しびれを、しびれとして、どのように経験しているか"を、はっきり言葉にできないような感覚的な経験（言語化以前の経験）から、しびれの現れを、現れ方ごと記述していくことである。

　2点目として、対処法を探究していく方向性についてである。現場では確かに患者は「このしびれをどうにかしてください」と訴え、対処法を求めているかのように見える。しかし、果たしてそうなのだろうか。登喜ら[89]や土田，土屋[90]の研究結果において、患者らが提供された対処法を鵜呑みにしていないことが明らかにされていた。これは、患者らが対処法を提供されることだけを、必ずしも求めているわけではないことを示しているのではないか。それは、個々の経験が個別性に富むため、具体的な対処法が、かえって自らに適応しづらいことが推察される。トーマス＆ポリオは、問題解決型志向でなされている実践には、"看護する"ということに対する深い理解が欠けているとし、「長きにわたって私たちは患者の訴えを解決すべき問題であると捉えてしまっていたのではないだろうか」[91]と異論を呈する。これらのことから、対処法を提供する以外の看護のあり方を、ひとり一人の患者の経験をもとに検討し直す必要があると言える。

　よって、本書では、患者らの経験を大勢のうちの一つとして扱うのではなく、個別の経験として掘り下げ記述した。しびれの記述により、経験に寄り添うときの在り方が提示され、読者各々がしびれのケアを拓く契機につながることを願う。

IV 方法論の検討

　本書では、患者の経験を理解するという看護の基本姿勢に立ち帰り、しびれの経験を、患者の経験に沿って示すことを試みた。その際、現象学という思想的背景がいかにして要請されたのか、以下にその理由を述べていく。余談であるが、修士課程でしびれ[*13]の患者経験に取組んだ際にも、直感的にメルロ゠ポンティの『知覚の現象学』が探求を深める指針になると感じていた。気合いを入れて講読するが、修士課程の私には難しく理解の入り口に立つこともできたかわからない。その後、再びメルロ゠ポンティに向き合うときが来た。

　医療の現場では誰が見ても同じように評価でき、それが共有可能であることが求められている。そのため、"主観的な"自覚症状に対しては、画像化や数値化することで"客観的"にするという方向性が、多くの研究において確認できる。例えば、f-MRIなどの画像を介して慢性疼痛のメカニズムや介入の評価を探究する実証実験研究と、その実践での応用が集学的医療として、麻酔科医や理学療法士を中心に系統的になされている[92-97]。看護領域でも、甘味と下降性痛覚調節系の関連を調べたものや[98]、痛みを実験で測定し、注射時の痛み緩和という応用を検討したものがある[99, 100]。また、超音波で正座時の血流を測定し、しびれと血流の関連を測定した実験研究[101]などがある。これらは、対象者をある母集団からサンプリングし、室温・湿度を一定に保ち、睡眠時間や食事なども含め、コントロールされた状況下におく。いわば、現実の生活から切り離した環境を設定し、再現性を担保している。このような方向性は、生理学的な側面からの新たな発見をもたらし、治療プログラムの開発につなげられており[102, 103]大きな意義がある。他方で、そこにあるのは私たちのからだではなく、生理学的な反応をしめす"人体"である。"人体"は同一条件下で、同一の刺激に対して同一の反応を示す、母集団を代表する再現性のあるサンプルとして、研究者たちの前に呈されている。

　だが、本書冒頭で語った村中さんのように、患者の経験は"人体"の経験ではない。周囲の人との関係、身体機能の回復過程、社会的役割など複雑に交叉しながら、同

❖13　脳卒中後遺症で身体感覚が変化した人の日常生活の語り～しびれや失調をもつということ～、2004年度日本赤十字看護大学大学院看護学研究科 修士論文

付章——現象学的看護研究

じ薬を服用しても、効くと言ったり、効かないと言ったりする、"ひと"の経験なのである。"ひと"には、二度として同じ状況、同じ身体はない。"ひと"である、患者の経験を捉えようとするとき、自然科学的な枠組みで、コントロールした条件下で捉えることは難しい。仮に、既存の枠組みに当てはめたとしても、そこで得られるのは、私たちが日々生きている身体に基づく経験ではなく、"人体"としての押し並べられた数値である。池川は、「人間の行動に関して、本来は数量化できない性質のものまでも間接的に数量化してしまう危険性はないものだろうか」[104]と、自然科学的な研究方法に傾倒していく看護に警鐘をならしている。さらに、「人間の個別性や特殊性を捨象した後に残った一般性のなかに、看護の本当の意味での科学性や本質があるとはどうしても考えられない」[105]と述べ、看護は探究しようとする事象により、その方法が導かれるべきであるとしている。フィールドワークにおいても、手がしびれている江川さんが、簡易上肢機能検査（STEF）[14]を受ける場面が何度かあった。結果はいつも満点で、担当の作業療法士も、「こういうのは問題ないんだよね」と、江川さんのしびれが数値には現れてこないことを認識していた。実践の場においては、池川が指摘したように、自然科学的な説明や、数量化する評価だけでは患者経験を十全に捉えられないことが、医療者にも経験的に把握されている。だが、研究になると、自然科学的な思考スタイルに則ることで、医療者が現場で感じていた事象そのものと乖離してしまう。これらのことから、本書で探求しようとした事象には、自然科学的な枠組みでなされる実験研究や量的研究とは異なる研究の枠組みが必要とされていたと言える。

　では、個別性を重んじる帰納的研究方法である、質的研究ではどうだろうか。いくつかの研究がGTAで実施されていた。結果として何がどのように示されたかも踏まえて考えてみたい。まず、しびれという事象に対してGTAを用いたことで、次の難しさが生じていた。1点目は、言語化されているものを基に分析する手法であるGTAを、患者自身も言葉にしづらいしびれに対し、インタビューというデータ収集で実施した点にある。インタビューデータでは、当然のことながら言語化できるものしかデータとして挙がってこない。言語化によって、「わからない」というところへ帰着するようなしびれの経験であるからこそ、はっきり言葉にならない事象にもアプローチできる方法が求められる。

　2点目は、GTAという手法としびれの経験のミスマッチが挙げられる。GTAでは、個

***

❖14　STEF: Simple Test for Evaluating Hand Function

別の経験の探究というよりも、むしろ帰納的に理論構築をすることで、あるパターンや変化などを予測し、実践に活かすことに主眼が置かれる。そのため、意味が立ち上がってくる個別のさまざまな文脈は捨象され、背景を伴わない抽象度の高い言葉だけが残っていく。すると、文脈の中ではつながっていたものが、別様に分類されてしまう。例えば、正反対のカテゴリーに同じ内容が分類されてしまうという矛盾が生じてしまう。文脈から切り離すことによって、断片的にしか見えなくなってしまうしびれであるからこそ、個別の文脈に忠実に迫っていく方法が必要であることがわかる。トーマス＆ポリオは、「『個』を喪失し、機械化された枠組みの中で行われる研究や医療行為は、どんどんむなしい力技となってしまう」[106]と述べている。本書においても、患者の生きられた世界においてしびれがどのように現れ、成り立ち経験されているのかを、個別の文脈を携えたまま、患者の視点から探究できる方法が求められていたと言える。

Ⅴ　看護学への寄与

　本書が看護学にどのように貢献し、発展させていくことにつながるのかを述べたい。

　1点目は、難治性とされる自覚症状への、症状改善とは異なるアプローチの可能性を見出した点である。難治性である場合は、関わる方策が限られており、足が遠のいたり、「受容」という枠組みを患者に当てはめたりする傾向になりがちであった。また、自覚症状に関しては、主観的であり医療者にはわからないという立場で研究されることが多かった。このような点に、研究成果として次のことを提示することができた。一つは、症状のみに焦点を当て介入評価するのではなく、患者の経験にまず立ち帰り、理解することに関心を向けることである。その態度が関係性を築き、症状改善とは異なるケアの糸口を示す可能性である。もう一つは、他者にはわからないとされる、自覚症状が見えるようになる視点の取り方を、フィールドノーツを通して示した点である。何がどのようにみえ、そこに自覚症状がどのように現れているのかという、現れ方の一端を示せたのではないかと考える。それにより、症状を緩和する方策にとらわれがちであった医療の枠組みを、柔軟にしていく可能性を示すことができた。

　2点目は、研究方法についてである。今回、しびれという事象に臨むにあたり、既存の現象学的な分析方法をそのまま適応するのではなく、メルロ゠ポンティの身体論を視座に、しびれている身体の探究に最もふさわしい方法を吟味していった。そのこと自体が、看護学における現象学的な研究への寄与であるとともに、しびれの研究に取り組む研究者にとっても具体的な一つの道筋を示すことにつながったと考える。

〈参考文献〉

1）木田元：現象学, 岩波新書, 1970.

2）木田元：現代の哲学, 講談社学術文庫, 1991.

3）木田元：哲学と反哲学, 岩波書店, 2004.

4）榊原哲也：現象学的看護研究とその方法―新たな研究の可能性に向けて, 看護研究, 44（1）, p.5-16, 2011.

5）緒方久美子, 佐藤禮子：ICU緊急入室患者の家族員の情緒的反応に関する研究, 日本看護科学会誌, 24（3）, p.21-29, 2004.

6）Lesniak, R.G.：The Lived Experience of Adolescent Females Who Self-injure by Cutting, Advanced Emergency Nursing Journal, 32（2）, p.137-147, 2010.

7）Shorter, M., Stayt, L.C.：Critical care nurses' experiences of grief in an adult intensive care unit., Journal of Advanced Nursing, 66（1）, p.159-167, 2009.

8）広瀬寛子：看護面接の機能に関する研究―透析患者との面接過程の現象学的分析（その1）, 看護研究, 25（4）, p.69-86, 1992.

9）相良－ローゼマイヤーみはる：子どもの死と死後の世界観:解釈学的現象学を用いて, 日本看護科学会誌, 24（4）, p.13-21, 2004.

10）Naef, R., Bournes, D.A.：The Lived Experience of Waiting. A Parse Method Study, Nursing Science Quarterly, 22（3）, p.141-153, 2009.

11）前掲8）

12）Thomas, S.P., Pollio, H.R.著, 川原由佳里 監修：患者の声を聞く―現象学的アプローチによる看護の研究と実践, エルゼビア・ジャパン, 2002／2006.

13）西村ユミ：語りかける身体―看護ケアの現象学, ゆみる出版, 2001.

14）西村ユミ, 前田泰樹：「痛み」の理解はいかに実践さえるか―急性期看護場面の現象学的記述, 看護研究, 44（1）, p.63-75, 2011.

15）中山洋子：解釈学（現象学）的方法とは, 看護研究, 26（4）, p.326-331, 1993.

16）ハイデガー, M. 著, 原佑, 渡邊二郎 訳, 存在と時間Ⅰ, 中央公論社, 1927／2003.

17）Benner, P., Wrubel, J.著, 難波卓志訳：現象学的人間論と看護, 医学書院, p.75-90, 1989／1999.

18）前掲12）p.25

19）Jorgensen, D.：Participant Observation A Methodology for Human Studies, SAGE Publications, Inc., 1989.

20）麻生武：「見る」と「書く」との出会い―フィールド観察学入門, 新曜社, 2009.

21）前掲20）

22）前掲20）p.189

23）前掲20）

24）前掲22）

25）Van MAnen, M. 著, 村井尚子 訳：生きられた経験の探究, ゆみる出版, p.273, 1990, 1997／2011.

26）Geertz, C. 著, 森泉弘次 訳：文化の読み方／書き方, 岩波書店, 1988／1996.

27）坂井志織：日常生活を通してみる脳卒中後のしびれの体験とその意味, 日本看護科学会誌, 28（4）, p.55-63, 2008.

28）前掲27）

29）松葉祥一, 西村ユミ 編著：現象学的看護研究―理論と分析の実際, 医学書院, 2014.

30）──前掲16）p.71

31）──M.メルロー・ポンティ 著, 滝浦静雄, 木田元 訳；眼と精神, みすず書房, 1964／1966.

32）──鷲田清一：現象学の視線─分散する理性, 講談社学術文庫, p.85, 1997.

33）──前掲25）p.57

34）──前掲4）

35）──前掲29）

36）──村上靖彦：摘便とお花見, 医学書院, p.343, 2013.

37）──前掲1）p.8

38）──前掲36）

39）──前掲29）

40）──前掲36）p.342-363

41）──前掲41）p.122-150

42）──前掲36）

43）──前掲32）

44）──鷲田清一：現代思想の冒険者たちselect メルロ=ポンティ 可逆性, 講談社, p.83, 2003.

45）──前掲29）

46）──村上靖彦：現象学的な質的研究の方法論, 看護研究, 48（6）, p.558-566, 2015.

47）──坂井志織：大学院生から見た現象学とグラウンデッド・セオリー , 看護研究, 48（6）, p.542-543, 2015.

48）──谷津裕子, 北素子：質的研究の結果は一般化できないのか？ 質的研究における一般化可能性, 看護研究, 45（4）, p.419, 2012.

49）──前掲46）p.563

50）──前掲25）

51）──M.メルロー・ポンティ 著, 竹内芳郎, 小木貞孝 訳：知覚の現象学1, みすず書房, p.23, 1945／1967.

52）──赤沢寿美, 木下みどり, 川手亮三, 山村安弘：糖尿病性ニューロパチーによるしびれの日常生活への影響, 広島大学医学雑誌, 49（4）, p.119-129, 2001.

53）──金村美和, 旗持千恵子：糖尿病性神経障害患者の徴候, 症状と日常生活の支障との関連, 大阪府立大学看護学部紀要, 20（1）, p.57-65, 2014.

54）──鷲田万帆, 日野千恵子, 池田清子, 服部兼敏, 西川みどり, 井上朱実：糖尿病患者における神経障害と足トラブルに関する看護師によるアセスメントの有用性, 神戸市看護大紀要, 11, p.11-18, 2007.

55）──McArthur, J.H. : The Reliability and Validity of the Subjective peripheral Neuropathy Screen, Journal of the Association of Nursing in AIDS Care, 9（4）, p.84-94

56）──武居明美, 瀬山留加, 石田順子, 神田清子：Oxaliplatinによる末梢神経障害を体験したがん患者の生活における困難とその対処, The KITAKANTO Medical Journal, 61, p.145-152, 2011.

57）──Tofthagen, C., McAllister, R.D., McMillan, S.C. : Peripheral Neuropathy in Patients With Colorectal Cancer Receiving Oxaliplatin, Clinical Joural of Oncology Nursing, 15, 2, 182-188, 2011.

58）──梅岡京子, 辻川真弓, 大西和子：パクリタキセルによる「末梢神経障害」への温灸適応に関する研究−6名の事例分析から−, 三重看護学誌, 14, p.55-66, 2012.

59）――Maxwell, C. : Quality-of-life considerations with taxane-based therapy in metastatic breast cancer., Clinical Journal of Oncology Nursing, 17, p.35-40, 2013.

60）――三木幸代, 雄西智恵美 : オキサリプラチンによる末梢神経障害をもつ進行再発大腸がん患者の体験, 日本がん看護学会誌, 28,（1）, p.21-29, 2014.

61）――Donovan, D, : Management of Peripheral Neuropathy Caused by Microtubule Inhibitors, Clinical Journal of Oncology Nursing, 13（6）, p.686-694, 2009.

62）――Brem, S., Kumar, N.B. : Management of Treatment-Related Symptoms in Patients With Breast Cancer: Current Strategies and Future Directions, Clinical Journal of Oncology Nursing, 15（1）, p.63-71, 2010.

63）――前掲58）

64）――堀口美穂, 辻川真弓, 梅岡京子, 坂口美和, 大西和子 : パクリタキセルによる末梢神経障害に対する温灸の効果に関する検討, 三重看護学誌, 14, p.67-79, 2012.

65）――Wampler, M.A., Hamolsky, D., Hamel, K., Melisko, M., Topp, K.S : Caseload Report: Painful peripheral Neuropathy Following Treatment With Docetaxel for Breast cancer, Clinical Journal of Oncology Nursing, 9（2）, p.189-193, 2005.

66）――高橋裕美, 神田清子, 武居明美, 外丸冨美子, 瀬山留加, 二渡玉江, 堀越政孝 : 外来化学療法における末梢神経障害の特徴に基づく看護支援の検討－副作用-症状の自己記録ノートの分析から－, The KITAKANTO Medical Journal, 60, p.143-149, 2010.

67）――前掲56）

68）――登喜和江, 蓬莱節子, 山下裕紀, 高田早苗, 柴田しおり : 脳卒中者が体験しているしびれや痛みの様相, 日本看護科学会誌, 25（2）, p.75-84, 2005.

69）――登喜和江, 前川泰子, 山居輝美, 和田恵美子, 蓬莱節子, 山下裕紀, 高田早苗 : 脳血管障害後遺症としての痛みやしびれの日常生活への影響と対処法, 神戸市看護大紀要, 11, p.27-36, 2007.

70）――前掲27）

71）――土田美保子, 土屋陽子 : 回復期にある脳卒中患者のしびれ・痛みと対処行動の様相, 日本リハビリテーション看護学会誌, 2（1）, p.11-16, 2012.

72）――和田文子, 渡邉ひとみ : 多発性硬化症患者のしびれとQOLについての関連性, 日本難病看護学会, 5（2）, p.123-126, 2001.

73）――浜崎優子, 福間和美, 長井麻希江 : 後縦靭帯骨化症とともに生きる体験とその兆候―身体的・心理的・社会的状況に焦点を当てて―, 日本難病看護学会, 13（2）, p.149-156, 2008.

74）――Morimoto, T., Andrea S.S., Asano, H. : The relationship between poststroke pain and numbness symptoms and depression, 日本保健医療行動科学会年報, 17, p.131-147, 2002.

75）――山口容子, 野上睦美, 西谷美幸, 安田剛敏, 関庄二, 金森昌彦 : 頚髄症患者における自覚症状とうつ状態に関する一考察, 富山大学看護学会誌, 14（1）, p.101-108, 2014.

76）――梅津はるみ, 武田宜子 : 腰椎術後の下肢しびれ感と性格及びその他の要因との関連, 日本整形外科看護研究会誌, 6, p.36-41, 2011.

77）――佐藤一美, 中村美知子 : 健康人の正座によるしびれ感と末梢血流状態との関係, 山梨大学看護学会誌, 6（1）, p.53-57, 2007.

78）――前掲69）

79）――前掲68）

80）――前掲68）

81）──前掲69）

82）──前掲71）

83）──前掲27）

84）──前掲27）

85）──前掲68）

86）──前掲69）

87）──前掲71）

88）──前掲22）

89）──前掲68）

90）──前掲71）

91）──前掲12）

92）──住谷昌彦, 宮内哲, 前田倫, 齋藤洋一, 柴田政彦, 眞下節：幻肢痛とRamachandranの鏡, 痛みと臨床, 7（1）, p.23-28, 2007.

93）──北原雅樹, 小島圭子, 花田真紀, 栗山陽子, 大村昭人：非癌性慢性疼痛に対する傾向トラマドールの効果, 麻酔, 58（8）, p.971-975, 2009.

94）──柴田政彦, 住谷昌彦, 真下節：CRPSをめぐる最新の話題, 慢性疼痛, 30（1）, p.15-20, 2011.

95）──城由起子, 松原貴子：自律神経機能解析による痛み評価の試み, Pain Rehabilitaion, 1（1）, p.12-15, 2011.

96）──宇野彩子, 城由起子, 松原貴子：supervised exercise programの疼痛強度および疼痛関連要因に対する有効性, Pain Rehabilitaion, 4（1）, p.23-26, 2014.

97）──林和寛, 松原貴子, 新井健一, 西原真理, 牧野泉, 牛田享宏：難治性の慢性痛患者に理学慮法が有効であった3症例, 日本ペインクリニック学会誌, 22（1）, p.57-60, 2015.

98）──掛田崇寛：味刺激が成人の下行性痛覚調整系に及ぼす影響, 日本看護研究学会誌, 34（2）, p.163-170, 2011.

99）──深井喜代子, 大名門裕子：上肢の注射部位における皮膚痛覚閾値の検討－三角筋, 前肘, 手背各部の皮膚痛点分布密度の比較－, 日本看護研究学会誌, 15（3）, p.39-46, 1992.

100）──深井喜代子, 新見明子, 田中美穂：痛みの指標としての局所発刊量測定部位の検討, 川崎医療福祉学会誌, 9（2）, p.289-292, 1999.

101）──前掲77）

102）──牧野泉, 新井健一, 森本温子, 松原貴子, 青野修一, 林和寛, 西原真理, 畠山登, 牛田享宏：下顎運動療法がもたらす非特異的な上半身の慢性痛の鎮痛効果に影響する因子, 日本運動器疼痛学会誌, 5, p.108-115, 2013.

103）──城由起子, 松原貴子, 大場千尋, 小川美有, 石河直樹, 中島裕貴：運動イメージに依る疼痛抑制効果の検討, Pain Rehabilitaion, 3（1）, p.9-14, 2013.

104）池川清子：看護―生きられる世界の実践知, ゆみる出版, p.18, 1991.

105）──前掲100）p.24

106）──Thomas, S.P., Pollio, H.R.著, 川原由佳里 監修：患者の声を聞く―現象学的アプローチによる看護の研究と実践, エルゼビア・ジャパン, 2002／2006.

解説

ケアを生み出す、現象学の実践

西村 ユミ（首都大学東京健康福祉学部教授）

●しびれがあるのではなく、しびれている

　本書は、著者である坂井さんが"しびれ"を苦にして亡くなった患者から受け取った問いに対する、10余年にわたる思索の回答であり、ケアの実践の記録である。

　"思索の回答"としたのは、一方で「しびれている」という障害ともいえる感覚が、当の患者においていかなる経験であるのか、という課題、そしてそれを解くための方法を考え抜いて一定の見解を得た成果であるためだ。他方で、そもそも十全な治癒が難しい「しびれのケアとは、何をすることなのか」という臨床から生まれた問い自体への回答を、長期にわたる調査の実践をとおして見いだしたものと思われたためである。

　「しびれをもつ患者において、それはいかなる経験であるのか」。著者が「しびれ」の研究に深くかかわろうとしたのは、脳腫瘍切除後に、それがうまくいったにもかかわらず"しびれを苦にして"自死をした村中さんの、その苦悩の意味を知らないままには済ませられなかったためである。いのちを断つほどの苦しみ。この課題に取り組み始めた当初、あまりにも難解な問いを前に、まっすぐ「しびれるという経験」をめざして探究しようとした。しかし、そうすることによって、しびればかりがクローズアップされて、ますますつかみどころを得なくなった。こうした模索を繰り返す中、あることをきっかけに、著者の視界が開けた。患者の経験を表すには、「しびれ」という表現でなければならない。この「しびれ」は医学用語とは対を為してはいない。患者は「しびれがある」のではなく「しびれている」という。これらがヒントになって、しびれの研究は一気に前進した。

　「ある」「ている」というわずかな表現の違いは、しかし、しびれのあり方を別様のものとして表現する。「しびれがある」は、その身体がしびれを持つことを意味する。「しびれている」は、その身体自体の表現である。それを知った著者は、身体からしびれが乖離していない、《しびれている身体》という新しい存在のあり方を発見した。

　それまでの探究では、一方でしびれの訴えや温罨法や薬の効果――これは数値で評価された――が同一ではないこと、それゆえにその状態を変幻性と表現していた。これらを当たり前としていた自分たちは、知らぬ間に医学的思考とその因果関係の枠組みにはまり込み、患者を外部から観察していた。

256　付章──現象学的看護研究

他方で、しびれは当の患者の身体に生じているのだから、経験している「患者に
しかわからない私秘的なもの」として、その理解の難しさばかりに目を奪われてい
た。確かに、患者はそのつらさを「わかってもらえない」と言っていた。が、看護師も
家族も、患者を苦しめるしびれを何とかしようと悩んできた。その事実は、ある水準
で他の者もしびれのつらさを分かち持っていることの現れである。しびれた手で紙
を持つと、うまくつかめずに落としてしまう。ビニールに触れると思わず手を引っ込め
る。そして、それを訴えることのできる他者が存在する。これらを知った著者は、し
びれを知るには「周囲の人々や物との関係、季節の変化など」の多様な文脈におい
て、しびれがそれとして意味を帯びて現れること、それを掬いあげる必要性に気づく
のだ。この意味の発生はその文脈を生きる、しびれている身体において起こる。こう
して、「感覚障害」の探究から「生きられる身体」への転換が起こった。

　生きられる身体は、本書でたびたび引用される現象学者、モーリス・メルロ゠ポ
ンティが発見した概念であり、経験という身体の水準での営みである。本書では方
法論や語りの分析において、あるいは考察においてメルロ゠ポンティが引用される。
が、私はこの〈しびれている身体〉を発見するに至る議論こそが、メルロ゠ポンティの
思索を辿り直した現象学的記述であり、坂井さんの身体論であると思う。

●**しびれのケアとは、何をすることなのか**

　さらに、本書の身体に関する議論は、もう一つの問いによってその独自性を際立た
せている。看護師として働いていたかつての著者は、「腕がしびれる、だるい」という患
者の訴えに応じることができないばかりか、「ケアに行き詰まりや、かかわりづらさ」も
感じていた。だから村中さんの事件を経て「自責の念と罪悪感」を持ち、「このままの自
分では、しびれを持つ患者さんのケアに携わることなどできない」と苦しんだ。

　しかし、しびれの理解が難しいのは、看護師たちばかりではない。当事者でさえ、し
びれの感覚は「わからない」「表現しづらい」ものなのである。しびれの経験を知りたいた
めに、当初はインタビューという方法を選び取ったが、それを聴き取ろうにも空振りを繰り
返すばかりだった。他方で、歯磨きや食事、歩行に同伴すると、患者はいろいろなこと
を教えてくれる。特に「しびれ」に関心を向ける人が傍にいるという状況は、こうした言葉
がその者に向けて語り出される地盤となる。そこで選ばれたのがフィールドワークという方
法であり、実際に、3名の患者さんに長期にわたって同伴し、振る舞いや言葉という多
くの身体の表現が生まれる場に居合わせた。いや、極端な言い方かもしれないが、著
者の存在が、しびれの表現をつくりだす媒体となっていたともいえる。そうだとすると、こ
の傍らに身を置くそのあり方が、しびれのケアを考える手がかりになるかもしれない。

●ケアする者と、される者の共同作業

　ケアを問うその前に、本書で探究した患者さんの経験の記述を見てみよう。

　まず、飛び込んできたのは、世界が現れる場としての〈身体〉に、接触を契機として"しびれ"が強く現れ、それが身体の自覚という境界をつくって「中」を生み出す、この中のわからなさが、世界の意味を変容させるという記述である。

　例えば、水滴や衣類という馴染みのものでさえも患者たちには「当たる」ものとして現れる。便座に座ることは用を足す前に、お尻に便座が「当たる」経験になる。その境界は、「からだがバラバラになっている」「どうやって表現していいかわからない」「何していても気持ち悪い」感覚を浮かび上がらせる。だから身の回りの物は、「避けなければならないもの」「見知らぬもの」になるという。言われてみればそうだが、「当たる」という表現には納得させられた。

　「触れられるとわかるんだけど、中身が違う人みたい」「中がわからない」という語りからは、しびれをはっきり感じることで、「本来はなかった境界をからだにつくる」ことになり、それがわからないと感じさせる「中」をもつくる。何かに触れることで、自身の身体によくわからない「中」が浮上してくるのであり、だからこそ触れた物は「見知らぬもの」となる。著者はこれを、フッサールが名づけた「再帰的感覚」とメルロ゠ポンティの記述した「身体の両義性」というあり方を手がかりとし、触れる側が触れられる側に反転した際に感じられる身体の手ごたえの手前に「中」が割込み、世界がしびれとして現れ見知らぬものになると分析してみせる。この両義性が変容をきたし、自身が身体としてここに居ること、つまり身体の実存を揺るがす経験になるという。

　触れることにおいて生じている手応えのなさは、触れている自分を見るという視覚の介在によって、さらに難しい事態を引き起こす。患者は、しびれている手としびれていない手を壁に付けて見比べると、「同じなのに、違うものみたい」という経験をする。「自ら壁に触れながら、触れている自分を見るという触覚と視覚の2重構造の中で、双方の現れが一致しない経験」が起こる。「接触により、触れて感じたことと、見て感じたこと」との間に差異が生まれ、感覚の交差ともいえる「共感覚」が働かない。言い換えると、接触によって感覚間に齟齬が生まれる経験がもたらされるのである。

　媒体としての身体の変容は、時間感覚にも変容を及ぼす。むしろ、しびれている身体固有の時間が経験されていると言ってもいいだろう。病気をする前だったら、「運動しすぎると筋肉痛になって、それでやり過ぎだったなってわかる」その判断の材料にもなっていた「筋肉痛が来ない」、いや「筋肉痛よりしびれが先に来ちゃう」と、ある患者は語る。筋肉痛が来ることの予期という習慣が働いているにもかかわらず、実際にはそれが来ない。逆説的に述べれば、「来ない」ことがわかること自体が、

習慣的身体の働きの現れと言えるが、それを覆い隠すかのようにしびれが先に来る。この顕在化しているしびれが、筋肉痛が起こる可能性を残したまま生じる。著者はこれを「二重の『今』が並存する」と分析してみせ、しびれによって曖昧で不確かなものとなった身体のこの「今」が起点となるがゆえに、現れる過去や未来は意味がつながらない時間になるという。接触によって、"ある時"に引き戻されることも、この固有の時間経験を生み出している。

　これらを再記述すると、次のようになる。しびれている身体は、接触を介してしびれをより強く感じさせられることで自らに「中」をつくり、世界の媒体であることが危うくなる。他の感覚との間に齟齬も生まれ、ある時に引き戻されるために時間がつながりを持ちにくくなる。ある種、なんともはっきりしない奇妙な世界が、そして過敏でありつつも手ごたえのない自分自身が、その都度の接触において現れる。これでは患者たちもたまらないだろう。

　しかし、このしびれている身体には著者が同伴していた。この研究に取り組む当初は、しびれを持つ患者のケアに携わることができないのではないか、と思っていたようだったが、長期にわたる調査において患者の傍らに身を置き続け、結果的にその患者たちが、著者が病院にやってくる次の機会を待つ、という事態が起こった。ここにケアの萌芽が見て取れる。患者は、著者の存在によって、自らしびれに輪郭を与えていく。言葉が生まれることは、単にそれが明確になるだけではなく、「わからない」ことの内に患者たちが置き去りにされないことをも意味する。それを訴える相手がいて生まれる言葉は、共同作業の賜物だ。しびれはなくならないかもしれないが、別様に生み出される「意味」を生きることができる。そうであれば、〈しびれている身体〉で生きることは、傍らにいる者との関係の現れである。

　メルロ＝ポンティの現象学（身体論）は、事象そのものへ立ち返り、事象そのもののほうから意味を捉えなおそうとする態度と、その事象への道行で鍛えられる、徹底的に事象にそくして考え抜く態度を支える。それが本書において、表現しがたいしびれの経験を固有の文体で記述することを実現させた。しびれる身体で生きる患者へのケアも、その人の傍らで考え抜くことによって実現した。逆に言えば、患者の傍らで取り組まれた現象学の実践、それが《しびれている身体で生きる》ことの記述とケアを生み出したのだ。現象学的記述は生きることとケアとが表裏一体となった表現である。その意味で、本書は「現象的看護研究」の1つのスタイルであると思う。

あとがき

　本書冒頭に記した、しびれを訴える村中さんとの出会いから、早18年が過ぎてしまった。研究に取り組む中で、くじけそうになったり、なかなか前に進めなかったりしたときもあった。そのとき、偶然ではあるが寝姿勢が悪く腕がしびれたり、作業のしすぎで手がしびれたりすることがあった。私にはそれが村中さんからの身体を介したメッセージのように思え、絶対やり遂げるんだと気持ちを新たにしたことが多々あった。また、村中さんからの手紙を読み返しては、なぜ私は何もできなかったのだろうか、なぜその苦悩に気づけなかったのだろうかと、後悔と申し訳なさがこみ上げ、涙したことが幾度もあった。遅すぎる答えではあるが、本書が「しびれのケア構築」というゴールに向けて、入り口の一つをつくれたのではないかと思う。

　この研究を通して、私自身しびれに対する見方が大きく組み変わった。それを端的に現わすと、"しびれが体にあるのではない。しびれている身体なのだ"となる。私はずっとしびれが神経損傷部位に"ある"のだと思っていた。解剖生理学的な見方からすると、全くそのとおりなのだが、生きられた身体ではそのような経験に留まっていなかった。むしろ、からだ全体に拡がっていたり、ときにはしびれていることでからだを見失うような経験がなされていた。しびれている身体で生きる。こう表現するのが、最も的確なように思えた。

　それを教えてくださったのが、研究にご協力くださった患者さんたちである。予備調査では、数え切れないほど多くの患者さんと出会った。日中デイルームで自主リハビリを兼ねて作業している方々とご一緒する機会が多かった。私がテーブルに着くと、ある患者さんは自らの発症からの経緯を蕩々と語り始めた。別の患者さんも、一緒に『ローマの休日』を観ているときに、麻痺して動かないからだのこと、そんなからだをどう思っているかを語り、「聞いてもらえてうれしい」と涙を流していた。彼らは皆、こう言っていた。「知ってもらいたいんです」。治す、管理する、指導するという前に、その経験を知ることの大切さと意味を改めて実感させられた。

また別の患者さんと真夏に院内の廊下を散歩していたときのことである。大きな窓から外を眺め、私が「今日はものすごく暑くて、汗だくになって病院に来たんですよ」と話すと、患者さんは炎天下で陽炎がのぼる道路を見つめ「すごい熱量ですね」とつぶやいた。長年理系畑で仕事をしていた患者さんには、真夏の様子が熱量として見えていたのだ。現象学的な研究というと、とかく自然科学を排するように捉えがちであるが、当事者の経験そのものが自然科学的であることも、ときには真であることを教えられた。

　そして、本調査として4名の患者さんにご協力いただいた。病気療養中の大変な時期にもかかわらず、数カ月から1年以上にわたりお付き合いくださり、たくさんの貴重な経験を聞き、本当に多くのことを学ぶことができた。本書には3名しか登場していないが、1名は「生きられたからだを描く：回復しつつある身体の経験から」（看護研究49（4），p.293-299, 2016）として一足先にご登場いただいた。皆さんとは、真夏の暑い時間に一緒に筋トレしたり、走ったり、ときには夕暮れどきの病室でじっくり語りあったり、ご自宅でも温かく迎えてくださったり、「友だちより長く一緒にいる」と言ってもらえるほど、時間を共有させていただいた。そのことが、これまでにない貴重な示唆を多く含むデータとなり、新しい発見につながった。お話しいただいた貴重な経験の100分の1も、本書で紹介できていないことが残念だが、今後の研究活動を支える強固な地盤として、私の中にしっかり根づいている。

　予備調査も含め2年弱もお世話になったリハビリテーション病院の皆さん、患者様をご紹介くださった病棟管理者の皆さんには、どれだけ感謝しても足りない。患者さんへの研究許可が難しい昨今、皆さんのご協力がなければ完成しなかった研究であった。なかでも、3代にわたるリハケア部長さんには大変お世話になった。まず、初めての病院ボランティアとして採用してくださった初代リハケア部長さんのおかげで学び多い時間を過ごすことができ、その後の研究活動の地盤を築くことができた。2代目リハケア

部長さんには、倫理審査の際にサポートいただいた。本調査の間も常に気にかけてくださり、調査が円滑に進むよう陰で支えていただいた。3代目リハケア部長さんには、病棟マネージャーの時から患者紹介、コーディネートなどでご協力いただき、論文ができ上がった際にも院内での発表の機会をつくってくださった。そして、身近で支えてくださったのが病棟マネージャーさんたちである。フィールドワーク中も暖かく迎えてくださり、患者さんのリクルートも親身になって考えてくださった。病院の方向に足を向けて寝れないほど、強力なサポートをいただいた。その他多くの方々に、この場をかりて心より感謝を申し上げたい。

　修士課程修了後から研究会などでご助言くださり、現象学的な研究に導いてくださった、西村ユミ教授は、全国を飛び回る驚異的なスケジュールの中、200ページ以上にわたる論文原稿に、何度もお目通しくださり、丁寧で示唆に富むコメントを多くいただいた。充分に答えられていない部分も多々あるが、今後の私の宿題としたい。東京大学の榊原哲也教授には、大学院の授業や研究会などを通して、現象学の奥深く魅力的な世界に分け入る手助けをしていただいた。修士の頃から、しびれの経験と『知覚の現象学』の近さを感じていながらも、その難しさに何度も撥ね返されていた私を、その思想に歩み寄り踏みとどまって考える力をつけてくださった。同じ質問を何度しても、嫌な顔一つされず、毎回わかりやすくかみ砕いてご教示くださった。人格と知識を兼ね備えた先生のように、私も今後の研究活動を通して成長していきたい。そして、法政大学の鈴木智之教授には、いつも駒研を通して、データに関する貴重なコメントを数多くいただいた。膨大なデータの海の中で、行先を見失わないように照らしてくださった灯台のような存在であった。改めて、先生方からのご指導に対し心より御礼を申し上げたい。

　また、この研究を通して素晴らしい仲間にたくさん出会えた。夏合宿や

ゼミ、研究会などで何度もデータを読んで、ご意見くださった西村ゼミの皆さん、研究会の皆さん。加えて、ゼミにも参加し、さまざまな活動で貴重なご示唆と本書の出版の機会を与えてくださった、日本看護協会出版会の村上陽一朗さんは、分厚い博論に目を通し、本として世に出す意義を見出し全面的にサポートをしていただいた。また何より、修士課程から博士課程、そして今も私の一番の理解者であり、研究活動を陰で支えてくれている夫に感謝したい。

坂井 志織

シリーズ【看護の知】

学術論文として言語化されたすぐれた看護の実践知を、その分野の研究者だけでなく、現場で働く看護職や一般の人々など幅広い層の方に手に取って読んでいただけるよう、読み物として再構成しました。
看護師が臨床の場で抱いていて言葉にできない何か＝暗黙知を可視化する試みを通じて、さらに新たな知をつくり出す——看護師一人ひとりが自らこの先の看護を切り拓いていく、という思いを込めました。

しびれている身体で生きる

2019年6月21日　第1版第1刷発行　〈検印省略〉

著者　　　坂井 志織（さかい　しおり）

発行　　　株式会社 日本看護協会出版会
　　　　　〒150-0001　東京都渋谷区神宮前5-8-2
　　　　　日本看護協会ビル4階

　　　　　〈注文・問合せ／書店窓口〉
　　　　　[TEL] 0436-23-3271
　　　　　[FAX] 0436-23-3272

　　　　　〈編集〉
　　　　　[TEL] 03-5319-7171
　　　　　http：//www.jnapc.co.jp

ブックデザイン　鈴木一誌＋下田麻亜也
印刷　　　　　　日本ハイコム株式会社

本書の一部または全部を許可なく複写・複製することは
著作権・出版権の侵害になりますのでご注意ください。

©2019　Printed in Japan　　　　　　　ISBN 978-4-8180-2193-8